W0461023

NÉ POUR GUÉRIR

Conseils et révélations d'un extraordinaire guérisseur irlandais

Chez le même éditeur

Dr John Mc Kenna : ***Antibiotiques, La Révolution Naturelle***

Georgia Knap : ***Quand j'étais vieux***

Chantal et Lionel Clergeaud : ***L'Argile, Terre de Vie***

Yvan Dionis : ***La Médecine du Bon Sens***

Dr Bruce Goldberg : ***Secrets de Santé pour une Vie longue et heureuse***

Gaston Prost : ***Débordez d'énergie***

Chantal et Lionel Clergeaud : ***100 Cocktails revitalisants pour une Santé à toute épreuve***

Francis Frandeau de Marly : ***Traité des Influences Cosmo-magnétiques***

Scott Cunningham & David Harrington : ***Secrets et Recettes pour un Habitat Heureux***

Melita Denning & Osborne Phillips : ***L'autodéfense psychique***

Ted Andrews : ***Comment Rencontrer ses Guides Spirituels et Travailler avec eux***

Jean-Luc Belleney : ***Comment Réussir sa Vie avec les Dessins Psycho-énergétiques***

Jean-Luc Belleney : ***Le Secret des Secrets***

Karine Chateigner : ***Le Nouveau Livre des Esprits***

Dr Bruce Goldberg : ***Vies passées, Vies futures***

Yvan Dionis : ***La Santé par l'Esprit***

Jérôme Calmar : ***L'Eveil selon le Tchan***

Roger Gascon ***: Les Fantastiques Pouvoirs du Décagone***

Tony Hogan

NÉ POUR GUÉRIR

Conseils et révélations d'un extraordinaire guérisseur irlandais

ÉDITIONS LABUSSIÈRE

Toutes reproductions ou adaptations d'un extrait quelconque de ce livre par quelque procédé que ce soit réservées pour tous pays.

© 2 002 Rider, Titre original "Born to Heal", Tony Hogan
Ebury Press, Random House
20 Vauxhall Bridge Road
London SW1V 2 SA

Copyright © Editions LABUSSIERE 2004
B.P. 85
71700 Tournus
France
Tél : 03 85 27 03 80
Fax : 03 85 27 03 81
E-mail : editions.labussiere@worldonline.fr

ISBN 2-84988-014-0

AVERTISSEMENT de L'ÉDITEUR

Les pratiques, les techniques, les conseils décrits dans ce livre ne doivent en aucun cas être utilisés en remplacement de traitements médicaux. Ce livre n'essaye aucunement de porter un quelconque diagnostic, de recommander un traitement, d'établir une prescription en vue de traiter des maladies, des douleurs, des blessures, ou un problème de condition physique.

Cet ouvrage est édité dans un but d'information. Il exprime une philosophie de la vie.

Seul votre médecin traitant est habilité à prescrire un traitement médical.

L'auteur et l'éditeur ne sont donc responsables en aucune manière d'une utilisation inconsidérée de cet ouvrage.

REMERCIEMENTS

Ce livre n'aurait pu être rédigé sans l'intervention, le soutien et la gentillesse déployés par les personnes citées ci-après :

A ma mère Sarah, à ma famille, Billy, Patrick, Eileen et leurs familles, tante Sis et Mary Walsh, recevez tout mon amour.

Un merci du fond du cœur pour Cathal Black, le cinéaste talentueux qui a cru à mon travail et qui m'a apporté le plus grand des soutiens. Alors que tout était contre lui, il s'acharna à faire un film sur ma vie, puis ouvrit les portes pour permettre la naissance de ce livre. Je lui suis également reconnaissant pour son importante contribution à l'élaboration du texte. Sois béni.

A Moira O Broin pour l'amour, la gentillesse et l'aide assidus qu'elle m'a accordés durant toutes ces années ; elle m'a conseillé de raconter mon histoire telle qu'elle s'est déroulée, ce que j'ai fait.

Merci à mes éditeurs, Judith Kendra, Susan Lascelles et à tous ceux de Random House, pour votre formidable travail.

A Pam Buckley et toute sa famille, merci pour les merveilleux soutien et gentillesse que vous m'avez montrés durant tout ce temps.

A Austin Byrne, astrologue talentueux, qui m'a toujours donné de bons conseils et encouragements et qui avait prédit la parution de ce livre depuis bien longtemps. J'espère que tes étoiles brilleront toujours à grands feux.

Un grand merci affectueux à Philip et Joy Ordman pour leur gentillesse et leur soutien au fil des ans.

A mes amis spirituels qui m'ont guidé depuis le commencement.

A mes amis et patients, du passé comme du présent, qui m'ont tant appris et qui m'ont fait confiance : un chaleureux merci...

Ce livre est pour vous... [redacted]

LE 11. 2009

J'aimerais remercier sincèrement toutes les personnes qui ont bien voulu retranscrire leurs histoires dont quelques-unes sont issues d'un documentaire télévisé d'une heure appelé "*Le Monde Invisible – Portrait d'un guérisseur spirituel irlandais*".

Lorsque c'était nécessaire, leurs noms ont été changés pour préserver leur vie privée.

CHAPITRE 1

Né pour guérir

"Une âme voyage à travers les cieux
et se précipite comme une étoile dans un être,
un nouveau livre de vie s'ouvre, prêt à être consigné.
Sur les pages blanches de l'éther, le stylo cosmique commence à écrire,
tandis qu'entre le premier souffle, le divin se réjouit et chante.
Le fil d'or commence à se tisser alors que le temps s'éveille doucement,
l'enfant est sur sa voie et le premier pas est franchi".

Tony Hogan

S'ils avaient percé le casque (casque est le nom donné à la membrane qui recouvre le foetus ; parfois une petite partie recouvre la tête de certains enfants) et laissé s'échapper les eaux avant ma sortie, je serais probablement mort, disaient-ils. Je suis arrivé au monde, faible et chroniquement malade ; l'issue était incertaine dès mon premier souffle. Le médecin me tint sous l'eau courante pour rafraîchir ma flambée de température. Il avertit mes parents d'une cécité éventuelle, de problèmes pulmonaires invalidants et d'une perte sévère de l'ouïe. Tout devrait aller en s'accentuant au fur et à mesure que je grandirais.

C'était le printemps au milieu des années 50 à Dublin. Le climat était chaud pour un mois d'avril, se rappelle ma mère, et les cerisiers étaient en fleur plus tôt que d'habitude cette année-là.

"Grands dieux ! mais où t'ont-ils mis ?" se plaignait mon père, à travers un masque noué sur son visage.

Nous avions été mis en quarantaine dans le sous-sol de l'hôpital, isolés des autres patients. Mon père dut se frayer un chemin par un escalier carrelé, à travers la chaufferie et la laverie, pour nous trouver. J'avais contracté la rubéole et ils me baptisèrent donc le plus vite possible.

Les enfants en meurent disaient les médecins. Il n'existait aucun remède. Ma survie ne dépendait que de moi. Ils nous gardèrent au sous-sol durant des semaines – ma mère impuissante et désespérée en me voyant lutter pour respirer, les infirmières se précipitant vers le médecin chaque fois que ma température s'élevait, ce même médecin me maintenant nu sous l'eau froide du robinet et me laissant sécher sur une table recouverte d'une housse de caoutchouc.

Lorsqu'ils nous permirent enfin de rentrer chez nous, les soucis n'étaient pas terminés. Durant trois longs mois, ma mère me faisait faire des allers-retours à l'hôpital pour des visites régulières, tout en étant elle-même fragilisée et affaiblie par le stress et épuisée par les soins qu'elle me prodiguait.

Cependant, une vieille infirmière très sage dit à mes parents qu'ils avaient un enfant spécial. Le casque, pensait-elle, m'avait miraculeusement protégé et sauvé la vie.

Elle avait déjà vu des casques auparavant, dit-elle, autour de la tête de certains bébés quelques instants après la naissance, mais là, c'était différent. J'étais enveloppé de la tête aux pieds dans cette membrane, endormi et suspendu dans l'eau, rendant ma délivrance extraordinairement paisible et facile.

Les anciens ont conscience des propriétés curatives du casque, dit l'infirmière. Ils pensent qu'il peut parer les menaces de sorcellerie et de malveillance. Un enfant qui naît dans cette enveloppe a un don particulier, continua-t-elle. L'enfant avait le don de guérison, le pouvoir de seconde vue, et même la capacité de voir les esprits. "Votre bébé est rare et spécial" dit-elle à mes parents, tandis que j'emplissais la pièce de mes hurlements.

Une Hillman verte dont la fumée s'élève du pot d'échappement, se traîne lourdement à travers les champs verdoyants et somptueux et les arbres en fleurs. Ma mère me tient dans ses bras. Mon père est assis devant en tenant Billy, mon frère aîné.

Je suis le second en deux ans. Un gentil voisin conduit. Ma mère est blême et mal en point. Ma naissance, suivie de la rubéole, a laissé des traces.

Mon père, complètement dépassé, s'inquiète pour nous deux. Nous prenons la direction du comté de Wicklow, où vit ma grand-mère. C'est elle qui va me garder. J'ai tout juste quatre mois. Ce sont sept années extraordinaires que je passerai avec elle.

"Mamie Brien", comme je l'appelais, était une femme impressionnante, forte et autoritaire. Etant veuve, elle s'habillait entièrement de noir, portait des chaussures de marche noires, une robe noire et un immense châle noir. Ses cheveux étaient blancs, aussi blancs que la neige, contrastant avec ses vêtements noirs. Ils étaient ramassés autour de sa tête où elle les attachait en chignon sur sa nuque. Elle fut la première à influencer véritablement ma vie et sans doute de la manière la plus marquante.

Le souvenir le plus frappant de ces premières années passées avec ma grand-mère était le réseau de soutien et de partage qui régnait entre les gens de la communauté. Mamie Brien était le pivot de ce réseau. C'était la femme qui savait soigner les blessures, c'était vers elle que se tournaient les personnes du voisinage pour lui parler de leurs ennuis ou de leurs problèmes. Les gens venaient de près ou de loin, les jeunes comme les plus âgés.

Bien qu'infirmière dans l'hôpital local, Mamie Brien trouvait encore le temps de rendre visite aux malades et aux mourants de la communauté. Beaucoup souffraient de tuberculose et de pneumonie, maladies courantes à l'époque.

Je l'accompagnais partout, écoutant attentivement chacune de ses paroles. Je me rappelle qu'elle avait deux gros bougeoirs en argent et chaque fois qu'elle les enveloppait soigneusement dans un sac de papier marron, je savais que nous allions rendre visite à quelqu'un qui ne serait plus capable de nous répondre.

Famille, amis et voisins s'entassaient dans le hall et le salon, attendant patiemment la venue de ma grand-mère. Sans plus de cérémonie, nous montions les marches conduisant à la chambre du défunt.

Tandis que Mamie Brien préparait la personne pour l'enterrement, je l'apercevais à travers une porte ouverte, se déplaçant à travers la pièce, ses deux cierges sacrés brûlant dans leur support d'argent, instruisant tranquillement ceux qui l'entouraient de sa voix forte et autoritaire, même quand elle murmurait. Elle traitait chacun avec le plus grand respect – le défunt y compris.

En bas, tandis que j'étais assis sur une chaise avec un biscuit et un verre de limonade à la main, Mamie Brien réconfortait la famille au cœur brisé qui pleurait et se désolait de sa perte. Je l'observais en train de bavarder et de rire, de raconter des histoires sur le bon vieux temps. En un rien de temps, l'atmosphère se détendait et tout le monde attrapait un fou rire, se tenant les côtes devant ses bouffonneries.

Elle était ferme comme un roc avec tous ceux qui prenaient contact avec elle. Les temps étaient durs. Tout autour de nous, les gens étaient pauvres ; chaque jour représentait une lutte. Beaucoup avaient quitté la campagne et les villes d'Irlande et pris le bateau pour Londres.

Certains jours, nous remplissions deux sacs avec un peu de pain cuit par ma grand-mère, une tarte aux pommes, une demi-douzaine d'œufs provenant des poules qu'elle élevait, et des bocaux de confiture de framboises, et nous partions pour une maison à quelques kilomètres de là.

Nous y passions de brefs instants, puis prenions congé, la nourriture en moins, moi courant derrière Mamie Brien qui revenait chez nous à pas de géant, toujours occupée, toujours attentive, donnant toujours avec bon cœur.

Durant l'hiver notre vie gravitait autour du feu de bois douillet. La nuit, le feu lançait des ombres qui dansaient le long des murs et du plafond. Nous dormions au rez-de-chaussée de la maison dans la pièce frontale ; une lumière jaune se déversait de la vieille lampe à gaz par la porte ouverte et chatoyait au-dessus de l'âtre du salon. La porte du vestibule était toujours ouverte, les gens malades et souffrants arrivant à toute heure du jour ou de la nuit. Ma tâche consistait à mettre l'eau à chauffer pour le thé tandis qu'ils s'asseyaient autour du feu et faisaient le récit de leurs malheurs et de leurs chagrins.

Mamie Brien écoutait attentivement, enregistrant leurs moindres paroles, les consolant de leur peine. Des conseils étaient distribués – les yeux brillaient et lorsque le temps de partir était venu, ils se sentaient toujours mieux qu'auparavant. Un fardeau partagé, un poids enlevé.

Je me souviens du tic-tac de la vieille pendule de grand-père sur la tablette de cheminée. Mamie Brien s'asseyait sur son fauteuil à bascule d'un côté, moi de l'autre. Tenant des aiguilles à tricoter dans ses mains et une grosse pelote de laine sur ses genoux, elle me racontait des histoire sur sa vie – envoyant promener la pelote de laine de couleur vive à travers la pièce.

Le silence n'était brisé que par des bruits de pas dans le hall. La poignée de la porte tournait. "Ce n'est que moi" criait une voix dans l'obscurité.

"Qui est moi ?" demandait malicieusement Mamie Brien. Une ombre géante escaladait le mur tandis que la silhouette pénétrait dans la pièce.

"Moi ! Ginny Murray",

"Bienvenue, Ginny Murray. Entre et viens t'asseoir. Veux-tu une tasse de thé ou un verre de bière ?"

"Une gorgée" répondait toujours Ginny en s'asseyant près du feu flamboyant.

Quelques minutes s'écoulaient, puis d'autres pas se faisaient entendre dans le vestibule.

"Ce n'est que moi, Essie !" et la porte de la poignée tournait.

Mamie Brien accueillait toujours chacun chaleureusement.

"Assieds-toi près du feu et absorbe sa chaleur. Pends ton châle au clou derrière la porte".

Bientôt elles étaient parties dans un monde de conversations et de rires, échangeant des histoires drôles les unes après les autres tout en dégustant la bière brune. Je m'asseyais dans le fauteuil à bascule pour observer et m'absorber dans les brillantes couleurs du feu, perdu dans mon propre petit monde et les amis invisibles qui le peuplaient. Notre petit salon étaient empli de rires et de chants se prolongeant jusqu'à l'aube. Dans le monde de Mamie Brien, le temps s'arrêtait toujours.

Ma grand-mère me considérait comme un enfant spécial avec des dons particuliers et me le répétait souvent. J'ai passé de longs moments à écouter ses paroles de sagesse. Dans des moments paisibles, elle me parlait de mon avenir, du travail peu commun que j'allais faire quand je serais grand. Elle savait que je pouvais voir des lumières colorées autour des gens depuis tout petit.

La nuit, lorsque tout était tranquille, j'avais assorti les couleurs du feu avec les gens du village : bleu clair pour les religieuses qui passaient dans la rue, jaune pour le commerçant. Ma grand-mère se contentait d'écouter et d'accepter. Pour elle c'était tout à fait naturel.

Mes parents venaient nous rendre visite chaque fois qu'ils le pouvaient. C'était l'occasion de me connaître un peu mieux – m'offrant des cadeaux à Noël.

"Il est toujours pâle et a l'air complètement lessivé" les entendais-je murmurer.

"J'en prendrai soin encore quelque temps" disait ma grand-mère avec un sourire dans ma direction, alors que j'étais caché sous la table. Toutefois, lorsqu'ils étaient partis, nous reprenions la même routine.

Chaque samedi soir, nous nous retrouvions dans un confortable pub local bondé de femmes de l'âge de Mamie Brien. Une tabatière passait de table en table ; une aspiration et le nez de ces dames semblait criblé de poivre. Certaines fumaient de longues pipes en terre. J'étais convaincu qu'elles emportaient leur cheminée avec elles pour se réchauffer.

Les verres une fois vides, une femme se tournait vers moi en gloussant "Monte, fils, et donne un grand coup sur la porte". J'attendais l'approbation de Mamie Brien.

A son hochement de tête, j'allais frapper des doigts à la porte. "Voilà un bon garçon" disait une femme tandis qu'elles continuaient leur conversation. L'arrière-porte glissait finalement sur ses gonds, un visage d'homme apparaissait et me regardait d'un air bourru. "Six autres verres de bière et un verre de limonade pour le petit garçon". L'homme claquait la porte pour aller préparer la commande.

Nous étions ensuite de retour à la maison avec des bouteilles de bière enveloppées dans un sac de papier marron.

Mamie Brien alimentait le feu en ajoutant d'autres fagots, et enfouissait sa bière "magique" dans les cendres brûlantes.

Elle versait de la bière dans un verre, puis la retirait rougie par la chaleur du feu, avec les cendres et tout le reste pour la plonger ensuite dans une étoffe noire, la bière chuintant de fumée flottant à travers la pièce.

"Voici, petit" disait-elle en me tendant une petite goutte de sa bière magique dans un verre. "C'est un tonique de fer ; il t'aidera à passer l'hiver".

Je me souviens encore du goût amer de cette bière. Mamie Brien éclatait de rire en voyant les grimaces que je faisais pour essayer d'avaler quelques gorgées de son tonique.

Mamie Brien avait un remède pour chaque chose : des bouillons de poulet et de volaille particuliers pour les malades. Elle les préparait chaque fois que j'avais un orgelet à l'œil, un abcès à l'oreille ou une rage de dent. Certains étaient faits de pain et d'eau bouillie, d'autres de feuilles de patience ou de patate chaude issue du feu ; tous très efficaces pour évacuer le poison.

Il y avait aussi ses toniques : tonique de jeunes orties sauvages, eau d'un puits spécial, cerises sauvages, chou ou oignon, algues pour les coupures et les contusions, miel pour les maux de gorge et les brûlures.

Je regardais toujours par-dessus son épaule, plein de curiosité, lorsqu'elle préparait ses potions chaque nuit. Mais un jour ma curiosité me joua un tour.

Alors que Mamie Brien était sortie pour parler à quelques voisins, je ramassai sa tabatière d'argent de forme ovale. Pourquoi toutes ces femmes s'enfonçaient-elles ce truc étrange dans le nez me demandai-je.

J'ouvris soigneusement la petite boîte d'argent et prit une pincée de tabac à priser sur le dos de ma main, y approchai mon nez en fermant une narine tout en prenant une grande aspiration de l'autre. Faisant ainsi, le truc monta directement dans mon nez et je fus pris immédiatement d'une crise d'éternuements incontrôlés. Je lâchai la tabatière sur le sol, en éparpillant la précieuse poudre partout.

Mamie Brien et quelques autres voisines entrèrent en entendant ce tapage. Je ne pouvais m'arrêter d'éternuer, les larmes coulant sur mon visage. Plus j'éternuais et plus elles riaient au point qu'une foule de femmes et d'enfants envahirent le salon, se tenant les côtes de rire de mes bouffonneries.

Ce fut une bonne leçon pour moi ce jour-là et je me tins à l'écart de ce sacré "truc à priser".

Mamie Brien adorait aller voir des films, ou "les images" comme elle les appelait.

Son immense châle noir tombait bien en ces occasions.

"Viens sous mon châle, petit, et n'en sors pas avant que je ne te le dise" disait-elle à notre approche du cinéma.

"Maintenant, marche en même temps que moi" murmurait-elle, sa main posée fermement sur mon épaule tandis qu'elle me guidait le long d'un tombeau obscur. Aussitôt que nous avions passé la porte du cinéma, je sortais de dessous son châle, dans les lumières éclatantes et les rugissements des armes à feux juste au moment où démarrait le film ; son minutage était toujours parfait.

Des gens laissaient des vêtements et des jouets pour enfants chez nous pour les pauvres. Mamie Brien les classait en piles soignées sur le sol de la cuisine. Puis nous en faisions des paquets séparés et partions pour notre voyage, distribuant vêtements d'enfants, écharpes, gants, manteaux, chaussettes, couvertures, quelques jouets, un ours en peluche ou une poupée dans un foyer en difficulté. "Que Dieu vous bénisse" disaient-ils, tandis que nous passions de porte en porte avant que la nuit tombe.

Il y avait des moments où j'avais du mal à me séparer d'un ours en peluche ou d'un revolver, tout en courant après ma Mamie.

Mais dès que nous arrivions dans une maison, elle disait : "Laisse-le ici sur la table de la dame. Les enfants en ont besoin ; voilà un bon garçon".

Chaque jour, elle nettoyait des maisons, nourrissait des enfants affamés, faisait les courses des malades et prenait généralement du temps pour fournir tout le confort possible à ceux qui avaient besoin de chaleur et d'amour. Chaque fois que je la voyais cuisiner pour ceux qui ne pouvaient se débrouiller seuls, instruire les familles sur la façon de prendre soin de leurs parents malades ou me maternant durant mes maladies, je voulais être comme elle.

La nuit venue, elle jetait son immense châle noir sur le lit pour nous garder au chaud, puis, s'agenouillant sur le sol, elle priait tout haut pour ceux qui étaient malades ou avaient des ennuis. Se tenant les côtes de rire en repensant à une chose qui s'était produite ce jour-là, elle se tournait vers moi en disant : "Nous serons morts depuis longtemps, petit. Nous serons morts depuis longtemps".

Oncle Christy et tante Sis, fils et fille de Mamie Brien, vivaient à l'étage. Tous deux devaient partir travailler toute la journée et n'empiétaient pas sur notre monde.

Je me souviens d'une journée froide d'hiver où j'étais assis dans le fauteuil à bascule, face au feu. Mamie Brien était dans la cuisine en train de faire du thé. Il y eut une soudaine poussée d'air froid lorsque la porte s'ouvrit.

Oncle Christy revenait en hâte de son travail, fouillant sa poche interne pour en tirer un beau petit chaton blanc comme neige et le poser sur le sol. Il tituba sur ses pattes quelques instants, puis marcha vers moi et se glissa sur mes genoux. Cette nuit-là, le chaton dormit sur l'immense châle noir de Mamie Brien, près de moi. Le matin suivant je me réveillai et constatai une couverture épaisse de neige blanche et poudreuse par la fenêtre. C'était la première fois que je voyais la neige. "Le chaton est pareil à la neige" m'écriai-je. A partir de ce moment, nous lui donnâmes le nom de "Boule de neige".

Lorsque Boule de Neige fut un peu plus grand, Mamie Brien mit un morceau de ruban rouge et une petite cloche d'argent autour de son cou.

Partout où nous allions, Boule de Neige marchait derrière nous en faisant tinter sa cloche. J'avais trouvé un ami. Il faisait l'objet de nombreuses conversations dans la communauté.

"Viens vite, dépêche-toi !" hurla une voisine en faisant irruption à notre porte d'entrée. "Nelly est tombée dans les pommes sur le sol de la cuisine !".

Mamie Brien m'ordonna de rester et se précipita à la suite de la voisine.

Je me rendis immédiatement dans la chambre et préparai les deux gros chandeliers qu'elle conservait sur le dessus de la cheminée. Mais elle revint quelques instants après avec cette petite brute locale de Jimmy, le fils de Nelly, dont le visage et les vêtements étaient couverts de sang. Il avait deux fois mon âge et deux fois ma taille et était aussi large qu'une porte. Mon estomac se retourna à sa vue. Jimmy était toujours prêt à la bagarre et je l'évitais lorsque je me rendais aux magasins pour transmettre des messages. Mais maintenant, du sang s'écoulait le long de son visage et ruisselait sur le lino propre de Mamie Brien.

"Laisse-le avec moi et retourne surveiller sa mère" ordonna Mamie Brien à la voisine. Nelly s'était évanouie en voyant son fils couvert de sang.

"Assieds-toi là, Jimmy" exhorta Mamie Brien en passant une grande serviette blanche sur son visage.

"Vite, petit, apporte-moi une bouteille de bière sous l'évier, et remplis-la d'eau froide" m'ordonna-t-elle. Le pauvre Boule de Neige détala sous la table lorsque je me précipitai dans la cuisine.

Mamie Brien fit allonger Jimmy sur le sol et plaça la bouteille de bière froide sous sa nuque.

"Reste ici jusqu'à ce que je te dise de bouger" avertit-elle.

Quelle vue ! Voici Jimmy, le caïd du coin dont tout le monde avait peur, allongé sur le sol de la cuisine de Mamie Brien et paraissant terrifié. Nous nettoyâmes le désordre et remîmes la pièce en ordre. Bientôt la tranquillité et la paix étaient revenues dans la maison.

"Comment cela est-il arrivé ?" demanda Mamie Brien en installant Jimmy sur sa chaise à côté du feu. Jimmy semblait terriblement secoué et s'assit la tête dans les genoux.

Mamie Brien lui donna du thé en attendant ses explications. Doucement, il porta sa main dans la poche de sa veste et en retira un harmonica en argent.

"J'allais en ville en jouant de l'harmonica" dit-il en le portant à sa bouche et en jouant quelques notes. "J'ai dû en jouer trop longtemps car ma bouche s'est mis à saigner" ajouta-t-il d'une voix faible.

Mamie Brien me jeta un coup d'œil ; ce même regard méprisant que j'avais souvent vu lorsque quelqu'un était sur le point de recevoir un bon savon. Se tournant vers Jimmy, elle le fixa droit dans les yeux et dit d'une manière catégorique : "Tu as dû jouer de l'harmonica par le nez !".

Il y eut un silence complet durant quelques instants. Jimmy était rouge de confusion. Puis soudain, incapable de me contenir plus longtemps, j'éclatai de rire à la vision de Jimmy jouant de l'harmonica par le nez. Mamie Brien explosa de rire à son tour, remplissant toute la pièce de sa présence.

"Depuis que je te connais, Jimmy, et ceci depuis le moment où tu étais dans le landau, tu t'es toujours bagarré. Tu as toujours attiré les ennuis".

La tête de Jimmy s'enfouit dans ses genoux. "S'il vous plaît, ne dites pas ce qui est arrivé à ma mère. S'il vous plaît" supplia-t-il.

Mamie Brien souleva son menton et fixa son visage effrayé en disant : "Je ne suis pas ta mère, Jimmy, et ne viens jamais ici me dire des mensonges".

En pointant son doigt vers moi, elle continua : "De plus, si jamais je t'attrape à lever un seul doigt sur ce garçon, ce n'est pas qu'un nez ensanglanté que tu récolteras".

La tête de Jimmy s'enfonça encore davantage dans sa poitrine. Il tremblait de peur et commença à pleurer. Mamie Brien devait depuis toujours être au courant des menaces que me faisait endurer Jimmy.

A partir de ce jour, tout le monde remarqua le changement complet advenu à Jimmy. Il venait tôt chaque matin frapper à notre porte pour nous demander si nous avions besoin de quelque chose.

Mamie Brien lui ordonna de demander aux personnes âgées si elles avaient besoin de commissions. Parfois, Jimmy empruntait une brouette et me conduisait à des endroits où je n'étais jamais allé auparavant, ramenant des tourbes et des bûches à Mamie Brien et à ses voisins. Il m'installait entre les sacs de tourbe et me conduisait jusque chez moi en jouant de l'harmonica et en chantant à tue-tête : "J'ai poussé ma brouette à travers des rues larges et étroites, et chanté à tue-tête un refrain folklorique".

Si l'un des membres du gang de Jimmy commençait à me harceler, il disait que j'étais son petit frère, et ils s'éloignaient vite fait. C'est grâce à Mamie Brien qu'il avait changé. Elle voyait la bonté dans les gens et faisait toujours ressortir le meilleur d'eux-mêmes.

Je vivais à la fois dans un monde de maladies, de souffrances, et dans un monde de guérison. La capacité de ma grand-mère à réconforter les gens, à leur rendre une bonne santé, laissa une impression profonde et durable sur moi. Au fur et à mesure que le temps passait, j'appris à apprécier et à évaluer les nombreux dons qu'elle possédait.

Un jour où j'accourais en l'entendant m'appeler pour dîner, je tombai et m'ouvris les genoux sur du gravier rocailleux à l'extérieur de la maison. Un voisin essaya de me relever mais je me sentais totalement engourdi.

Malgré tous mes efforts, mes jambes ne voulaient pas bouger. Mes deux rotules semblaient avoir disparu. Je retombai sur la route et de terribles douleurs lancinantes ainsi que la vue du sang dégoulinant sur mes jambes me firent pleurer. Ma grand-mère sortit de la maison, gardant tout son sang-froid. Elle ne demanda pas si je pouvais marcher, elle sut instinctivement que je ne le pouvais pas.

Tandis que j'étais là, assis, souffrant le martyre, Mamie Brien descendit la route jusqu'à moi et posa doucement ses deux mains sur mes genoux. Je ressentis immédiatement une sensation de fourmillement. Cela venait de ses mains, sensation à la fois apaisante et réconfortante. Soudain, le sang cessa de couler de mes genoux. La douleur se calma.

Mamie Brien me regarda droit dans les yeux et dit : "Tu vas bien, petit. Lève-toi !". Je me levai comme sur un coussin d'air et traversai le petit chemin conduisant à la maison. Ayant trop peur de regarder mes genoux, je m'assis sur la chaise et pris mon repas. Après avoir mangé, je m'approchai de l'évier pour me laver les mains. Sans y penser, je regardai vers le bas : mes genoux allaient beaucoup mieux. Je ne pouvais y croire ! Comment avait-elle fait ? me demandais-je.

Durant les jours suivants, je vérifiais mes genoux pour voir s'ils étaient toujours intacts. Ma grand-mère me surprenait à les regarder et éclatait de rire en voyant ma perplexité. Pour moi, Mamie Brien était une magicienne ; elle avait des mains magiques.

Je ne réalisai pas trop que cette expérience, fermement imprimée à l'intérieur de mon esprit, était une claire indication de ma tâche future en tant que guérisseur.

Un jour, je tombai dans un sommeil léger ; je pouvais entendre ma grand-mère se déplacer doucement dans la pièce. J'ouvris les yeux et la regardai. La lumière autour d'elle était blafarde. Immédiatement, je fus très perturbé et criai : "Mamie, tu n'es pas là. Tu es partie !"

"Qu'est-ce qui ne va pas, petit ?" demanda-t-elle en faisant de son mieux pour m'apaiser.

"Tu es partie, tu n'es pas là, tu es partie !" criai-je à nouveau. Mamie Brien comprit comme toujours ; elle savait que j'avais peur, que j'avais vu quelque chose qui m'avait profondément bouleversé. Rapidement et doucement, elle me réconforta, m'assurant encore et encore que tout irait bien.

Quelques semaines plus tard, à l'âge avancé de quatre-vingt-six ans, Mamie Brien s'éteignait.

On l'allongea dans sa chambre avec ses deux beaux chandeliers d'argent allumés au-dessus de son lit, les mêmes qu'elle avait utilisés pour éclairer les pièces de tant d'autres gens. Des foules arrivèrent de partout pour lui rendre hommage et raconter leurs histoires sur la façon dont elle les avait aidées. Elle avait donné son cœur et son amour à chacun.

Tout mon monde fut mis sens dessus dessous.

CHAPITRE 2

Ma venue à Dublin

"Les mains d'esprits invisibles touchent les cordes de ce mystérieux instrument, l'âme, et jouent les prélude de notre avenir."

Henry Wadsworth Longfellow

J'avais sept ans lorsque je quittai Wicklow et grimpai dans le gros bus vert en route pour la capitale. Mon père et ma mère étaient venus me chercher pour m'amener à Dublin pour de courtes vacances. Ils m'assurèrent combien cela allait être merveilleux.

Leur maison était l'une des deux chaumières en briques rouges nichées à la sortie d'un chemin de Rathmines. Un magnifique arbuste de lilas, plein de fleurs et de parfum, retombait au-dessus du mur latéral.

Lorsque mon père tourna la clé dans la serrure, un sentiment d'appréhension m'envahit ; j'avais peur de cette nouvelle vie et aspirai à revenir à celle que j'avais laissée derrière moi. Je fis un pas à l'intérieur, vis un feu de tourbe flamber et la table mise.

Ma mère alla à la cuisine pour préparer un peu de nourriture. Billy, mon frère aîné, rentrerait plus tard, dirent-ils, après son match de football.

Tout en mangeant, je regardai ces étranges personnes par-dessus la table. Cela allait-il être ma nouvelle maison ?

La porte de devant était coupée à moitié et il n'y avait pas de haut. J'avais déjà vu de nombreuses portes telles que celle-ci à la campagne, mais aux endroits réservés aux chevaux. Je me demandai si j'allais devoir vivre dans une étable.

Lorsque mon père ouvrit la porte de derrière, trois épagneuls au poil doré, Kim, Paddy et Fritz, bondirent dans la pièce et sautèrent tous sur moi. Je tombai follement amoureux d'eux tous, et des jours durant, passais des heures sans fin à les poursuivre autour du jardin derrière la maison.

Bientôt, la nouveauté des vacances se dissipa. J'avais besoin de m'échapper. Mais la demi-porte m'empêchait de revenir chez moi. Chaque jour, j'essayais de grimper au-dessus de la porte pour rentrer à Wicklow. Ma grand-mère m'attendait là-bas, criai-je.

Plus je tirais sur la porte, plus je perdais mon souffle. Finalement, je tombais d'épuisement. Mes parents essayaient de me réconforter du mieux qu'ils le pouvaient durant ces pénibles périodes, mais je restais inconsolable.

Dublin était un monde différent pour moi. Les gens pauvres vivaient dans de grands appartements – je m'émerveillais de la façon dont ils s'entassaient tous ensemble dans une seule grande maison. Instinctivement je me sentais désolé pour eux. Les vieilles femmes s'habillaient de noir, tout comme ma grand-mère, et s'asseyaient sur le seuil de la porte pour surveiller des enfants sous-alimentés qui jouaient pieds nus dans les rues.

Chaque rue imprimait une sensation différente à l'intérieur de moi – des lumières, couleurs et odeurs inhabituelles qui flottaient dans l'air.

"Fils, tu peux dire à quel endroit de Dublin tu te trouves rien que par l'odeur" disait mon père "fie-toi simplement à ton nez !".

Il y avait l'odeur de la brasserie guinéenne, l'odeur de l'usine de biscuits juive, les moulins à pain de Brolands et l'horrible odeur de la Rivière Liffey.

"Tu devras apprendre à te repérer ici, fils, sinon tu te perdras. Que deviendrons-nous alors ?" me faisait bien comprendre mon père en me tenant fermement par la main.

Parcourant les rues recouvertes de pavés et traversant la vieille ligne de tramways et le pont du canal de Rathmines, mon père me montrait où avait habité George Bernard Shaw durant quelque temps.

James Joyce avait vécu sur la route derrière notre maison ; une marque sur le sol de la Rue Moore indiquait l'endroit où avait été fusillé un grand Irlandais républicain.

"Willie ! Willie, viens ici" cria une voix familière par-dessus le bruit du trafic de la rue Grafton. C'était "l'Intrépide Brendan Behan" comme l'appelait mon père.

"Viens boire un coup, Willie" insistait Behan. Et quelques pièces de monnaie glissées dans ma main, nous nous rendions au pub McDaid pour l'après-midi.

Sur le chemin du retour, on me faisait promettre de ne pas dire où nous étions allés, surtout si ma mère le demandait.

Dans le haut de Rathmines, nous tombions sur "Mixer Reid", le nain. Sa voix adulte et son visage ridé m'effrayaient. Il se tenait au coin de la rue pour parler à mon père tout en plaçant la paume de sa main sur ma tête. Alors qu'il comparait sa taille à la mienne, je pouvais sentir sa main sur ma peau, sèche comme du parchemin.

Un autre personnage que nous rencontrions le soir était le fameux acteur Micheal Mac Liammoir. Il était toujours vêtu d'une grande cape noire et son visage était recouvert d'une substance blanche.

"Tu viens de sortir de scène, Micheal ?"

"C'était plein à craquer ! Willie, plein à craquer !" criait-il, sa voix résonnant tandis qu'il s'enfonçait dans le brouillard de la rue Harcourt.

Chevaux et charrettes étaient chose commune dans les rues de Dublin. Parfois je jouais avec les chevaux pendant qu'ils buvaient dans des abreuvoirs ornés de pierres décoratives, et que mon père bavardait et fumait avec le propriétaire. Nous faisions des tournées régulières du Pont de Portobello, jusqu'au long du canal en bas de la rue Baggot où mon père livrait des livres à Parsons, le libraire.

Je me rappelle qu'il y avait toujours un homme à cet endroit, parcourant de haut en bas la rive du canal en marmonnant entre ses dents.

"Papa, pourquoi cet homme se parle-t-il à lui-même ?"

"C'est Paddy Kavanagh, le poète, fils" expliquait mon père.

"Qu'est-ce qu'un poète, papa ? Est-ce que ça vous oblige à parler tout seul ?"

"Tu apprendras tout cela quand tu iras à l'école, fils".

Les mois d'été se terminaient et les jours diminuaient. J'étais dans le jardin du fond à jouer avec les chiens lorsque mon père sortit pour me parler.

"Tu sais, rester tout le temps à la maison à jouer avec les chiens n'est pas la meilleure situation pour toi, fils" dit-il d'une voix douce. "Que dirais-tu d'aller à l'école avec ton frère Billy ?".

A partir de ce moment, je savais que c'en était fini des vacances.

Un lourde grille de fer verte s'ouvrit sur un austère bâtiment de briques rouges dans la route principale de Rathmines. "Construit en 1823" affichait une grande plaque de pierre grise.

La partie de l'école réservée aux filles était à droite, celle réservée aux garçons à gauche. La minuscule cour était jonchée d'herbes coupées. De lourds barreaux de fer recouvraient les fenêtres de l'école.

Les murs qui l'entouraient étaient très haut et avaient l'air terrifiants. Je n'avais encore jamais vu un endroit tel que celui-là de toute ma vie.

Nous montâmes un long escalier de bois. Ma mère frappa à la porte vitrée. Je pouvais entendre les enfants réciter du couloir. Madame Nolan, la principale, sortit de la classe et me fixa de ses yeux bleus perçants. Ma mère expliqua que mon frère Billy avait déjà été son élève.

"Quel est ton nom ?" demanda-t-elle d'un ton brusque.

Mon esprit se vida. Je détournai les yeux. Madame Nolan avait des cheveux frisés d'une couleur rouge ardent et un tempérament de même nature.

"Hogan" répondit ma mère à ma place.

De qui parlaient-elles ? me demandais-je. Mon nom était Brien – comme pour Mamie Brien.

"Regarde-moi quand je te parle !" siffla Madame Nolan.

Je me figeai. Personne ne m'avait encore parlé ainsi auparavant.

"Combien font deux et deux ?" aboya-t-elle en se penchant pour bien me regarder. "Combien font trois et trois ?".

Comme je ne répondais pas, Madame Nolan me scruta avec dédain.

"Il est très en retard, n'est-ce pas ?" conclut-elle catégoriquement. "Quel âge a-t-il maintenant ?"

"Il vient juste d'avoir sept ans, Madame Nolan."

"SEPT !" hurla Madame Nolan. "Pourquoi n'a-t-il pas été à l'école avant ?".

Ma mère lui parla de ma santé fragile et du fait d'avoir vécu chez ma grand-mère.

"Sa grand-mère n'a-t-elle donc pas réalisé qu'il aurait dû aller à l'école depuis longtemps ?" demanda-t-elle avec méfiance.

Je souris à la pensée que Mamie Brien pouvait ne pas savoir quelque chose.

Si seulement Madame Nolan avait connu Mamie Brien, me dis-je tandis que mon esprit partait s'échapper dans un monde où l'on se sentait en sécurité et vers les gens qui m'avaient accepté pour ce que je suis.

Madame Nolan dit finalement à ma mère qu'elle n'avait pas de place dans sa classe. Elle lui écrirait en temps utile si une place se libérait.

Soulagé de m'éloigner de cette étrange femme, je commençai à marcher à reculons sur le chemin entre les feuilles d'automne, mimant ce qu'elle avait dit sur moi.

"Qu'est-ce qu'un arriéré ? Qu'a-t-elle voulu dire en disant que j'étais en retard ?" demandai-je à ma mère à maintes reprises.

"Fais attention, fils, ou tu vas tomber. Retourne-toi comme un bon garçon."

"Mais qu'est-ce qu'un arriéré ? insistai-je en pressant ma mère de répondre.

"Oh, demande à ton père quand tu seras à la maison" dit-elle avec un petit rire.

Peu de temps après, je commençai l'école.

"Viens avec moi" dit Madame Nolan d'une voix sèche en claquant des doigts. Je descendis à sa suite jusqu'à la salle de classe au sous-sol, mes chaussures grinçant sur le plancher ciré.

Madame Nolan dit un mot au professeur et me fit asseoir à côté d'un jeune enfant, dans une salle pleine de petits. Je m'assis en les regardant de toute ma hauteur, mes deux gros genoux dépassant du bureau.

Ils m'appelèrent "Le Géant" et rirent de manière hystérique lorsque je tombai du siège à grand fracas sur le sol.

Le professeur ne riait pas. On m'entraîna de force dans les escaliers jusque chez Madame Nolan. Après de longs murmures et des regards singuliers vers moi, elle me dit de m'asseoir à un bureau plus adapté à ma taille.

M'introduisant comme "le nouveau venu de la campagne", Madame Nolan me fit bien comprendre que j'avais beaucoup à rattraper si je voulais rester dans son école. Je me rappelle vivement avoir vu une couleur d'un rouge profond briller et flamboyer autour de sa tête chaque fois que nous ne savions pas répondre à ses questions.

Durant l'hiver, j'eus pas mal de problèmes liés à ma respiration et passai de plus en plus de temps au lit à la maison. Mon frère Billy estimait que j'avais beaucoup de chance de rester chez moi toute la journée avec ma mère et les trois chiens. Au moment où je fus prêt à retourner à l'école, je me retrouvai dans une nouvelle classe. J'étais monté en grade dans l'école des garçons pour affronter la dure brutalité infligée par les maîtres masculins. Entre temps, j'avais fait des progrès en lecture et en écriture, m'éveillant graduellement à ce que représentait la vie d'écolier.

Mes parents vivaient simplement. Nous n'avions pas de pendule dans notre maison, mais le clocher du village sonnait les demi-heures, nous indiquant l'heure. De notre lilas, on pouvait apercevoir clairement l'énorme pendule ronde. Chaque matin, Billy ou moi, était envoyé dehors pour voir quelle heure il était. Je ne pouvais dire que ce que faisait la grosse aiguille et vers où se dirigeait la petite. De nombreuses fois, je mélangeais les deux et mettais toute la maisonnée en retard.

Lorsque le gel de l'hiver avait formé une couche épaisse sur le sol, je patinais jusqu'au coin pour regarder la pendule en bas du chemin, mais avec le brouillard et la brume qui l'entouraient, on ne voyait pratiquement rien. On nous envoyait, Billy et moi, pour voir si l'un d'entre nous pouvait lire l'heure correctement, avec de nombreuses disputes pour savoir qui avait raison.

Dès que le printemps se faisait sentir, nous passions des heures à jouer en haut des branches du lilas, à écouter les conversations nonchalantes de ceux qui passaient dessous. L'été, le parfum du lilas flottait dans l'air chaud.

Nos voisins s'arrêtaient sous le baldaquin de fleurs pour respirer leur doux parfum, sans se douter que je me camouflais tout en haut des branches, regardant avec amusement briller et s'accroître les couleurs qui les entouraient.

J'avais passé mes premières années parmi des femmes, avec Mamy Brien et ses amies. Maintenant, la vie était emplie d'étranges familles et d'hommes encore plus curieux. Il y avait cette pauvre famille qui vivait dans un vieux bus vert en bas du chemin, sans eau courante ni électricité, des chiffons aux fenêtres en guise de rideaux.

Il y avait "Barney Rubble" qui possédait un petit véhicule à toit transparent. Chaque nuit, Barney et mon père soulevaient le petit trois-roues par-dessus le mur pour le déposer à l'arrière de son jardin, lançaient une épaisse couverture en poils de renard sur la machine pour la protéger des nuits glaciales et la retiraient le matin suivant.

Il y avait Monsieur Brenner, le pilote allemand qui avait été capturé durant la guerre et qui vivait seul dans un petit abri galvanisé. Il ne nous parlait jamais à nous, les enfants, mais frappait violemment avec son marteau toute la journée, façonnant des poubelles de métal qu'il revendait dans la rue. Chaque soir, je pouvais l'entendre parler à mon père en balbutiant dans un mauvais anglais tandis que nous jouions au football dans le chemin, profitant des derniers instants avant l'appel pour aller au lit.

L'hiver arrivait. Durant la nuit, une couche de neige pure et blanche recouvrait les jardins et le sommet des toits. Je jetais un regard furtif de dessous mes couvertures et mon esprit retournait au jour où Boule de Neige, le chaton, était arrivé à la maison de Mamie Brien.

Je me rappelle la manière dont était tombée la neige, comme par magie, le matin suivant et comment j'avais eu l'idée de l'appeler Boule de Neige en voyant cela. C'était un pays magique où je voulais retourner pour toujours. Mais hélas, ces moments de bonheur furent voilés par la dure réalité de l'école.

Il était temps de passer les tests pour vérifier les oreilles et les yeux, temps de contrôler notre poids et d'examiner nos dents. Quelque chose se passait, craignais-je, car l'infirmière ne cessait de me rappeler pour des tests supplémentaires. Finalement, un message fut transmis à mes parents.

Mon père me dit que je n'avais pas besoin d'aller à l'école le jour suivant. "A la place, nous prendrons le car pour aller en ville" dit-il.

Je m'agrippai fermement au bras de mon père quand nous arrivâmes en ville devant un bâtiment gris et menaçant. Une étrange sensation m'envahit ; une sensation que j'avais déjà ressentie lorsque j'étais en danger. Je réalisai à peine que c'était l'hôpital dentaire de Corn Market. Un frisson parcourut ma colonne vertébrale lorsque je traversai les grandes portes de chêne donnant sur un long corridor vide.

Nous montâmes l'escalier de marbre, mes jambes semblaient aussi lourdes que du plomb. Une horrible odeur de gaz flottait partout.

"Quelle est cette odeur ?" demandai-je à mon père dans un murmure.

Une fois en haut des marches, je vis deux personnes se tenant au bout d'un long couloir sombre et me souriant. Une étrange lumière les entourait. Ils semblaient si loin, et pourtant si près. Nous nous assîmes sur un grand sofa de cuir noir en face d'une porte ouverte. Derrière cette porte, une lumière mouchetée traversait une grande fenêtre victorienne. A côté de la porte ouverte, une autre porte s'entrebâilla. Un homme en blouse blanche sortit et murmura quelque chose à l'oreille de mon père, me jetant tout juste un coup d'œil avant de disparaître à nouveau par cette même porte.

Mon père me regarda et dit : "Tu vois par cette porte ouverte, fils ? Tu vois cette chaise ? Je veux que tu ailles t'y asseoir. Ce sera comme chez le coiffeur quand tu vas te faire couper les cheveux. Je serai là dans un instant. Je veux juste parler à l'homme qui était là quelques instants plus tôt. Va maintenant, va !" exhorta-t-il.

Je franchis lentement la porte, jetant un regard en arrière vers mon père – et les deux personnes qui irradiaient de la lumière et qui étaient debout au bout du couloir, me souriant toujours.

Je vis la chaise de cuir noir et m'y dirigeai. Mon père me fit un signe de la main. Tandis que je grimpais sur la chaise, la porte s'ouvrit soudain avec fracas. Ma tête en fut toute secouée. L'homme en blouse blanche arriva par derrière et agrippa fermement mes bras. Quatre autres hommes en blouse blanche firent irruption, saisirent mes jambes et me bloquèrent. Je luttais et donnais des coups de pieds de toutes les forces que je pouvais réunir. Deux d'entre eux volèrent en arrière contre la fenêtre – un grand coup lorsqu'une tête frappa la vitre.

"Vite, attrape ses pieds !" cria un autre.

Deux autres arrivèrent par derrière et bloquèrent mes bras tandis qu'un troisième appliquait un masque de force sur ma tête. Les deux qui avaient heurté la fenêtre s'en remirent rapidement et vinrent m'immobiliser. Je luttais et hurlais.

Durant toute cette agitation, mes yeux restaient fermement fixés sur le couple qui se tenait à ma gauche dans la pièce ; le même couple que j'avais vu dans le corridor.

Soudain, tout sembla se dérouler au ralenti. J'entendis faiblement une voix dire "Je pense que nous le tenons maintenant". Je luttai une dernière fois, mais j'avais perdu tout ressort à l'intérieur. La pièce commença à tourner. De loin, je pus entendre une autre voix dire : "Tout va bien, petit ! Tout va bien".

C'était une voix que j'aurais reconnue entre mille. C'était la voix de Mamie Brien. Elle se tenait à ma gauche, avec le même couple qui continuait à me sourire.

Je descendis de la chaise, les yeux rivés sur Mamie Brien. "Viens ici, petit, tout va bien" disait-elle en me faisant signe d'approcher, les bras grands ouverts. Je courus directement dans ses bras adorés et sentis sa paix me remplir d'amour et d'aise sans limite.

En jetant un œil dans la pièce, je vis un petit garçon allongé sur la chaise, entouré de tous ces énormes personnages. Je ressentis une profonde tristesse pour lui.

"Viens avec moi" murmura Mamie Brien. Comme je me tournais vers elle, elle sortit sa grosse main chaude et nous traversâmes un passage de brume pour arriver dans un magnifique lieu de campagne. L'herbe était d'un vert profond et vibrant. Les oiseaux parlaient un langage que je comprenais. Une rivière scintillante coulait dans un lit blanc de chaux. C'était l'endroit le plus beau que j'avais jamais vu. C'était un lieu où vivait et aimait Mamie Brien. Je voulais rester avec elle pour toujours. Mais hélas, "Il est temps de revenir, petit" dit-elle.

Elle me serra très fort les mains et nous nous retrouvâmes dans la pièce. Le même couple était là me souriant – comme pour dire : "Tu es de retour !". Je pouvais voir l'homme en blouse blanche faire rouler le fauteuil et sortir le petit garçon de la pièce.

Mamie Brien murmura : "Tout va bien, petit. Tu n'as rien à craindre". Et elle m'embrassa doucement sur le front. "Je suis là. Je serai toujours là chaque fois que tu auras besoin de moi".

Je sentis une soudaine bousculade, comme de l'eau s'engouffrant par un trou de vidange et m'éveillai dans une autre pièce, la tête au-dessus d'un évier, crachant du sang.

"Est-ce que tout va bien, fils ? Est-ce que tout va bien ?" entendis-je mon père dire.

Je refis doucement surface. Des lavabos blancs austères étaient alignés le long des murs. Je regardai au-dessus de l'épaule de mon père. Les deux mêmes personnes entourées de lumière que j'avais vues avec Mamie Brien se tenaient debout tout près. Mon père se retourna pour voir ce que je regardais "Il n'y a personne là-bas, fils" dit-il.

Cet après-midi là, je revins à la maison avec treize dents en moins, mais me raccrochant à l'expérience merveilleuse que j'avais eue avec Mamie Brien.

Nombreux étaient les personnages étranges et merveilleux qui vivaient dans notre voisinage. Cependant, un homme me semblait très différent des autres.

"Le Magasin de Michael" était à l'autre bout de notre chemin. Je passais devant la petite épicerie lors de mes allers et retours pour l'école.

Chaque fois que j'avais quelques pièces de monnaie, j'entrais, dévissais les couvercles noirs des pots et en sortais deux gros caramels noirs, quelques bonbons à la menthe et un sou de boisson gazeuse. Chaque fois, une voix s'élevait de l'obscurité : "Pose l'argent sur le comptoir, fils. Laisse-le là et va-t-en".

La fumée de cigarette dansait en s'élevant de la main de Michael tandis qu'il restait assis dans l'obscurité au bout du comptoir. Je n'entendais que sa voix et ne l'avais jamais vu de près.

Un jour, cependant, ma curiosité prit le dessus. J'entrai dans son magasin sur la pointe des pieds, à pas lents et silencieux. Me tenant au long comptoir de bois, je me retrouvai face à face avec Michael. Il était assis sur son haut tabouret, profondément endormi. Je remarquai que ses doigts étaient très longs, ses ongles reluisant de propreté. Les cendres de sa cigarette tombaient lentement sur le haut du comptoir. Soudain, sa tête se redressa, puis retomba. La terreur et la peur me saisirent au creux de l'estomac. Je pouvais maintenant voir le visage de Michael. Il avait d'épais cheveux noirs ondulés, maculés de brillantine.

Ma peur se changea bientôt en tristesse tandis que je regardais son visage d'enfant et pensais : "Qu'est-il arrivé à ce pauvre homme ? Pourquoi s'habillait-il d'un costume tout noir ? Avec une drôle de queue de pie qui pendait sur son haut tabouret ?

Pourquoi portait-il un noeud papillon à pois rouges délavé ? Quelle était cette substance blanche sur son visage ?".

Michael fit entendre un profond gémissement et la peur revint au creux de mon estomac. Une sécheresse envahit ma gorge. Je paniquai. Que pourrais-je bien lui dire s'il se réveille ?

Lentement, je fis marche arrière sur le sol de pierre pour me mettre en sécurité derrière le comptoir. Au moment où j'atteignais la porte, Michael s'éveilla.

"Qui est là ? Qui...?" marmonna-t-il.

"Ce n'est que moi, Michael, c'est moi" lâchai-je en prononçant son nom pour la toute première fois. "Je veux juste... quelques... quelques bonbons".

Il y eut un long silence tendu. Michael gémit puis cria : "Prends-les fils, et va-t-en".

Je dévissai rapidement le couvercle du pot, les mains tremblantes, tout en en sortant deux sous de bonbons, jetai la monnaie sur le comptoir et m'enfuis.

La maison de Michael longeait son magasin. Tôt le dimanche matin lorsque tout le monde faisait la grasse matinée, je me retrouvais assis sur le chemin dans l'embrasement du soleil, écoutant la belle musique de piano sortant de la fenêtre de Michael. "D'où vient cette merveilleuse musique ?" demandaient les gens qui se rendaient à Mass. J'avais toujours pensé que Michael avait sa radio allumée.

Un jour que nous étions en route pour nos excursions, j'eus l'opportunité de poser des questions sur Michael à mon père.

"C'est une longue histoire, fils" dit-il, "Tu es bien trop jeune pour comprendre".

"Oh, papa ! dis-moi quand même, s'il te plaît" l'exhortai-je. "Pourquoi Michael est-il si différent ? Il s'habille bizarrement, où est sa famille ?".

Mon père savait qu'il ne pourrait se débarrasser de moi si facilement.

Nous venions de passer les portes de Palmerston Park quand il céda et dit : "Quand Michael était un jeune garçon comme toi, c'était un grand pianiste. En d'autres termes, il jouait du piano."

Nous nous arrêtâmes de marcher et nous assîmes sur un banc du parc. En anticipant ma question suivante, mon père continua rapidement : "Et en grandissant, sa mère et son père voulaient qu'il devienne médecin ; il fut donc envoyé à l'université puis au Collège de Surgeons, tu sais, le grand bâtiment en face de St Stephen's Green ?"

"Oui, oui !" dis-je avec impatience.

"Eh bien, Michael n'avait plus que quelques mois à faire avant d'être diplômé en médecine. Mais il fit alors une dépression nerveuse, ce qui signifie qu'il tomba gravement malade et qu'il fallut le mettre à l'hôpital. Pendant ce temps, ses parents moururent et lui laissèrent la maison et le magasin. Quand Michael sortit enfin de l'hôpital, il s'installa ici tout seul, en jouant sur son grand piano. Depuis, il ne s'est jamais aventuré au-delà de la porte."

Tandis que nous repensions à la triste vie de Michael, nous restâmes silencieux quelques instants, un profond silence entrecoupé seulement des chants des oiseaux et du souffle du vent parmi les arbres.

"Voilà l'histoire de Michael, fils. Suis ton étoile, suis toujours ton étoile. Souviens-toi, fils" dit mon père d'une voix tremblante. Je pouvais voir couler des larmes de ses yeux.

Quelque chose avait touché une corde sensible en moi et je ressentis une terrible tristesse pour Michael.

"Viens" dit vivement mon père. "Nous allons voir Michael maintenant, je veux acheter certaines choses pour le thé de ce soir".

Tout en marchant le long de la rue Palmerston vers le magasin de Michael, je continuai à poser d'autres questions à mon père. "Est-ce que tu connais bien Michael ?"

"Oui, bien sûr. J'ai grandi avec lui. C'est un homme très bon et très sensible. N'aies jamais peur de lui, fils. Il a un cœur d'or" dit mon père en traversant la rue menant au petit magasin.

"Ah ! Willy, c'est toi" dit chaleureusement Michael en se levant de son tabouret et en éteignant sa cigarette. C'était la première fois que je le voyais se lever pour quelqu'un, sortir de sa tombe d'obscurité pour venir dans la lumière qui rayonnait à travers la porte.

"Est-ce que c'est ton jeune fils, Willy ?"

"C'est lui. Venu directement des bras de sa grand-mère à Wickow" dit mon père avec fierté.

"C'est un garçon adorable" dit Michael en me tapotant la tête. "Va fils, et prends quelques friandises dans le pot, va" insista-t-il tandis qu'il bavardait avec mon père sur le bon vieux temps – finissant parfois par un chant explosif.

Mon père avait le don merveilleux de permettre aux personnes de se révéler et, tout en mâchant un caramel, je pouvais voir Michael s'éclairer de l'intérieur.

"Que dirais-tu de venir au magasin après l'école, fils, pour m'aider à servir ?" demanda soudain Michael.

"Oui, j'aimerais beaucoup ça !" criai-je en bondissant de joie à la perspective de servir tous les individus de passage.

Le jour suivant, j'eus du mal à attendre la fin de l'école à deux heures et demie. Je courus jusqu'à la maison, lançai mon cartable sur le sol et grimpai la route au pas de course pour me retrouver derrière le comptoir.

Des gens entrèrent et sortirent tout l'après-midi. Je leur servais pain, beurre, lait, cigarettes, bonbons pour les enfants. Michael était assis sur son tabouret favori dans l'obscurité la plus totale, fumant sa cigarette – sa tête s'inclinant lorsqu'il s'endormait.

Au cours d'un samedi particulier, il se tourna vers moi et dit : "Peux-tu attraper ce sac de tissu marron et y mettre tout l'argent du grand tiroir dedans ? Va à l'arrière, passe la porte de gauche, soulève le couvercle du piano et pose-le là. Tu seras gentil".

Je pénétrai dans sa maison, en tirant le lourd sac d'argent sur le sol. Des rayons de soleil où dansaient des particules de poussière jaillissaient par la fenêtre sur le mobilier décoloré. L'atmosphère était paisible et figée. J'avais l'impression d'être revenu dans le passé.

Une photographie défraîchie de la mère et du père de Michael pendait sur le mur au-dessus de la cheminée. Il y avait un piano dans chaque pièce, siégeant immobile dans l'ombre.

Je me souvenais de ce que m'avait dit mon père sur Michael et de la musique céleste que j'entendais s'élever de son magasin chaque dimanche matin.

Il y avait six pianos en tout. Lorsque j'en soulevais le couvercle, c'était pour constater qu'ils étaient pleins à craquer de sacs d'argent. Où allais-je laisser ce nouveau sac ? me demandai-je.

Je tirai le sac le long du sol aussi loin que je pus, puis retournai au magasin pour demander à Michael dans quel piano je devais le mettre, mais je le trouvai profondément endormi sur son tabouret, en ronflant. Je traînai à nouveau le sac dans la pièce et le soulevai pour le poser contre la porte d'une armoire.

La pendule sur le mur sonna trois heures et demie. Je commençai à fermer le magasin en essayant de faire le moins de bruit possible. "L'as-tu fait, fils ?" demanda soudain Michael émergeant de son sommeil.

"Oui, Michael, je l'ai laissé à côté de l'armoire."

"Ah, tu es un bon gars. Je vais me faire à dîner maintenant. Tu peux balayer le plancher, prendre quelque chose pour toi et fermer la porte en partant, je te verrai lundi. Dis à ton père et à ta mère que j'ai demandé de leurs nouvelles."

Alors que je balayais le sol, j'entendis claquer la porte de sa maison. Quelques minutes plus tard, la plus merveilleuse des musiques traversa les murs.

Lorsque je ne travaillais pas au magasin de Michael, je partais avec les copains du "lotissement" cueillir des groseilles et des mûres pour que ma mère puisse faire des confitures. Nous nous asseyions paresseusement au soleil, bavardant sur ce que nous allions faire ensuite. Un jour je parlai de Michael aux copains, mentionnant combien c'était un grand pianiste.

"Il ne pourrait pas jouer du piano" dit l'un d'entre eux. "Il n'est même pas capable de servir dans son magasin. Il a toujours l'air abruti et complètement endormi".

Selon l'opinion des copains, Michael n'était qu'un vieil homme abruti qui s'habillait bizarrement et effrayait les enfants.

"Si, il joue vraiment du piano" insistais-je.

"L'as-tu jamais *vu* jouer ? lança un autre d'un ton provocateur.

"Non, pas exactement. Mais je l'ai entendu."

"Ah, c'est sa *radio* qui est allumée, idiot ! Il est incapable de jouer du piano."

"Je t'en donnerai la *preuve*. Je t'en donnerai la preuve" rétorquai-je. "Attends et tu verras !".

La discussion n'en finissait pas. Plus tard, lorsque les copains passaient devant son magasin, ils hurlaient des mots affreux contre lui à travers la porte. Mais je fus toujours fidèle à Michael, car pour moi, c'était quelqu'un de spécial.

Au milieu de l'été, les femmes du coin préparèrent des gâteaux et recueillirent des dons parmi les magasins proches comprenant limonade, bonbons et ballons. Toute la rue était en fête, célébrant l'ouverture de la nouvelle salle paroissiale. Les femmes accrochaient des décorations le long des murs de la salle et un grand piano se trouvait sur l'estrade entouré d'épais rideaux de velours rouge. Dehors, un beau soleil brillait et les organisateurs grimpèrent sur l'estrade pour remercier tous ceux qui étaient venus. Quelques copains les interrompirent en criant : "C'est ennuyeux, c'est ennuyeux".

Soudain, les deux portes principales s'ouvrirent brusquement et s'avança alors mon père – donnant le bras au brave Michael. Je ne pouvais en croire mes yeux. Il était habillé d'un habit à queue de pie en velours rouge et d'un noeud papillon assorti – un grand sourire flottant sur son visage poudré.

Tout le monde se leva pour l'acclamer et l'applaudir. C'était la première fois que chacun le voyait en-dehors de son petit magasin. Mon père me fit un clin d'œil tout en conduisant Michael par le bras sur l'estrade, attrapa le micro et annonça à tous : "Nous avons avec nous notre très talentueux pianiste aujourd'hui ; il va jouer de la musique classique pour nous tous. Je vous demanderais donc maintenant de taper des mains et de faire un accueil très chaleureux à Michael."

Michael salua timidement tandis que la place entrait en effervescence, chacun applaudissant par anticipation.

Je regardai autour de la salle et vis les copains bouche bée. Repoussant sa queue de pie derrière lui, Michael, en véritable professionnel, s'assit sur le tabouret de velours rouge et commença à faire courir doucement ses longs doigts sur les touches.

La même musique céleste que j'avais si souvent entendue s'élevait de ce petit homme fragile. L'atmosphère était électrique et, pendant que Michael jouait un morceau après l'autre, je regardai autour de moi pour constater que tout le monde était assis dans l'immobilité la plus complète. Ils étaient envoûtés, complètement inconscients que ce prodige vivait au seuil de leur porte. Chaque fois que Michael terminait un morceau, ils se levaient pour l'applaudir.

Chacun félicita mon père pour avoir sorti "ce génie" de son magasin.

"Willy, savais-tu que Michael pouvait jouer du piano ?" demanda une femme à mon père. Mon père sourit poliment, regarda Michael et dit : "C'est un ange, n'est-ce pas ?" tandis que les applaudissements s'élevaient de plus belle.

Michael apprécia la réaction du public ce jour-là. Tout le monde l'entourait chaleureusement et il devint vite un héros dans la communauté. Ils lui demandaient de jouer durant les fêtes des enfants, les mariages et autres occasions.

A Noël, ils lui amenaient des cadeaux et l'invitaient au réveillon. Les copains du voisinage ne savaient pas quoi faire pour lui faire plaisir. Chaque année, les habitants voisins peignaient son petit magasin de couleurs vives et vibrantes. L'histoire de Michael se révéla une inspiration pour moi et m'encouragea à suivre ma propre voie pour exprimer mes dons – pour vivre mon rêve.

Durant les mois d'été, ma mère m'installait dans le jardin pour baigner mon dos et ma poitrine de soleil. Je restais assis durant des heures dans ses rayons brillants, en buvant un verre de sa limonade faite maison. Ceci m'aidait à me refaire une santé en prévision des mois d'hiver ; malgré cela, j'avais toujours de longues et fréquentes absences de l'école.

Madame Johnson, la directrice de l'école, était une grosse femme à la voix effrayante. Elle portait une étole de renard dont la tête et les yeux pendaient au-dessus de ses épaules, gueule ouverte. Sa tâche était de s'assurer que tous les enfants en âge d'aller à l'école suivaient bien les cours. Je reconnaissais son coup puissant à la porte d'entrée.

Elle faisait irruption avec son épais carnet, détaillant mon absentéisme à mes parents. "Où est-il, où est-il ?" rugissait-elle, menaçant mes parents de les traîner en justice.

"Il ne va rien apprendre à rester chez lui au lit toute la journée" hurlait-elle. "Quand va-t-il revenir à l'école ?"

"Lorsqu'il ira bien et sera prêt, et pas un jour avant" répondait mon père sur le même ton. "Maintenant, sortez, et ne remettez plus jamais les pieds chez moi !".

Qu'il grêle, pleuve ou neige, elle revenait toujours – me tirant hors du lit, brandissant son carnet et énumérant la liste des jours où j'avais manqué l'école.

Mon père se faisait alors très protecteur à mon égard. Un lien spécial se tissa entre nous.

C'était un homme grand aux cheveux d'un roux doré. Parfois il se laissait pousser la barbe durant les mois froids d'hiver. Il adorait les randonnées, la bicyclette et avait une grande soif de connaissance. En tant que directeur de la librairie-papeterie Browne & Nolans, il connaissait un grand nombre de gens et je me retrouvais souvent dans le cabinet juridique à écouter mon père discuter d'histoire avec un juge érudit et ses collègues.

Durant ses loisirs, il aimait travailler comme jardinier paysagiste, et chaque fois que ma santé le permettait, il m'emmenait avec lui sur la selle de sa bicyclette. J'adorais le regarder transformer un jardin envahi de mauvaises herbes en un endroit vibrant, tonifié par ses mains pour une nouvelle période de croissance. Il restait près de la nature et faisait pousser des légumes dans le jardin du fond, qui nous ravitaillait tout au long de l'année.

Comprenant que j'étais par moments frêle et faible, il basait son pas sur le mien, ne me forçant jamais à faire ce qui me causait des difficultés ou des tensions. Ce fut une merveilleuse période qui me permit de mieux le connaître. L'intérêt qu'il me portait renforçait ma résolution de retrouver une bonne santé.

Ma mère travaillait au collège local, partageant son temps entre le travail et les soins qu'elle me prodiguait à la maison.

"Sa cage thoracique n'est pas large, n'est-ce pas ?" demanda le docteur Byrne, en appuyant son stéthoscope sur mes fines côtes, lors d'une énième visite au centre médical local.

"Ses oreilles sont tout enflammées. Est-ce qu'il bégaie toujours ?"

"Oui, docteur. Certains jours pire que d'autres."

"Depuis quand manque-t-il l'école ?"

"Cela fera maintenant un mois, docteur."

"Bien, je vais lui donner un autre fortifiant pour le remettre d'aplomb dans quelques jours. Mais il devra retourner bientôt à l'école. Il ne peut manquer tout le temps ou bien ils finiront par le renvoyer".

Qu'ils soient rouges, jaunes, oranges, roses, tous les fortifiants avaient ce même goût sirupeux et sucré. Ils me rendaient parfois plus malade que la maladie elle-même. Les remèdes de Mamie Brien consistaient en une gorgée de son tonique de cheval, comme elle l'appelait, tandis que nous étions assis le soir près du feu, ou en une soupe d'orties sauvages. Ici, je devais avaler ces terribles fortifiants au goût immonde et qui ne me faisaient aucun bien. Ma santé commençait à décliner.

Chaque nuit, je me réveillais en suffoquant, en respirant bruyamment et en toussant, un énorme poids pesant sur ma poitrine.

Le son que j'émettais, dû au manque d'air, réveillait mon frère Billy qui me rappelait que *lui*, devait aller à l'école le matin suivant.

Parfois, au milieu de la nuit, je m'esquivais au fond du jardin pour respirer dans l'air piquant de la nuit – en compagnie des chiens pour essayer d'oublier la terrible panique que je ressentais.

Il était deux heures du matin. J'étais tombé du lit et m'étais retrouvé sur le sol dallé et froid. Ma poitrine était gravement congestionnée – il m'était impossible de respirer.

La panique m'envahit lorsque j'atteignis la porte de derrière. Je m'acharnai sur les deux verrous, doutant de ma force pour arriver à les ouvrir. Le bruit éveilla les chiens qui vinrent renifler au-dehors avec une certaine excitation. Je réussis à libérer les verrous et m'écroulai dans l'air piquant de la nuit. Les chiens surent instinctivement que j'avais un problème et s'allongèrent pour me lécher les pieds.

Je perdis connaissance sur un sac de tourbe et criai : "Mamie Brien, s'il te plaît, aide-moi !".

Mais il n'y avait que le son du vent et le ruissellement du robinet sur le mur.

Ma bouche était brûlante. Je luttai pour me mettre sur pied et rassemblai mes dernières forces pour atteindre le robinet. Tandis que je buvais l'eau froide, ma respiration se fit plus lourde ; tout commença à tourner. Je chavirai et me mis à vomir.

Alors que je gisais sur le sol, tantôt conscient tantôt inconscient, ma vie se mit à se dérouler devant moi. J'appelai à l'aide dans la nuit, mais il n'y avait personne à part les chiens.

Combien de temps devrai-je encore supporter cela ? me lamentais-je. Quel était le but de ma vie ? Je me sentais seul et complètement désespéré. Je hurlais de colère après Dieu pour qu'il m'aide. Je pouvais sentir des élancements dans ma tête qui devenait de plus en plus lourde.

Soudain, sorti de nulle part, il y eut un jaillissement de souffle et je sentis une forte "présence" qui m'enveloppait.

Je levai doucement les yeux, à demi effrayé, tandis qu'une présence flamboyante planait dans l'air, prête à me toucher.

La pression dans ma poitrine commença à diminuer. Le lourd fardeau que je portais disparut totalement. Mon esprit devint clair comme du cristal.

Cette présence se mit alors à parler : "Tout ira bien. Nous sommes là avec toi. Nous sommes toujours avec toi. Tu es venu pour faire un travail important".

J'eus immédiatement une vision, comme si j'avais avancé dans le temps. Je pouvais me voir dans une grande salle emplie de centaines de gens, mes mains sur leur tête pour les guérir.

"C'est ta mission de vie. Tout ira bien. Nous serons toujours avec toi." répéta la voix.

J'eus l'impression qu'un siècle s'était écoulé quand cette présence commença à s'éloigner. Doucement, je repris conscience des chiens assis à côté de moi, du ruissellement du robinet, des étoiles étincelant dans le ciel nocturne, du son étouffé du vent qui balayait le coin de la maison.

Je me sentais si bien que j'avais envie de sauter et de danser d'enthousiasme autour du jardin. Cependant, je me demandais qui m'avait parlé.

Je jetai un œil au coin de la maison – l'arbuste de lilas se balançait doucement dans le vent. Je regardai dans l'abri de jardin, mais il n'y avait personne. Toute la peur que je transportais depuis si longtemps s'était évanouie. A la place, il y avait une merveilleuse paix, quelque chose que je n'avais jamais expérimenté auparavant. Je me mis soudain à ressentir le froid et réalisai que j'étais debout dans le jardin pieds nus, ne portant presque rien. Les chiens me balayaient de leur queue en la remuant.

"Avez-vous vu ça, avez-vous vu ce qui est arrivé ?" demandai-je. Mais leur excitation s'accrut tandis qu'ils se pourchassaient à travers le jardin.

Je revins à la maison, traversant la chambre de mes parents sur la pointe des pieds, réveillant ma mère qui me dit de retourner me coucher immédiatement et de ne pas réveiller toute la maisonnée.

Je m'assis dans le lit, émerveillé par ce qui s'était passé, me remémorant chaque détail, chaque mot. Regardant les étoiles par la fenêtre, je demandai : "Comment pourrais-je dormir avec toute cette excitation ? A qui pourrais-je en parler ?"

Billy dormait profondément dans son lit et je décidai donc de ne pas le réveiller. De toutes façons, il ne m'aurait pas cru. Je me posai des questions sur Michael et son don de musique : lui était-il arrivé la même chose ?

Je n'ai jamais oublié l'expérience de cette nuit. Elle s'était imprimée dans mon esprit pour toujours. Elle devint mon secret, un secret que je ne pourrai jamais partager avec quelqu'un.

Je repartis bientôt pour l'école, prenant chaque jour comme il venait, les menaces de Madame Johnson, la directrice d'école, continuant à pleuvoir sur moi. Les instituteurs étaient de plus en plus résolus à nous enfoncer la "connaissance" dans le crâne. L'un utilisait un bâton de bambou souple enroulé autour de la main pour le doubler, un autre utilisait le pied court et leste d'une chaise en chêne.

Le professeur principal utilisait une longue baguette bleue issue d'un petit lit d'enfant, avec une barre de fer traversant le centre. Des punitions étaient administrées plusieurs fois par jour, pour une raison ou pour une autre. J'étais désolé pour les copains, et eux pour moi, lorsque l'un de nous était au bout de la canne.

Nombreux étaient ceux qui étaient battus pour leur manque d'enthousiasme s'ils n'avaient pu faire leur devoir. D'autres ne comprenaient pas les matières et restaient à la traîne. Je décidai alors de prendre des mesures et de les aider. C'est ce qu'aurait fait Mamie Brien, me dis-je.

Cet après-midi là, je revins à la maison chargé de mes affaires de classe et dis à ma mère que je voulais faire mes devoirs sous l'abri paisible et tranquille du jardin. Elle en fut évidemment toute réjouie et dit à mon père que j'avais finalement accepté l'école. Mes "devoirs" continuèrent ainsi jusqu'à ce qu'un jour, ma mère m'appelle pour le thé. J'étais si absorbé que je n'entendis pas le bruit de ses pas avant qu'elle ne pousse la porte de l'abri et ne me trouve les genoux pleins de cahiers. Elle exigea de savoir à qui appartenaient tous ces cartables.

Je trouvai vite des excuses : j'étais chargé de les surveiller pendant que les copains étaient partis jouer au football.

Monsieur McManus, l'instituteur, était extrêmement satisfait de sa nouvelle classe de brillants et intelligents élèves. Ses mesures sévères, comme il le fit remarquer, donnaient finalement des résultats.

J'étais bien trop content que les corrections quotidiennes aient cessé. Jusqu'à ce matin-là où, tandis qu'il corrigeait les devoirs, Mc Manus explosa de rage en découvrant la même erreur sur tous les cahiers. Il bondit de son bureau comme un lévrier de concours et se précipita à toute vitesse dans l'allée centrale.

"Quel est le garçon qui triche dans ma classe ?" hurla-t-il en colère.

Sa canne s'écrasa sur le bureau de Delaney. Tout le monde sursauta de peur.

"Attendez que j'attrape le garçon qui triche dans ma classe. Sa vie ne vaudra plus la peine d'être vécue" rugit-il, sa colère emplissant la pièce.

Stephen Murphy était le garçon le plus nerveux de la classe. McManus savait qu'il était facilement intimidé. Il arriva par derrière et cingla son bureau de sa longue canne de bambou. Les cahiers volèrent dans les airs. Le jeune Murphy fit un bond de terreur. C'était une proie facile.

"C'est Hogan, Monsieur ! C'est Hogan !" bégaya-t-il en éclatant en sanglots.

J'enfouis la tête dans mes cahiers. Mc Manus s'approcha et posa son gros pied sur mon siège, la pointe de sa chaussure enfoncée dans mes côtes. Je n'osais pas lever la tête, mon cœur palpitait.

"Dis-nous, Hogan... Comment as-tu fait ? Ou plutôt, *pourquoi* as-tu fait cela ?"

Mon corps se figea complètement et mon esprit s'emplit de frayeur à l'idée de ce qui allait arriver. McManus pencha son visage vers le mien.

"Regarde-moi, Hogan, quand je te parle" rugit-il, sa voix explosant dans mon oreille. Je tremblais intérieurement ; ma bouche s'assécha, je ne pouvais parler.

Les copains étaient désolés pour moi lorsqu'il me traîna par la peau du cou devant la classe pour me punir. Ce jour-là, je revins à la maison avec des oreilles rougies jusqu'au sang, des mains et des jambes violacées – et un seul cartable.

L'été arriva et le dur monde scolaire fut vite oublié. Je me trouvais dans le bus avec Billy, en route pour la maison de ma grand-mère, pour séjourner chez oncle Christie et tante Sis. Chaque jour était une grande aventure. Christy, Billy et moi nous levions à l'aube pour nous rendre dans les collines et rapporter des champignons, chasser le lièvre ou pêcher. Christy adorait la vie sauvage et pouvait communiquer avec pratiquement tous les oiseaux et les animaux. Sa chambre était envahie de cages décoratives qu'il avait faites lui-même, où vivaient différents oiseaux colorés. Nous l'appelions sa volière.

Nous arrivions derrière la maison, bien après le crépuscule, chargés de toutes sortes de baies, de champignons sauvages et de quelques saumons ou truites pour le dîner.

Quelque temps après, tante Sis se maria avec Paddy, un homme grand et élégant qui adorait les salles de danse. Ils se rendaient partout, sur la moto de Paddy, et gagnaient des prix de concours de danse à travers tout le pays. Maintenant, oncle Christie, Paddy et tante Sis vivaient ensemble et heureux dans la maison de Mamie Brien.

Alors que la fin des vacances approchait, ma mère et mon père nous rejoignirent et nous donnèrent des nouvelles de nos amis de "chez nous". C'était toujours un choc terrible d'apprendre que l'école commençait le lundi suivant. Malgré mes protestations et mes requêtes pour rester à Wicklow, mon père arrivait toujours à me faire revenir à Dublin et à l'école par ses cajoleries.

A l'école, les punitions étaient de plus en plus sévères. Certains des copains furent envoyés dans des écoles techniques à cause de leur faible assiduité. D'autres eurent des problèmes avec la justice.

J'avais tout juste treize ans lorsque l'école brûla jusqu'à la dernière planche. Que va-t-il arriver maintenant ? me demandai-je.

CHAPITRE 3

Un malheur n'arrive jamais seul

Le vieux triangle tinte et retentit de façon discordante
le long des rives du Canal Royal"

Brendan Behan

"Réveille-toi ! Vite, réveille-toi !" murmura une voix dans l'obscurité. Je sautai du lit comme un ressort et, durant un petit moment, me crus revenu au cauchemar de l'école.

"Je t'ai trouvé un job, fils. Juste en bas du chemin" dit mon père en secouant doucement mon bras.

"Un job ! Quel job ?"

"Avec Frank. Que dirais-tu de travailler pour Frank Thomson ?" demanda-t-il pendant que je m'habillais.

Frank Thomson était carrossier et réparait les voitures. Tout ce qu'il y avait à savoir sur les voitures, Frank le savait. Son garage était en bas du chemin, près de Monsieur Brenner, le fabricant de poubelles.

J'arrivai à 8h30 et les instructions me furent données par une paire de jambes dépassant d'une Morris Minor.

"Apporte-moi une clef polygonale d'un centimètre et demi !" cria Frank. Tandis que je me précipitais à travers le garage pour attraper outils, écrous et boulons, j'avais l'impression d'y avoir travaillé depuis toujours.

"Les clefs polygonales sont fermées à l'extrémité, les clefs à écrou sont ouvertes !" beuglait la voix de dessous la voiture.

Frank était un homme dur ; dur mais juste. Pas du genre à parler aux gens avec gentillesse, son école d'apprentissage se faisait à la dure. Un jour, j'aurais juré avoir vu danser toutes les clefs polygonales sur leur crochet au moment où Frank poussait son rugissement habituel.

"Tu n'apprendras rien par les livres" disait-il. "C'est de bon sens dont tu as besoin. C'est ici, dans la vraie vie, que tu pourras devenir réaliste".

Il avait bien sûr raison : j'avais treize ans et avais appris peu de choses de valeur à l'école me permettant d'affronter le monde. Le travail était dur, mais après tout ce que j'avais traversé, il me donnait de la force et de la stabilité.

Frank me versait la somme princière de 2£ et 10 shillings par semaine.

Avec ma première paye de la semaine, je dus acheter une paire de salopette qui coûtait 5£. Ma mère compléta. Elle était bien trop contente de me voir commencer un véritable métier.

Malgré toute sa rudesse et sa langue acérée, Frank se montrait aimable avec tous ceux de la communauté qui avaient besoin d'aide.

S'il était capable de chasser un débiteur jusqu'en bas du chemin avec sa masse, il pouvait aussi laisser tout tomber pour aller souder une roue sur le landau d'une mère qui ne pouvait se permettre d'en acheter un autre.

Je travaillais dans le garage de Frank depuis plus d'un an lorsque survint une série d'événements qui changèrent ma vie pour toujours. Un lundi matin, je me levai comme d'habitude pour me rendre au travail, mais sentis un changement dans l'atmosphère de la maison. Mes parents semblaient mal à l'aise. Mon père mangea peu au petit déjeuner, le regard fixé sur son assiette. Billy jeta un coup d'œil nerveux à ma mère. Finalement, mon père annonça la nouvelle : un nouveau propriétaire avait acheté notre maison ainsi que celle d'à côté, dit-il, et nous avait ordonné de partir.

"Un malheur n'arrive jamais seul" plaisanta mon père, mais il y avait des larmes dans ses yeux.

Mon cœur se serra de voir mes parents dans un tel pétrin. Beaucoup de tendres souvenirs étaient attachés à cette maison, les parents de mon père y avaient passé toute leur vie et ma mère y était venue de Wicklow pour son mariage. Ils ne connaissaient pas d'autre endroit.

Je sortis pour rassembler mes idées. Mon esprit revint vers Mamie Brien, lors d'un après-midi où une femme avait fait irruption en pleurs en disant : "La police est en train de nous jeter à la rue !".

Tandis que nous la rejoignions, ma grand-mère et moi, nous pouvions entendre les enfants hurler à l'intérieur de la maison. Un sergent de police criait par la boîte aux lettres : "Vous devez partir maintenant. Ouvrez la porte !".

Mamie Brien se précipita sur le chemin du jardin, son châle noir volant dans le vent.

"Laissez cette pauvre famille tranquille !" rugit-elle. Le sergent regarda autour de lui, terrifié. "Vous m'entendez ?"

"J'obéis... j'obéis à un ordre d'expulsion, Madame. Les loyers sont restés impayés" bégaya-t-il. Mamie Brien empoigna sa bicyclette, le saisit par le cou et le jeta dans la rue. La foule rassemblée rit et applaudit. Mamie Brien souleva son châle, pris quelques pièces de monnaie dans son portefeuille et les lança aux pieds du sergent.

"Tenez ! Cela paiera le loyer pour un moment" dit-elle. "Maintenant, déguerpissez. Et que je ne vous voie plus perturber cette pauvre famille !".

Le sergent ramassa l'argent, enfourcha rapidement sa bicyclette et disparut en bas de la rue.

Si seulement Mamie Brien était là en ce moment, pensais-je.

Quelques semaines passèrent. Un matin, Frank arriva en retard au garage et demanda si ma mère était en train d'acheter de nouveaux meubles.

"Non... Pourquoi ? demandai-je.

"Eh bien, votre mobilier est sur le trottoir" dit-il.

Mon estomac se noua. Je regardai vers la maison et vis lits, armoires, tables et chaises empilés dans la rue et nos chiens qui devenaient fous.

"Nous sommes expulsés, Frank" dis-je la gorge serrée.

"Où allez-vous aller ?"

"Nulle part, Frank. Nous n'avons nulle part où aller" murmurai-je.

Je me retins de lui parler de notre nouveau propriétaire par peur qu'il ne le poursuive avec sa masse.

Cet après-midi là, mon père vint me chercher pour l'aider.

"Ah, Willy. Je suis désolé d'apprendre tes problèmes" dit Frank avec compassion lorsque mon père lui raconta toute l'histoire. "N'y a-t-il personne pour vous aider ?"

"Non... Frank. Non" dit mon père d'une voix étranglée.

Nous parvînmes à débarrasser le reste des meubles avant quatre heures, puis nous assîmes dans la rue, n'ayant nulle part où aller. Mon père était assis sur son fauteuil favori sur le seuil.

"Il y a une belle vue d'ici – quand on regarde en bas du chemin" déclara-t-il, en voyant son Dublin natal s'y refléter. Je me sentais embarrassé chaque fois que nos voisins passaient. De temps en temps, Frank criait du garage : "As-tu enfin trouvé quelque chose, Willy ?"

"Non, nous attendons toujours" plaisantait mon père. "C'est comme attendre une foutue exécution !".

Cinq coups sonnèrent à la pendule de la salle communale. Mon père leva les yeux et reprit un vieux refrain de bistro de Brendan Behan : " Le vieux triangle tinte et retentit de façon discordante le long des rives du Canal Royal".

J'entrai une dernière fois dans la maison et ouvris la porte arrière donnant sur le jardin.

Je me remémorai la nuit où je fus aidé par la "présence" alors que je gisais sur le sol, à demi inconscient, respirant avec difficulté. Je regardai une fois encore le ciel nocturne, fermai les yeux et implorai l'aide de la présence. Quelques minutes s'écoulèrent. J'entendis de loin le bruit d'une voiture escaladant le chemin pour s'arrêter à l'extérieur. C'était un homme du conseil local. Il avait la clé d'une maison vacante à cinq kilomètres de là, dit-il. Je regardai mes parents, mais ils refusèrent de bouger. Ils étaient déterminés à rester pour toujours sur le seuil.

J'enfourchai ma bicyclette et partis voir cette maison, clés en main, pédalant aussi vite que je le pouvais.

Des bris de verre gisaient de tous côtés ; les fenêtres et les portes étaient garnies de plaques de fer galvanisé. Il faudrait la masse de Frank pour nous faire passer cette porte, pensai-je. Mais une voix intérieure continuait à me répéter que tout irait bien. Je sus instinctivement que ce serait notre nouvelle maison.

Je revins en vitesse et dis à mes parents combien la nouvelle maison était "mignonne" et que nous devrions nous y installer immédiatement.

Mais ils restaient assis là, rechignant à partir, malgré le froid et les ténèbres qui s'abattaient maintenant sur la rue.

Les lumières de la ville s'allumèrent. Nous regardâmes la pendule de la salle communale pour la dernière fois, cette même pendule qui nous avait donné l'heure durant toutes ces années. Hélas, le temps nous avait maintenant rattrapés.

"C'est Frank qui m'envoie. Voulez-vous que l'on amène votre mobilier quelque part ?" demanda un jeune homme d'une fourgonnette Volkswagen bleue. Tandis que mes parents se regardaient, je criai "Oui !.. Oui, c'est d'accord !". Billy et moi chargeâmes tout ce que nous pouvions et partîmes en tête.

"Grands Dieux... c'est une ruine !" s'exclama Billy lorsqu'il vit notre nouveau logement. "Je croyais que tu avais dit que c'était une adorable maison ? Comment allons-nous y entrer ?".

Par chance, le conducteur possédait un levier et força la tôle galvanisée à montrer ce qui restait de la porte d'entrée. Nous portâmes les meubles à l'intérieur et les déposèrent sur le verre brisé dans la pièce frontale.

"Attends que papa et maman voient cet endroit ! Ils vont t'assassiner !" m'avertit Billy.

Mes parents restèrent à l'ancienne maison jusqu'à ce que tous les meubles soient enlevés de la rue. Finalement, ils verrouillèrent la maison familiale et entrèrent dans la nouvelle à la faveur de la nuit. Heureusement, ils n'avaient pu voir l'état de la maison à la lumière du jour ! Cette nuit-là, nous dormîmes profondément à même le sol, morts de fatigue, tandis que dehors le vent secouait la maison.

Désorienté, comme dans un rêve, je pris ma bicyclette pour me rendre au travail le matin suivant, serpentant à travers les rues et les chemins, essayant de me repérer. En passant devant notre ancienne maison, je me demandai ce qui venait de nous arriver.

Il n'y avait ni gaz ni électricité dans notre nouvelle maison. Ma mère se débrouillait en faisant bouillir de l'eau et en cuisinant au feu de bois. Nous dormions sur des matelas posés sur le sol – le feu approvisionné pour la nuit pour nous tenir chaud. Chaque fois que soufflait le vent à travers les fissures de la tôle galvanisée, nos bougies jetaient de sinistres ombres le long des murs.

Quelques jours plus tard, alors que je rentrais du travail à bicyclette, je fus surpris de voir mon père dans l'ancienne maison, assis seul devant l'âtre. Les pièces étaient vides. A partir de ce moment, je le retrouvai toujours assis là, seul avec tous ses souvenirs d'enfance, incapable de les oublier.

A peine deux semaines après notre entrée dans notre nouvelle maison, oncle Christy se présenta à la porte d'entrée. Pétrissant nerveusement sa casquette dans ses mains, il nous dit qu'il était venu de Wicklow apporter de mauvaises nouvelles. Oncle Paddy était à l'hôpital dit-il. Il avait eu un accident grave de moto ; il était dans le coma, avait perdu une jambe et était paralysé. Les docteurs avaient émis de faibles espoirs quant à sa survie. Christy regarda avec effarement l'état de la maison tandis que ma mère lui faisait du thé. Les mauvaises nouvelles semblaient s'accumuler.

Deux jours passèrent. Ma mère était partie travailler tôt. Billy et moi étions profondément endormis sur le sol lorsqu'un énorme coup sur la fenêtre galvanisée nous fit tressaillir. Je jetai un œil par un des trous et vis une voiture de police stationnant à l'extérieur.

"Paddy a dû mourir" dit Billy en ouvrant la porte de fortune.

"Votre mère est-elle là" demanda un policier avec suspicion.

"Non... elle est partie travailler."

"Qui de vous deux est l'aîné ?"

"C'est moi" marmonna Billy.

"Pouvez-vous venir avec moi à l'hôpital ?" demanda froidement le policier.

"Pour quoi faire ?"

"Nous avons besoin que vous identifiez un corps" dit le policier d'un ton sec.

Billy se retourna pour me regarder avec appréhension tandis que la voiture l'emportait à toute vitesse.

Plus tard, il identifia le corps. C'était notre papa. On l'avait retrouvé mort dans l'ancienne maison, la nuit précédente, et amené à l'hôpital pour un examen légiste.

Mon cœur chavira ; le cauchemar n'avait pas de fin, il empirait. Un sombre nuage s'était abattu, mais ce n'était pas le moment de baisser les bras.

Après l'enterrement de mon père, un autre coup se fit entendre sur la porte d'entrée. C'était une voisine nous apportant un message téléphonique : "Oncle Christy était mourant à l'hôpital. Pouvions-nous venir rapidement ?".

Nous abandonnâmes tout pour attraper le bus qui conduisait à la maison de Mamie Brien à Wicklow, espérant encore que la voisine avait mal compris l'information. Elle voulait sûrement dire que c'était oncle Paddy qui était mourant et non oncle Christy. Cependant, la nouvelle se confirma. Oncle Christy venait de mourir d'une hémorragie cérébrale. Tout allait mal et nous étions anéantis par les nouvelles. Il semblait que tout ce que nous avions était maintenant perdu.

Je décidai de rester à Wicklow. Tante Sis avait des milliers de choses à faire entre les arrangements funéraires d'oncle Christy et les visites à l'hôpital pour voir son mari, Paddy. Elle avait besoin de mon aide.

Après une lente guérison, Paddy rentra finalement à la maison, sans comparaison avec l'homme qu'il avait été. Pour boucler les fins de mois, tante Sis retourna travailler. La jambe de Patty avait été amputée sous la hanche et la cicatrisation avait échoué. Son bras droit était toujours paralysé. N'étant plus capable de travailler, il devint dépendant et dépressif.

Cependant, le temps guérit toutes les peines. Tandis que celles d'oncle Paddy étaient visibles, les miennes étaient profondément enfouies au-dedans. Je sentais que nous subissions tous une sorte de guérison majeure.

Des mois passèrent dans la confusion. L'été approchait et graduellement le choc s'apaisa. Tante Sis me suggéra de travailler à l'ancienne place de Christy – la fabrique de cercueils où il avait oeuvré toute sa vie.

Le matin suivant, je me tenais sur le banc de travail de Christy, devant tous ses outils encore bien alignés, et sentis un étrange frisson m'envahir.

"Tu ne ressembles pas à ton oncle" me taquinaient les ouvriers d'une quarantaine d'années.

"Crétin de Dublin – Tu te crois fort !" raillaient des collègues plus jeunes, en me défiant à la bagarre. Tard le soir, ils m'envoyaient aux archives pour trouver un "marteau de verre" ou une "équerre ronde" fermaient la porte et éteignaient les lumières. J'avais du pain sur la planche si je voulais échapper à cet environnement, estimai-je.

Finalement, avec quelques contusions par-ci, par là, je gagnai leur respect et fut favorablement connu sous le nom de "l'ouvrier".

J'appris tout ce qui concerne la fabrication des cercueils : chêne américain, pin prana du Brésil, hêtre d'Afrique, orme du Canada. Chaque mois on m'envoyait sur les quais pour choisir le meilleur bois qui arrivait dans d'énormes paquebots de tous les coins du monde.

Nous fabriquions des cercueils pour enfants et bébés, des cercueils pour les pauvres, des cercueils au haut couvercle arrondi, tous polis à la main, cirés, laqués, enduits et plombés, avec des garnitures de tissu et des revêtements colorés. J'ai posé des pierres tombales et creusé beaucoup de tombeaux dans Wicklow.

Nous avions quatre grands fourgons mortuaires et un certain nombre de limousines. Alfie, l'un des vieux chauffeurs de fourgon, m'emmenait à l'aéroport de Dublin pour recueillir le reste de la marchandise qui venait de lointains endroits exotiques : Egypte, Australie, Amérique ou Afrique.

Quelquefois, nous passions prendre une urne emplie de cendres, un dossier dans lequel était inscrit la vie d'une personne. Il se révélait d'une lecture fascinante lorsque nous passions les montagnes de retour à Wicklow.

La nouvelle se répandit que Eamon de Valera, le Président d'Irlande, était sur le point de mourir. Je me souvins du temps où "le Vieux Diable", comme l'appelait mon père, passait les troupes de Pâques en revue à l'extérieur de l'Imprimerie Nationale de la rue O'Connell, pendant que l'armée irlandaise défilait fièrement. Comment alors aurais-je imaginé qu'un jour je participerais à la fabrication de son cercueil ?

J'étais revenu dans le monde de Mamie Brien et eus vite fait de m'adapter à ma nouvelle vie. Lorsque je ne prenais pas soin de Paddy durant les pauses du déjeuner ou le soir après le travail, je partais pour de longues promenades, lisais ou allais au cinéma où Mamie Brien me dissimulait sous son châle noir lorsque j'étais enfant.

Les films de Bruce Lee – l'expert en Kung Fu – m'attiraient. Je commençai à m'intéresser à sa philosophie et lus tout ce qui me tombait sous la main à ce sujet. Un cours de karaté débuta dans la salle communale locale. Je m'y inscris et étudiais avec le Professeur Susuki (septième dan) et cinq entraîneurs d'arts martiaux.

Ayant appris un peu de japonais, je parvins jusqu'à la ceinture marron, juste avant la noire, et pus donner mon premier cours de karaté.

Je m'intéressai aux "katas", une série de mouvements concentrés qui exigeaient habileté, focalisation et discipline. J'étudiai le T'ai Chi, une ancienne philosophie chinoise de mouvements qui permettent au "chi", l'énergie universelle, de circuler à travers le mental et le corps. Cependant, c'est le contact avec le yoga qui ébranla la carapace et brisa le miroir la première fois que je tentai la posture sur la tête.

La méditation m'aida à me brancher sur le monde invisible, le monde des esprits. Je recevais intuitivement des messages et les transcrivais dans un journal que je gardais sur ma table de chevet.

Karaté, t'ai chi et yoga me donnèrent une force que je n'avais jamais ressentie auparavant. Le soir, avant d'aller dormir, je méditais sur le but de ma vie. "J'avais certainement mieux à faire que de travailler aux pompes funèbres" me disais-je dans l'obscurité.

Un soir glacial de novembre, je sortis pour mon jogging habituel après le travail. Il n'y avait pas une âme aux alentours. C'était un soir à rester assis près du feu. Je courais déjà depuis vingt minutes le long de la route de campagne bordée d'arbres et de lierre, lorsque soudain, je fus surpris par une voix qui me cloua sur place.

"Cette partie de ta vie est terminée" gronda la voix. "Cette partie de ta vie est terminée". Je regardai autour de moi et vis trois silhouettes ressemblant à des anges planer au-dessus de moi.

Mon esprit commença à vaciller puis se dilata. Je sentis que je quittais mon corps.

"Nous sommes avec toi et l'avons été tout au long de ta vie."

"Qui êtes-vous, que voulez-vous ?" demandai-je.

"Nous avons été avec toi depuis que tu es né" répéta une voix douce.

Le souvenir de ma naissance me revint soudain, sortant du casque pour entrer dans ce monde.

Ma vie se déroula devant moi en un éclair. Je me vis dans une grande salle, guérir des gens, exactement comme dans mon expérience passée.

Une autre vision et je me revis aux pompes funèbres, tendant un morceau de papier à mon patron, puis marcher sous la pluie, monter une rue étroite vers un petit bureau, me sécher les cheveux avec une serviette près d'un homme empâté aux cheveux roux et emmêlés.

Je me sentis réintégrer mon corps. Les trois silhouettes semblables à des anges planaient toujours autour de moi.

"C'est vous qui êtes venus à mon secours lorsque j'étais enfant, dans le jardin" criai-je.

La voix douce parla à nouveau : "Nous serons toujours avec toi pour te guider".

Il y eut alors un silence pendant lequel des milliers de questions surgirent dans mon mental.

La voix continua : "Appelle et nous serons là. Laisse-toi guider par les changements."

Au moment de leur départ, je pris soudain conscience de l'air froid de la nuit. Une étrange excitation me traversa. Je me souvins de ce qui était arrivé lorsque j'étais enfant, dans le jardin : je me rappelai que j'avais été guéri. Je frappai l'air de mon poing en criant : "C'était vrai ! C'est vraiment arrivé. C'est encore arrivé ! C'est encore arrivé !".

Comme l'expérience s'estompait, je pris conscience du chemin sur lequel j'avais couru : les branches des arbres se balançant au-dessus, le mur recouvert de lierre. Je sautai sur le mur pour regarder autour de moi. Tout était tranquille. Je montai et descendis la route plusieurs fois, repassant sans cesse dans mon esprit ce qui venait de se produire, me remémorant chaque mot, retraçant chaque étape.

Tante Sis et Paddy riaient en regardant une émission à la télévision lorsque je franchis la porte.

"On dirait qu'il a vu un fantôme" entendis-je Sis murmurer tandis que je leur souhaitais une bonne nuit et grimpais l'escalier. Cette nuit-là, je retranscrivis tout dans mon journal et tombai dans un profond sommeil.

"Vite, vite, lève-toi ! Réveille-toi, réveille-toi, réveille-toi !" hurla Sis en faisant irruption dans ma chambre. "Ton atelier est en feu ! Ils ont besoin d'aide pour éteindre le feu !".

La chambre était dans l'obscurité la plus totale. Il était trois heures du matin. Je retombai sur mon oreiller en pensant que j'avais dû rêver – des paroles tonnaient dans mon esprit : "Cette partie de ta vie est maintenant terminée. Cette partie de ta vie est...". Je sautai du lit, m'habillai et dévalai les escaliers.

Au moment où je tournai au coin de la rue, je pus voir l'atelier des pompes funèbres englouti par les flammes. Un panache de fumée et de feu fusait du sommet du toit. Les poutres de soutien se déformaient et tombaient à terre dans une pluie d'étincelles. Les pompiers arrosaient les flammes. Mes collègues et moi fîmes des allers et retours dans ce brasier avec des seaux d'eau, jusqu'à ce que l'aube se lève à l'horizon.

Les jours suivants s'écoulèrent comme dans un rêve. Nous nettoyâmes les dégâts du mieux que nous pûmes et peignirent un mur ou deux. Ce fut une période très incertaine pour nous tous, surtout pour les plus âgés. J'étais content d'avoir un travail, même s'il consistait dans une carcasse brûlée. Mais il ne devait pas en être ainsi. Un matin de bonne heure, je fus appelé au bureau où l'on me dit sans ménagement que j'étais licencié. Lorsque le directeur me tendit une lettre de références, mon esprit revint en un éclair à la rencontre que j'avais faite sur la route cette nuit-là. Est-ce que tout cela était écrit ? me demandai-je.

L'incendie de l'école et des pompes funèbres avait mis fin à des chapitres de ma vie. Qu'allait-il se passer ensuite ? En mettant quelques affaires dans ma poche, je montai à bord du bus pour Dublin, tout comme je l'avais fait à la mort de Mamie Brien. J'avais dix-sept ans.

Ces années à Wicklow s'étaient écoulées rapidement. J'étais maintenant de retour dans la maison de ma mère – bouleversé, souffrant de choc et de traumatisme. Tout s'écroulait autour de moi. Je touchais durement le fond.

La pluie tombait des cieux à torrents un matin lugubre de décembre.

J'enfilai ma veste de cuir et marchai à travers les rues vides pour atténuer ma douleur intérieure. Des nappes de pluie glacée formaient des rigoles dans les rues, me trempant jusqu'aux os.

Comme en transe, je quittai la route principale pour monter un chemin étroit. Quelque chose me disait que j'y étais déjà allé. Une porte ouverte conduisait dans un petit bâtiment composé de bureaux. Je me retrouvai dans un long corridor, ouvert sur trois petits bureaux. Un homme grand et empâté, aux cheveux roux et dans la quarantaine, me vit à travers la vitre.

"Viens-tu pour le job ?" demanda-t-il avec un léger accent du Yorkshire.

"Oui" laissai-je tomber sans même réfléchir.

"As-tu vu l'annonce dans le journal ?"

"Non" murmurai-je, ressentant alors la douleur de ne pas avoir de travail.

"Tu as l'air triste, gamin. Viens t'asseoir dans ce bureau chaud" me fit-il signe en revenant avec une grande serviette blanche.

"Tiens, essuie-toi avec ça".

Tout en commençant à me sécher les cheveux, je réalisai soudain que ce bureau, cet homme, la serviette blanche faisaient tous partie de la vision que j'avais eue cette nuit-là en courant dans Wicklow.

"Tu viens un peu tard" continua-t-il. "J'ai déjà fait passé des entretiens à une centaine de candidats, rien que la semaine passée".

Il me regarda avec un gentil sourire, se présenta sous le nom de Malcolm, et agit comme si nous nous étions connus toute notre vie. La porte du bureau s'ouvrit et une femme pleine d'entrain entra avec du thé et des biscuits.

"Où as-tu travaillé avant ?" demanda Malcolm.

Au début, j'eus peur de lui parler des pompes funèbres. Mais une voix intérieure me somma de dire la vérité.

Tandis que le vent et la pluie hurlaient dehors, je parlais des années passées à Wicklow et de l'épouvantable incendie qui avait tout ravagé.

"Tu sais, j'ai une étrange impression en ce qui te concerne" dit-il en souriant. "Je pense que tu serais l'homme parfait pour le job".

Mon cœur sursauta lorsqu'il dit : "Je sais que cela peut paraître bizarre, mais je sens que tu as été envoyé ici".

Comment savait-il qui m'avait envoyé ? me demandais-je. Etait-il un ange dans une forme humaine ?

"Peux-tu commencer demain matin ?"

"Oui, oui !" m'exclamai-je tandis que l'espoir renaissait en moi.

Je m'éveillais très lentement de cet horrible cauchemar. Je me retrouvais à deux pas de ma maison, travaillant dans une société d'ingénierie électrique.

J'avais enfin un travail, une identité. Pourtant, j'avais vu le monde invisible et voulais en savoir plus. Je passais maintenant tout mon temps libre à méditer et à communiquer avec mes "amis invisibles" du monde des esprits.

Pour élever ma conscience, je faisais des jeûnes d'eau distillée. J'essayais les diètes de pommes, de raisin, de pamplemousses et de poires, tous les fruits qui me tombaient sous la main.

Le premier magasin diététique irlandais s'ouvrit en 1960 dans la rue Trinité de Dublin. Il n'avait qu'un petit échantillon de vitamines et de minéraux, mais sur moi, il fit l'effet d'un aimant. Je m'y sentais tout à fait chez moi.

J'étudiais la diététique, les plantes et les vitamines, observant les effets qu'ils avaient sur mon corps et mon esprit. En pratiquant des exercices de respiration face à un miroir, je m'étais aperçu que les couleurs qui m'entouraient s'éclairaient, changeaient et augmentaient. La même lumière colorée pulsait aux extrémités de mes doigts.

J'étudiais alors les énergies qui entouraient les gens. Je remarquai que, lorsqu'ils étaient abattus et tristes, la lueur autour d'eux était terne. Lorsqu'ils étaient optimistes et heureux, la lueur était plus brillante.

Durant mes loisirs, mes pas me conduisaient au Musée National des Arts. Je m'y asseyais durant des heures, le regard fixé sur les tableaux d'icônes religieuses, ne sachant pas pourquoi j'étais là jusqu'au jour où je réalisai que non seulement j'étais attiré par les personnages des tableaux, mais aussi par ce qui entourait leur tête – le halo.

Le halo et les couleurs que je voyais autour des gens étaient tout à fait semblables. C'était l'esprit de la personne que je voyais. A partir de ce moment, ayant soulevé un voile, le monde invisible devint visible.

Pendant ce temps, mes collègues discutaient des vacances d'été, de l'achat d'une voiture et de la fin de leur apprentissage. J'étais à cheval entre deux mondes, me sentant isolé et seul.

"Que regardes-tu ?" demanda l'un des gars avec suspicion en me voyant regarder au-dessus de sa tête. Les autres devenaient tout excités en me voyant sortir du pain fait maison et du jus de pomme pour le déjeuner. Ils pensaient que je sortais d'un vaisseau spatial.

Cependant, en-dehors du travail, je me faisais graduellement une réputation de quelqu'un qui sait comment transformer la santé des gens par l'alimentation et les vitamines. Je m'inscrivis au hatha yoga – apprenant cette fois à faire correctement la posture sur la tête. On me présenta à des personnes du même esprit et je me sentis immédiatement à l'aise en leur compagnie.

Un jour, dans la boutique diététique, j'étais en train de regarder un flacon de capsules de vitamines E vendu au prix élevé de 13,99 £, lorsqu'une fine brochure tomba de l'étagère. Le mot "auras" me sauta aux yeux en un éclair. J'ouvris les pages et mon cœur s'emballa à la vue de ce qui suit :

> *"D'aussi loin que je me souvienne, j'ai toujours vu des couleurs se rattachant aux personnes. Il n'y a pas une seule fois où les êtres humains que j'ai rencontrés ne se sont pas imprimés sur ma rétine avec des bleus, des verts, des rouges, émanant doucement de leur tête et de leurs épaules. Il me fallut un certain temps avant de réaliser que les autres ne voyaient pas ces couleurs. Il me fallut un certain temps avant que je n'entende parler du mot aura et que j'apprenne à l'appliquer à ce phénomène qui était chose commune pour moi. Je ne pense jamais aux gens si ce n'est en connexion avec leurs auras. Je les vois changer chez mes amis et mes proches au fur à mesure que le temps passe. Maladies, découragement, amour, complétude, tout ceci se reflète dans l'aura et, pour moi, cette aura est la girouette de l'âme, elle montre dans quel sens soufflent les vents de la destinée".*

La brochure parlait d'un homme qui avait vu les auras durant toute sa vie. Son nom était Edgar Cayce. Il vécut de 1877 à 1945, près de Hopkinsville dans le Kentucky aux Etats-Unis.

Connu sous le nom de "Prophète Endormi", Edgar Cayce passa la majeure partie de sa vie dans un état semblable à la transe, donnant des lectures psychiques, des informations sur la diététique, les vitamines, les plantes, ainsi que sur les aspects spirituels plus profonds de la vie.

Plus je lisais sur cet homme, plus je me sentais des affinités avec lui.

A l'âge de six ans, il eut aussi une vision qui l'informa sur son avenir, sur la mission extraordinaire qui serait la sienne lorsqu'il serait grand. Le fait que nos chemins se soient croisés n'était pas un accident.

Quelques années plus tard, je rencontrai la femme qui avait rédigé la brochure qui était tombée de l'étagère ce jour-là. Son nom était Elsie Sechrist et elle avait été la secrétaire d'Edgar Cayce durant de nombreuses années. Elsie résidait à l'Hôtel Hibernian de Dublin, où elle faisait des lectures d'auras et les interprétait. Ayant entendu parler de mes capacités, elle me demanda de partager l'estrade avec elle. Ceci me donna une confiance accrue pour développer mon don plus avant.

Je consacrais de nombreuses heures à regarder l'aura des gens qui passaient dans la rue à côté de moi. Certaines avaient des couleurs inhabituelles et toutes avaient des formes et des tailles différentes. Je pus bientôt identifier ce que signifiait chaque couleur.

Inévitablement vint le temps où je commençai à perdre tout intérêt dans mon travail. Trop de choses m'étaient arrivées durant ces années ; j'avais eu des expériences que je ne pouvais tout simplement pas ignorer. Je réalisai qu'il était temps de prendre mes responsabilités, d'exprimer d'une manière ou d'une autre le don avec lequel j'étais venu au monde.

Lorsque je donnai ma démission, Malcolm le prit très mal.

"Que veux-tu, plus d'argent ?" demanda-t-il.

"Vous avez été très gentil et compréhensif" lui assurai-je.

"C'est une promotion que tu cherches ? Problèmes de famille ?"

Le pauvre Malcolm fit tout ce qu'il put pour me retenir. Comment aurais-je pu lui expliquer ma nouvelle vie – par où aurais-je pu commencer ? Finalement, nous nous quittâmes en bons termes et ma vie de guérisseur commença.

Ma toute première expérience de guérison se passa lors d'une soirée, assez tard après une conférence. J'étais rentré dans un salon de thé avec un groupe de personnes à l'esprit semblable. Tandis que nous étions en train de bavarder autour du feu, notre hôtesse nous demanda de baisser le ton. Sa mère était dans la pièce à côté, dit-elle, souffrant d'une sévère migraine.

"Demandez à votre mère si elle veut vraiment guérir" souffla quelqu'un dans le groupe. "Dites-lui qu'il y a parmi nous un homme qui pourrait l'aider". A ma grande surprise, la fille revint quelques minutes plus tard et me demanda de la suivre.

"Si vous pouviez aider maman, ce serait formidable" dit-elle anxieusement. Elle ouvrit une porte et m'invita à entrer.

A l'intérieur, les rideaux étaient tirés et une pâle lueur luisait dans un coin. Je me présentai à la pauvre femme qui se tordait de douleur sur le sofa.

Ses yeux étaient cernés de noir et la douleur gravée sur son visage ravagé. Elle leva la tête pour me regarder et me dit d'une voix hébétée, mais calme : "J'ai ces affreuses migraines depuis maintenant trois semaines. Si vous pouviez faire quelque chose pour les soulager, je vous en serais vraiment reconnaissante".

"Je vais faire de mon mieux" lui assurai-je. Je plaçai mes mains doucement sur sa tête lancinée par la douleur. Je ressentis aussitôt une vague de force curative passer à travers mes mains, les muscles de sa tête, de son cou et de ses omoplates. Je pouvais sentir sous mes mains une intense énergie qui pénétrait dans son corps frêle, chassant toute la douleur.

Regardant au-dessus de la tête de la femme, je pouvais voir s'accroître la lumière qui l'entourait. Elle brillait maintenant d'un autre éclat. Elle resta immobile quelques temps, allongée dans cet état paisible, tandis que je quittais la pièce. Dix minutes plus tard, elle était dans la salle, divertissant ses invités.

"Vous savez, quand ma fille m'a dit qu'il y avait un homme qui pouvait guérir dans la maison, je me suis dit que ce serait un sacré miracle s'il pouvait chasser cet horrible mal de tête", dit-elle en riant et en racontant son expérience de guérison à tout le monde.

Durant nos réunions hebdomadaires, nous pratiquions un certain nombre d'exercices. Afin d'augmenter nos capacités psychiques, nous nous asseyions les yeux fermés et concentrions notre attention sur le centre de notre front, que nous appelons troisième œil, ou glande psychique. Au bout d'un temps de pratique, certains ressentaient une pulsation à l'intérieur et autour du front – indication claire que les portes de nos capacités psychiques s'ouvraient. Nous recevions parfois des informations utiles du monde psychique que nous partagions avec le groupe.

Ces informations se présentaient quelquefois sous la forme de sensations ou de voix claires, nous conseillant et nous indiquant un objectif de vie.

En ce qui me concerne, mes capacités psychiques se firent plus fréquentes. Je communiquais quotidiennement avec mes amis invisibles et les esprits les plus subtils me transmettaient des enseignements. Jusqu'à maintenant, je n'avais vu que le contour de l'aura. Avec la pratique, je commençai à voir chaque aura séparément – d'où elle venait – et où elle était bloquée. Je réalisai que l'aura agissait à travers les sept glandes principales du corps. J'étudiai aussi le système des chakras – ces roues qui propulsent l'énergie à travers le corps. (*Le système des chakras sera décrit plus en détail dans le chapitre* 5).

Grâce à l'augmentation de ma sensibilité psychique, je pus avoir une vision de mes amis spirituels, sous leur forme d'esprit, se déplaçant autour de la pièce. Finalement, je fus capable de les voir sous un aspect proche de la forme humaine.

Lorsque la nouvelle que j'avais guéri une femme de la migraine se répandit, une suite de gens se présenta sans interruption. L'une de mes amies, Moira, me prêta une pièce. Ce fut là le vrai départ de ma mission de guérisseur.

Tom, un nouveau membre du groupe, s'intéressait beaucoup aux questions spirituelles et psychiques. Je m'étais arrangé pour le rencontrer un week-end afin de discuter plus avant de tout le domaine du monde des esprits. Cette semaine-là, j'avais promis à Moira de peindre quelques chambres à l'étage de sa maison pour la remercier de sa gentillesse. Je regardai ma montre : elle allait marquer cinq heures. La chambre de la porte était ouverte. Je posai les pinceaux sur le bord du pot puis vérifiai dans mes poches pour voir si j'avais assez de monnaie pour acheter le journal du soir. Soudain, je sentis une présence derrière moi.

J'allais me retourner en pensant que quelqu'un venait de rentrer, mais me rappelai que personne ne devait revenir à la maison avant six heures. Pourtant la présence était manifeste.

Je me retournai rapidement pour voir un homme debout à la porte de la chambre.

Avec un tressaillement, il me fallut un moment avant de réaliser que c'était le Tom de notre petit groupe, me fixant anxieusement de l'autre côté de la pièce.

"Hello, Tom" dis-je nerveusement. "Comment savais-tu que j'étais ici ?"

"Je suis passé de l'autre côté, Tony. Je suis passé de l'autre côté" dit-il aussitôt.

Comme dans un rêve, je m'entendis répondre : "Je te verrai samedi en ville comme prévu". Comment Tom était-il entré dans la maison ? me demandais-je. La porte d'entrée était verrouillée, je me rappelle avoir vérifié plus tôt.

"Tony, je suis passé de l'autre côté. Je me suis noyé en mer. Je suis passé de l'autre côté. Tu es le seul qui comprenne. J'ai essayé de prévenir ma sœur, Betty, et ma famille, mais ils ne se rendent pas compte" dit-il tandis que sa présence chatoyait, apparaissant et disparaissant.

"Peux-tu leur dire que je vais bien ?" demanda-t-il avec agitation. "Je n'ai rien senti...".

"D'accord, Tom, je comprends. Je leur transmettrai le message. Va. Va où tu dois aller. Tout ira bien ici" dis-je.

Les mots semblèrent couler de ma bouche – un écho lointain de ce que j'avais un jour entendu. Tom sourit une dernière fois puis s'évanouit dans une brume bleue argentée.

Je m'assurai que la clé de la maison était bien dans ma poche, vérifiai la porte d'entrée et, comme dans un rêve, marchai jusque chez Paddy, le marchand de journaux du coin de la rue.

Le doux soleil du soir brillait encore. La circulation aux heures de pointe s'intensifiait. Paddy se tourna vers moi et dit : "Regarde ce qu'ils ont fait à mes yeux, les salauds !"

"Qu'est-il arrivé ?" demandai-je aussi normalement que je le pouvais.

"Je me suis rendu dans ce lieu maudit, l'hôpital spécialisé dans les yeux et les oreilles ce matin" dit-il en colère. "Ils ont mis une énorme aiguille dans mon œil et m'ont presque rendu aveugle, les sauvages".

Une partie de moi était encore en conversation avec Tom – "Je suis passé de l'autre côté, Tony" – tandis que l'autre était dans la rue avec Paddy.

Pendant que Paddy continuait son badinage, je remarquai un titre sur son panneau d'affichage : "Un homme est porté disparu, on craint la noyade". Paddy me tendit le *Evening Herald* de dessous son bras avec une photo de Tom et le titre : "Il est à craindre que l'homme se soit noyé en nageant dans la mer", recouvrant la première page.

Les voitures klaxonnaient au coin de la rue animée. Paddy slaloma entre elles avec son journal.

Je revins lentement à la maison, en lisant le titre, les mains tremblantes, avec le souvenir des paroles de Tom, comme de la vapeur tourbillonnant dans mon esprit. "Je suis passé de l'autre côté, Tony. Je suis passé de l'autre côté".

J'avais juste commencé à donner des conférences publiques sur l'alimentation et les auras, enseignant aux gens à utiliser leur mental pour s'auto-guérir. Un jeune homme d'affaires, nommé Paul, voulait tout connaître sur la guérison et la philosophie spirituelle. Je l'avais un jour guéri d'un psoriasis – un problème de peau 'incurable'. Maintenant, Paul voulait apporter la guérison aux autres. Il ouvrirait des cliniques à travers le pays, disait-il, et m'y conduirait.

"Il y a plein de gens, Tony, qui ont absolument besoin de ton aide" insistait-il.

Finalement, j'acceptai : je recevrais les gens deux matins par semaine à Dublin et voyagerais dans le pays au milieu de la semaine avec Paul. Nous pourrions partir tôt le matin, avant les heures de pointe, et nous rendre dans les hôtels, les maisons et les salles municipales.

Les gens souffraient horriblement d'arthrite chronique, de disque déplacé ou de zona. Nombreux étaient ceux qui avaient un cancer. Etats dépressifs, dépressions nerveuses, crises de panique et alcoolisme étaient choses communes. Partout où nous allions, nous rencontrions suicide et désespoir.

"Etes-vous le rebouteux ?" demandaient-ils dès que nous apparaissions. "Avez-vous un remède – quelque chose pour me débarrasser des teignes ?" demanda un vieux monsieur. La plupart d'entre eux ne pouvait se permettre de séjourner à l'hôpital ou se payer des soins médicaux.

"Si vous aviez été là une semaine avant, vous auriez peut-être pu aider le pauvre Tom Rice. Il a souffert toute sa vie d'une sévère dépression" me dit une vieille femme. "Il s'est suicidé, le pauvre bougre".

Ma confiance s'affirmait de plus en plus ; je recevais des centaines de lettres de patients reconnaissants.

Chaque jour, j'étais témoin de l'amélioration d'une dépression, du regain de flexibilité du dos d'une femme arthritique maintenant capable de toucher l'extrémité de ses pieds. L'ulcère suintant de la jambe d'une vieille femme s'asséchait et se cicatrisait devant mes propres yeux.

Tout en voyageant le long des routes désertes du pays avec Paul, mon esprit revenait vers Mamie Brien. Je pouvais la voir assise près de son confortable feu de bois, ses aiguilles à tricoter à la main.

"Tu es un enfant spécial" m'avait-elle dit alors. Et, tout en regardant les champs défiler par la fenêtre de la voiture, je réalisais que le don que j'avais était celui de la guérison.

"Vous avez guéri mon voisin d'une arthrite invalidante, c'est pourquoi je suis ici".

"Madame Philips qui travaille à la poste locale a ressenti un énorme soulagement grâce à votre force de guérison. C'est une autre femme".

"Mon oncle Tom souffrait d'une goutte douloureuse aux jambes et aux pieds. Maintenant, il est de retour au travail à la ferme. Vous êtes l'homme qui l'a guéri. Il vous transmet son bon souvenir et sa bourgeoise viendra vous voir elle-même en temps utile".

Ce fut une faste période d'apprentissage et de rencontre avec les gens, voyageant de région en région, de ferme en ferme, guérissant ceux qui parfois étaient trop malades pour sortir du lit.

Je me souviens d'une visite à Dundalk : des centaines de gens arrivèrent ce soir-là. Ils s'entassèrent tous dans la grande salle de bal, bavardant avec excitation. Beaucoup étaient venus de tous les coins de l'Irlande du nord, de villes et de villages le long de la frontière.

Je passai ma tête par la porte et ne pus m'empêcher de remarquer que chacun tenait un sac de papier marron ou de plastique, soit sur leurs genoux, soit sur le sol à côté d'eux. Chaque sac semblait lourd et plein à craquer. Un silence tomba dans la pièce lorsque j'y entrai. Immédiatement, ils tirèrent leurs sacs sur leurs genoux. J'hésitai un moment, essayant de mesurer l'atmosphère d'attente de la salle. Une femme au premier rang capta mon regard et dit de sa voix basse à l'accent nordique : "Tony, savez-vous ce que vous devez faire ?"

"Oui" dis-je en m'éclaircissant la gorge. "Je vais commencer par ici et continuerai en faisant le tour de la pièce".

La femme se leva de sa chaise, s'approcha de moi et murmura : "Ne voyez-vous pas ? Tout le monde a apporté son argile".

Pensant que cela faisait partie d'un cours de poterie, je demandai : "L'argile, c'est pourquoi ?"

"L'argile ! Vous ne savez pas pourquoi faire ? Quel sorte de guérisseur êtes-vous ?" taquina-t-elle. "Tony sera de retour dans quelques instants !" annonça-t-elle en me faisant signe de la suivre dans le couloir.

De bruyantes conversations éclatèrent et emplirent la salle. Tout le monde se demandait ce qui se passait.

Je pouvais dire par l'attitude de la femme, qu'elle n'avait jamais rencontré quelqu'un comme moi auparavant.

"Vous voulez dire que vous ne savez pas pourquoi est l'argile ?"

J'eus l'air perplexe. Comme une institutrice enseignant à un jeune enfant, elle continua : "Tous les gens du Nord viennent chez un guérisseur avec de l'argile. "Vous prendrez une livre d'argile de la tombe d'un proche lors d'une nuit éclairée par la lune" dit la légende. Tout ce que vous devez faire, Tony, est de mettre vos mains autour des sacs et bénir l'argile. Il y aura une émeute sanglante si vous ne le faites pas".

J'eus la vision de personnes marchant dans les cimetières d'Irlande la nuit, pelles et lampes à la main.

"Je ne sais pas quelle est la coutume, là d'où vous venez, Tony. Mais c'est la coutume ici."

"Que font-il de l'argile une fois bénie ?" demandai-je nerveusement.

"Nous rentrons tous chez nous, versons l'argile bénie dans une bassine d'eau, en enduisons tout notre corps et allons nous coucher. Ce n'est pas du tout un problème pour mon mari" dit-elle en riant. "Il s'y est habitué depuis. Le matin suivant, vous vous lavez et avec l'eau, toutes les négativités partent de même. C'est la coutume".

Pendant ce temps, Paul parlait avec d'autres gens qui venaient d'arriver. Se tournant anxieusement vers moi, il dit "Pour l'amour de Dieu, Tony, es-tu prêt ? Tu ferais mieux de commencer. Nous devons être à Monoghan dans une heure".

Je revins avec la femme. Alors que je me mettais au travail, elle continuait à me sourire. Je me tournai rapidement vers mes amis invisibles pour avis. Je devrais faire des compromis, je le savais. Je poserai une main sur la personne et une autre sur l'argile, transmettant la guérison aux deux.

Des semaines plus tard, je leur dis que je préférais soigner les gens et non des sacs d'argile. Beaucoup d'entre eux en furent extrêmement soulagés.

"Super !" s'exclama une femme tandis que ses amis se tordaient de rire dans toute la pièce. "Je ne salirai pas mes draps cette nuit".

Aux premières heures du matin, Paul et moi retournions épuisés à Dublin, nous émerveillant des guérisons remarquables dont nous avions été témoins cette nuit-là, la voiture de Paul pleine de denrées, de fleurs et de plantes. Les gens me payaient avec des miches de pain, des pommes, des tartes, des œufs, de la confiture de mûres, des sacs de pommes de terre et de légumes qu'ils avaient cultivés eux-mêmes.

Avant l'arrivée de l'aube sur la ville, Paul livrait les fleurs et les plantes à l'hôpital pour enfants et l'excès de nourriture aux sans-abri.

J'avais peu d'argent, mais ma mère m'aidait autant qu'elle le pouvait. "Laisse tomber cet ancien job, fils" avait-elle dit. "ça ne vaut pas le coup, ça ne te rapportera rien".

Plusieurs années de guérison s'écoulèrent. Je m'étais fait une réputation de guérisseur spirituel parmi les villages du pays, mais je savais que nos voyages touchaient à leur fin. J'avais beaucoup appris et avais besoin de me concentrer sur mon travail à Dublin. L'affaire de Paul continuait également de s'agrandir, et nous décidâmes donc de nous séparer et de suivre chacun notre chemin. Ce furent des années magiques pour chacun de nous.

CHAPITRE 4

L'expérience de guérison

"La guérison est un don personnel qui ne peut appartenir qu'à ceux dont la nature est la compassion, qui rayonnent d'amour intérieurement et l'expriment envers autrui dans leur façon de vivre".

Harry Edwards

Je m'installai bientôt dans ma pratique à Dublin et m'habituai à vivre avec ce don. A certains moments, c'était très pesant, à d'autres, c'était inspirant, voire magique. Il y avait beaucoup à apprendre.

Aujourd'hui, je ne sais jamais à qui je vais avoir à faire lorsque quelqu'un passe ma porte. Certains se présentent avec des béquilles, en chaise roulante, d'autres ont un membre en moins. D'autres encore arrivent en toussant, en respirant bruyamment, en tremblant, en bégayant, entourés d'un plâtre de moulage, portant des corsets chirurgicaux, des appareils dentaires, des appareils orthopédiques, des pièces de titane, des écharpes chirurgicales. Certains consomment des tranquillisants, de la morphine, des antalgiques, des lotions, des potions, utilisent des inhalateurs, des sprays nasaux, des gouttes oculaires et des vessies de glace.

"Les os de mon cou sont pourris, Monsieur Hogan !" dit une femme âgée dès que j'ouvris la porte. Je pouvais voir la douleur imprimée sur son visage. Les couleurs de son aura étaient à peine visibles.

"Entrez" dis-je en la prenant délicatement par le bras pour la faire asseoir.

Une jeune fille suivit, habillée d'un cardigan bleu foncé et d'un uniforme d'infirmière.

"Mon nom est Madame Kennedy, Monsieur Hogan. Mais vous pouvez m'appeler Olive. Voici Marie, l'infirmière qui travaille avec mon docteur. Si elle n'avait pas été là, j'aurais été incapable de venir vous voir ce matin. C'est mon chauffeur" dit-elle en riant.

"Quel est le problème ?" demandai-je.

"Ce sont ces os pourris dans mon cou, Monsieur Hogan. Cela fait déjà quinze longues années que ça dure. Mon docteur, le docteur Gallagher, a fait de son mieux toutes ces années pour enrayer la douleur, mais il ne peut plus rien pour moi maintenant. C'est pourquoi il m'a envoyé à vous. Cette douleur me rend folle. Elle m'assaille jour et nuit. Regardez, je ne peux bouger mon cou, Monsieur Hogan. Ils sont tous pourris. Tous les os sont pourris" s'exclama-t-elle.

Marie, l'infirmière, me fit signe que oui de la tête, puis continua l'histoire.

"Le docteur Gallagher a envoyé Olive dans quatre hôpitaux au cours des années, mais tous les tests ont montré que les os du cou d'Olive s'étaient affaissés et désintégrés. C'est pourquoi son cou est verrouillé dans cette unique position".

Je pouvais voir nettement ce qu'elle voulait dire. Le menton d'Olive paraissait soudé à sa poitrine.

"On lui fait des injections d'analgésiques les plus fortes, Monsieur Hogan. Les comprimés ne font plus d'effet. Et maintenant, même ces injections ne calment plus sa douleur".

Marie continua à expliquer qu'Olive avait récemment fait des allers et retours à l'hôpital pour passer d'autres scanners du dos et du cou. Mais ils ne pouvaient rien faire de plus pour elle.

"Le docteur Gallagher a entendu parler de vous par certains patients. Il va prendre bientôt sa retraite. Olive est sa plus ancienne patiente et il ne veut pas la quitter en la laissant dans un tel état".

Lorsque Marie eut terminé, je me tournai vers Olive et dit : "Le docteur Gallagher doit être un homme au cœur plein de compassion pour s'inquiéter autant de vous".

Olive sourit et dit : "Il a toujours été gentil avec moi durant tout ce temps. Maintenant que je ne peux plus sortir, c'est lui qui vient me voir chaque jour chez moi pour me faire les injections". Elle s'arrêta pour ajuster sa position sur la chaise.

"S'il vous plaît, pouvez-vous m'aider, Monsieur Hogan ? S'il vous plaît" implora-t-elle. "Je ne peux même plus poser ma tête sur l'oreiller pour dormir la nuit. Cette douleur, O, cette douleur ! Elle me rend folle". Des larmes se mirent à couler sur ses joues.

"Je vais voir ce que je peux faire pour vous, Olive" répondis-je, en priant avec ardeur mes amis esprits d'intervenir.

Marie s'assit de l'autre côté de la pièce, observant tout, enregistrant le moindre de mes mouvements. Je me tins derrière Olive et sentis immédiatement la force curative passer à travers mes mains tandis qu'elles commençaient à vibrer. Alors, fermant les yeux, je les plaçai doucement sur le cou d'Olive. En quelques minutes, je pus sentir tous les muscles inertes de son cou se convulser, sursauter éperdument ; puis entendre plusieurs sons de craquements. Je poursuivis pour permettre à la force curative d'aller où elle devait aller jusqu'à ce qu'elle cesse.

Je repris brusquement conscience de la pièce pour apercevoir Olive balancer sa tête d'un côté et de l'autre.

"Regardez, Monsieur Hogan, regardez. La douleur est partie ! La douleur est entièrement partie ! Regardez, mon cou est libéré !".

La pièce se remplit d'excitation. Je reculai de quelques pas pour observer ce qui était arrivé.

"Monsieur Hogan, je peux voir votre pendule sur le mur du fond" cria-t-elle. Maintenant, je peux voir votre calendrier sur l'autre mur, Monsieur Hogan".

Olive commença à énumérer tous les noms des objets sur le mur au fur et à mesure que ses yeux les croisaient.

"Regardez, Marie, je peux tourner mon cou !" dit-elle en riant. "Je peux tourner la tête. Je peux vous regarder directement, Marie. Toute la douleur est partie !".

Olive applaudit avec l'enthousiasme d'un jeune enfant.

Je jetai un œil sur Marie dont la bouche était grande ouverte.

"Je n'en reviens pas !" dit-elle. "C'est incroyable. Je ne l'aurais jamais cru si je ne l'avais pas vu de mes propres yeux."

"Je me demande, Olive, ce qu'en penserait le Dr Gallagher ?" dis-je.

"Attendez qu'il me voit, Monsieur Hogan ! Il n'en reviendra pas".

Elles partirent, Olive tournant la tête de tous côtés, riant en descendant les escaliers.

Lorsque je me remémore toutes les merveilleuses guérisons qui ont eu lieu, je me dis combien je suis privilégié d'être né avec un don aussi merveilleux. Jour après jour, je rencontre des malades et des incurables ; leur vie est insupportable. Ils ne savent plus à quel saint se vouer, quoi faire et vers qui se tourner. Au moment où la plupart d'entre eux viennent me voir, ils ont déjà frappé à toutes les portes et aucun des traitements conventionnels n'a été bénéfique. Je suis en général leur dernière issue de secours. La plupart ont été jusqu'au bout des traitements médicaux disponibles sur le marché et ont passé tous les tests, contrôles, radios, scanners avec établissement du diagnostic.

J'encourage toujours mes patients à suivre leur traitement médical et à continuer à voir leur médecin. La guérison spirituelle est complémentaire à la médecine orthodoxe et travaille de pair.

Lorsque des patients franchissent la porte pour la première fois, ils se retrouvent dans la salle d'attente. Ils peuvent y lire des témoignages de patients reconnaissants qui ont déjà été guéris ou y rencontrer ceux qui continuent à venir et qui peuvent leur donner un premier aperçu de leur propre guérison.

Lorsqu'ils pénètrent dans ma salle de soins, ils peuvent constater qu'elle reste simple. Il y a un vase de fleurs sur le bureau, quelques chaises et un divan de traitement. Sur l'un des murs sont accrochés différents diplômes des enseignements que j'ai suivis au cours des années : psychologie, aide socio-psychologique, homéopathie et naturopathie – tous des extensions de ma mission de guérison. L'un des diplômes dont je suis particulièrement fier est celui de la Fédération Nationale des Guérisseurs Spirituels (FNGS). C'est une organisation qui reconnaît officiellement les guérisseurs talentueux qui peuvent apporter, sur une période donnée, la preuve authentique de guérisons spirituelles. Je fus capable d'atteindre ce degré dès le début de ma mission et devins le premier membre "Guérisseur Spirituel" en Irlande.

La FNGS fut initialement établie en Grande-Bretagne en 1953 par Harry Edwards, Gordon Tuner et John Britnell. Ils formèrent le premier groupe de guérisseurs spirituels qui s'assembla sous une bannière, composé de cinq cents membres. Leur but était de rendre publique la guérison spirituelle et de la faire accepter comme une thérapie par la profession médicale. Aujourd'hui, la FNGS comprend plus de sept mille membres de guérisseurs professionnels qui travaillent tous selon une charte de conduite et qui ont été récemment reconnus par l'Association Médicale de Grande Bretagne, le Collège Royal des Physiciens, le Collège Royal de Chirurgie et le Collège Royal du Personnel Soignant.

Je commence chaque jour par un petit moment de méditation. Je ferme les yeux et entre en harmonie avec Dieu, la source de toute guérison.

Lors de ce processus, je prends conscience d'une augmentation de sensibilité dans mes champs énergétiques. Les centres d'énergie s'ouvrent. Je peux les sentir vibrer dans tout mon corps. Une vague d'énergie passe alors à travers moi, se centrant dans et autour de mon front ainsi que dans les paumes de mes mains.

Mes champs énergétiques ainsi ouverts, l'état du patient peut s'imprimer en moi. Par exemple, si le patient souffre d'une migraine, j'expérimenterai exactement le même mal de tête. Ou bien un ulcère se manifestera par une brûlure dans mon estomac. Si le patient souffre de dépression, j'expérimenterai ce même nuage sombre oppressant mon esprit.

Je rapporte généralement toutes ces impressions psychiques dans la conversation. Je peux m'entendre demander : "Votre mal de tête se situe-t-il au-dessus de l'œil droit ? Est-ce que votre estomac vous cause des brûlures ? Depuis combien de temps souffrez-vous de dépression ?". Lorsque j'obtiens une réponse positive, je sais que je suis sur la bonne voie.

Je peux parfois voir, dans leurs auras, des éclairs du passé, du présent ou du futur. Mes amis esprits sont également là pour m'aider.

Une personne peut me dire qu'elle a eu un accident de voiture ou un deuil récent. Elle peut être en colère ou pleine de ressentiments au sujet d'une affaire de famille privée. Il peut y avoir des tensions sur leur lieu de travail ou de la culpabilité liée à quelque chose du passé.

Angela travaillait comme secrétaire dans une banque. Elle souffrait d'hypertension et de migraine. Alors qu'elle s'apprêtait à s'asseoir, je demandai : "Qui vous persécute à votre travail ?". Elle fut totalement époustouflée.

"Comment le savez-vous ?" demanda-t-elle. "Il n'y a qu'une autre personne dans le monde entier qui est au courant. C'est ma sœur aînée Lisa qui vit à New York".

Il arrive parfois que les impressions que je reçois n'aient aucun rapport avec ce que me dit la personne sur le moment. Mais, quelques semaines plus tard, elle revient et dit : "Vous vous rappelez ce que vous m'avez dit la dernière fois – eh bien, cela s'est produit !".

Je fais très attention à ne pas utiliser un langage négatif avec tous ceux qui viennent me voir, quel que soit leur problème.

Je ne dis jamais à quelqu'un que je ne peux pas l'aider. Au fil des années, l'expérience m'a appris que rien n'est impossible. Mes dons de guérison ont montré qu'il n'existe que des possibilités. La source de toute guérison vient de Dieu, le créateur de la vie, et je suis le canal.

Durant le processus de guérison, je maintiens toujours un puissant champ énergétique autour de moi. Cela permet de disperser toute énergie négative qui émanerait du patient. La guérison est appelée guérison de contact lorsque je mets mes mains en contact avec l'endroit ou la zone sur laquelle la personne expérimente le problème. Le nom traditionnel est "imposition des mains". Aujourd'hui, on l'appelle 'guérison par les mains'. Chez certains guérisseurs, une main génère un courant plus puissant que l'autre. Elle est alors communément désignée sous le nom de main de pouvoir. Grâce au développement de mon don au cours des ans, je me suis aperçu que je suis capable de transmettre la même quantité de force avec les deux mains.

Chaque expérience de guérison est différente pour moi, même si elle concerne la même personne. Certaines fois, elle se concentre comme un rayon laser tandis qu'à d'autres elle se dilate immédiatement, emplissant la pièce.

Lorsque je sens mes mains vibrer fortement, ceci me signale qu'il y a une formidable vague de force qui circule à travers moi à ce moment particulier.

Plus la maladie est grave, plus puissante devient la force. Lorsque je me tiens près de la personne, je peux voir certaines zones à l'intérieur dont l'énergie est épuisée. D'elles émane une sensation de zone glacée qui me renseigne sur l'endroit où je dois placer mes mains et sur la durée.

Avant de faire entrer le patient suivant, je laisse passer quelques minutes pour stabiliser l'atmosphère de ma salle de guérison. Il se peut que je me sente assez pompé après une séance, surtout si la personne était dépressive ou gravement malade. C'est pourquoi j'ai besoin d'un peu de temps pour moi-même pour recharger mes propres énergies.

Il arrive parfois que j'aie besoin de nettoyer l'endroit de traumatismes ou de négativités qui peuvent persister longtemps après le départ de la personne.

J'essaie d'avoir le moins de gens possible dans la pièce lorsque je fais mes séances. Je suis particulièrement prudent si un membre de la famille est sceptique ou émet des pensées négatives sur la guérison. Ce genre d'attitude m'irrite et m'épuise rapidement, ce qui perturbe ma capacité à laisser l'énergie circuler librement vers le patient.

Je mets parfois une musique qui élève l'âme afin de créer la bonne atmosphère. Cela permet à mon patient comme à moi-même d'atteindre plus facilement un état de relaxation pour commencer la séance.

Je m'assieds en général face à la personne et me sens guidé vers l'endroit où je dois appliquer les énergies curatives. Il se peut que je ressente le besoin de poser mes mains sur le dos de quelqu'un même si c'est un problème de genou qui le fait souffrir. C'est parce que le problème de genou a son origine dans le dos.

La force curative descend le long de mes bras dans mes mains. La circulation de l'énergie est de qualité et de force variables.

Mes mains fourmillent et vibrent sous sa force, surtout l'extrémité des doigts et le centre des paumes.

Si j'ouvre les yeux, je peux voir des courants de lumière colorée pulser à travers mes doigts. Cette lumière vibrante afflue dans l'aura du patient pour atteindre l'endroit adéquat.

Je laisse mes mains sur le patient aussi longtemps que circule la force curative ; cela peut prendre quelques minutes, parfois plus, selon la quantité de guérison exigée. Cela peut varier d'une personne à une autre, d'un traitement à un autre. Une fois la quantité d'énergie curative suffisante, je coupe doucement le contact, automatiquement, en enlevant mes mains. Si je ne coupe pas le contact au moment adéquat, le courant curatif se mettra à circuler en direction opposée – remontant le long de mes bras – et me procurera un désagréable choc électrique ! Ceci arrivait fréquemment au début, jusqu'à ce que mes amis esprits m'indiquent le moment où il est nécessaire de couper le contact.

Après une séance, certaines personnes expérimentent un tel changement d'énergie qu'elles se sentent plus actives intérieurement et ont besoin de parler. D'autres s'assoient simplement en silence, emplies de sérénité durant un assez long moment, enveloppées d'un manteau de paix et de tranquillité.

Lorsque je soigne plusieurs maux à la fois, mes mains sentent automatiquement toutes les zones qui nécessitent des soins. Je scanne le champ d'énergie de la personne avec mes mains et, dès que j'arrive sur le point, ma main adhère dessus comme un aimant et l'énergie curative afflue sur cette zone.

Lorsqu'une mère désespérée arrive, un bébé malade dans les bras, je pose doucement mes mains sur les épaules de la mère et lui transmets la force curative. Après quelques instants, cette même énergie curative passera dans son bébé. C'est merveilleux de les observer se guérir tous les deux en même temps : le bébé s'apaise et la mère rayonne.

Chacun expérimentera différentes sensations durant la séance de guérison. Certains éclateront de rire tandis que d'autres se retrouveront en pleurs. Nombreux sont ceux qui disent avoir vu des couleurs vives dans leur œil mental, ou bien la pièce bien plus brillante qu'avant. Un sentiment de paix et de relaxation est l'expérience la plus communément ressentie par tous.

Il y a ceux qui ressentent la guérison comme une chaleur se répandant à travers le corps, directement dans les jambes, ou une sensation de chaleur tangible dans la zone de la maladie. D'autres la décrivent comme une vibration ou un fourmillement – un léger courant électrique passant de mes mains à travers eux. Toutes ces expériences sont des indications précises que le traitement de guérison agit.

Au premier rendez-vous, les niveaux d'énergie d'une personne peuvent être très bas. Dans ces moments-là, la force curative devra être si puissante que chaque partie du corps aura la sensation de trembler. Certains expérimenteront la guérison à des niveaux si profonds qu'ils ne pourront se tenir debout tout de suite. C'est parce que leur corps énergétique physique, leur aura, a été si secoué par la force curative qu'ils peuvent se sentir désorientés pendant un moment.

Lorsque cela arrive, je leur demande de fermer les yeux et de s'asseoir sans bouger sur la chaise durant quelques minutes, ou de s'allonger sur le divan de traitement, en attendant que les énergies curatives soient absorbées dans le corps physique.

Bien sûr, tout le monde ne ressent pas quelque chose obligatoirement, surtout à la première visite. Les patients peuvent être trop stressés ou trop englués dans leurs propres problèmes pour remarquer quoi que ce soit. Cependant, il peut être amusant de voir leurs réactions après un certain nombres de séances, lorsque le problème s'est tassé et qu'ils sont plus relaxés et équilibrés intérieurement. Ils peuvent avoir l'air assez secoués lorsqu'ils ressentent toutes les sensations curatives circuler en eux.

Cependant, il y a aussi ceux qui, malheureusement, sont imperméables à ma guérison ; ils disent qu'ils ne ressentent rien, ne comprennent pas ce que je suis en train de faire. J'ai rencontré plus souvent ce problème chez les personnes qui tiennent à s'accrocher à leurs problèmes.

Lorsque je vois la force curative prendre possession du champ énergétique d'une personne et ne pas s'absorber immédiatement, je sais que les effets de ma séance ne seront ressentis que quelques jours après. "Cela n'a pas marché, je n'ai absolument rien senti" me disent-ils parfois, pour s'apercevoir durant le reste de la semaine que leurs symptômes se sont calmés, leur humeur s'est éclairée et leur humour est revenu.

Je reçois les gens sur rendez-vous pour pouvoir ainsi leur laisser le temps de déverser leurs problèmes, surtout s'ils ont enduré épreuves et souffrances durant une longue période entrecoupée de dépression ou de crises de panique, ou qui sont vraiment gravement malades ou en attente d'une opération.

La sonnette de la porte d'entrée tinta ce vendredi matin. Un homme d'une trentaine d'années sautait à cloche-pied, sa jambe droite dans le plâtre.

"J'arrive de l'hôpital en taxi" dit-il. "Ils veulent me couper la jambe ! Les médecins disent que la gangrène s'est installée. Ils doivent me couper la jambe !" continuait-il à répéter, un air de terreur sur son visage. Il s'appelait John. Il était musicien dans un groupe irlandais très connu.

Tard dans la nuit, après un concert, son pied passa accidentellement à travers une baie vitrée, tranchant le tendon d'Achille de sa jambe droite. L'ambulance l'amena rapidement à l'hôpital alors qu'il hurlait de douleur. Les médecins opérèrent immédiatement – suturèrent le tendon et recouvrirent sa jambe de plâtre. John continue l'histoire :

"Le jour suivant, on me renvoya chez moi avec une paire de béquilles en me disant de garder ma jambe surélevée. Après quelques heures, de puissants élancements commencèrent à se faire sentir dans ma jambe – suivis par cette terrible puanteur. Toute ma famille et mes amis remarquaient la terrible odeur flottant dans la pièce. Je retournai donc à l'hôpital ce même jour. L'un des médecin découpa une ouverture dans le plâtre à l'endroit de la blessure. Des vapeurs sortirent littéralement du trou – emplissant toute la salle d'une odeur nauséabonde. Deux infirmières durent se précipiter pour ramener un déodorant, et vaporiser tout le pavillon. Le médecin dit que la blessure était salement infectée. Ils me gardèrent six semaines à l'hôpital. Ils essayèrent toutes sortes de médicaments, antibiotiques, cataplasmes d'algues, bandages pour ulcère, remède pour cancer, etc. Rien n'y fit. Ils essayèrent même de faire une greffe de peau un certain nombre de fois, mais l'infection était trop sérieuse.

Durant cinq mois, je fis des allers et retours à l'hôpital, deux fois par jour, pour le pansement. L'infirmière de service me dit qu'ils avaient tout essayé et que rien n'avait marché.

Le médecin chef examina alors ma jambe et déclara que toute la cheville était gravement infectée. La gangrène s'était installée. Il me dit que je pouvais perdre ma jambe".

John éclata en sanglot en disant les mots "... perdre ma jambe". Il se reprit après quelques minutes et continua :

"L'orchestre dans lequel je joue fait une tournée mondiale et je n'ai pas pu travailler depuis plus de six mois. Je me sens complètement déprimé par tous ces événements. Je ne peux simplement pas supporter de perdre ma jambe. Ils disent qu'ils effectueront l'opération lundi. C'est trop incroyable pour même y penser".

Sur ce, il était temps de vaquer à mes affaires. Je n'avais pas le temps d'expliquer ce que je faisais ni comment ça marchait. Le taxi de John attendait dehors pour le ramener à l'hôpital. Je me penchai sur sa jambe et transmis à John autant de force curative qu'il pouvait recevoir à travers le plâtre de moulage.

Le courant d'énergie curative jaillit de mes mains – directement à travers les solides parois du plâtre jusque dans la blessure.

Je fis aussi passer la force curative dans sa poitrine et dans sa tête, pour évacuer tout le choc et le traumatisme qu'il était en train de vivre.

Le lundi matin, la sonnette de la porte d'entrée tinta. John entra, un sourire jusqu'aux oreilles – plus de plâtre de moulage, plus de béquilles – juste une claudication.

Voici son expérience de guérison :

"Lorsque vous avez posé vos mains sur le plâtre, Tony, j'ai senti cette extraordinaire chaleur en irradier. Elle est passé directement à travers la toile de mon jean, mes épaisses chaussettes et le plâtre. C'était comme si il y avait un radiateur au-dessus de ma jambe.

Puis vous avez posé vos mains sur ma poitrine et mon dos. Je portais alors une veste de cuir, un pull-over d'Arran et un T-shirt. La chaleur émanant de vos mains n'était pas une chaleur ordinaire. J'ai souvent senti de la chaleur venant de mes propres mains. Mais là, c'était une chaleur très puissante et intense affluant en moi. C'était une étrange sensation, quelque chose de difficile à décrire. Mais dès que vous les avez posées sur ma tête, ce fut spectaculaire. Tout commença à tourner et je me sentis réellement décoller. Une fois terminé, je me souviens avoir essayé de me lever, mais je ne pouvais pas.

Vous m'avez agrippé et m'avez fait asseoir sur la chaise. Après quelques minutes, j'éclatai de rire. C'était comme du gaz hilarant ! Je ne marchais pas en sortant de votre clinique, je flottais dans l'air.

Lorsque je retournai à l'hôpital, l'infirmière qui me connaissait bien maintenant, fit la réflexion que j'avais l'air bien plus lumineux. Je lui dis alors que j'avais été vous voir pour une guérison. Je fus stupéfait quand elle dit : "C'est quelqu'un chez qui j'irais si je tombais malade". Je repris ma place dans le lit et, après environ une heure, l'infirmière souleva l'ouverture dans le plâtre et commença à pousser des cris d'excitation : "Regardez ! Regardez la blessure !". Je ne pouvais voir l'arrière de ma jambe et elle se précipita pour revenir avec un miroir et me la montrer. Je regardai la jambe dans le miroir. Toute la substance verte, toute l'infection avait disparu. Il ne restait qu'une plaie propre d'une dizaine de centimètres, avec un trou profond en plein dans l'os. Nous regardâmes les bords de la plaie ouverte se rejoindre et se replier tout comme une pâte pâtissière. Nous continuâmes tous deux à regarder la plaie, comme si c'était magique.

"Je n'en crois pas mes yeux !" répétait l'infirmière. C'était vraiment incroyable à regarder. On me reconduisit ensuite de l'hôpital à chez moi et, ce matin, lorsque j'y retournai, le docteur qui s'était occupé de mon cas resta assez perplexe en examinant ma jambe, puis dit : "John, votre jambe guérit enfin". Comme il commençait à découper le plâtre, je jetai un coup d'œil à l'infirmière et nous échangeâmes un sourire.

Comme je quittai l'hôpital, l'infirmière me dit d'aller vous voir pour vous dire ce qui était arrivé. Je pris un taxi pour rentrer, saisis ma bicyclette et pédalais jusqu'à chez vous. C'est un sacré miracle".

John partit rejoindre son orchestre à New York pour sa tournée mondiale. Il revint me voir deux mois plus tard. Il ne claudiquait plus et était plein d'entrain. Il m'incendia de centaines de questions – sur la guérison et pourquoi davantage de gens devraient en entendre parler.

Les effets de la guérison peuvent varier selon les personnes. Certains reçoivent une telle stimulation d'énergie qu'ils sont très impatients de se remettre en route.

Ils veulent revenir à leur vie, rattraper toutes les choses qu'ils n'ont pas pu faire auparavant. Je leur conseille de conserver cette énergie, de rester mesuré et de faire les choses petit à petit.

Des années auparavant, tout au début de ma mission, je me souviens d'une dame frêle de soixante-dix ans atteinte d'un cancer, qui était venue me voir. Tout ce qu'elle attendait de la guérison, dit-elle, était d'avoir assez de temps pour se rendre chez son notaire et mettre ses affaires en ordre. Je lui donnai des soins et elle partit.

"Vous ne m'avez pas dit ce qui pouvait arriver !" dit-elle d'un ton irrité, lorsqu'elle revint me voir la semaine suivante.

"Que se passe-t-il ?" demandai-je.

"Eh bien, lorsque je suis rentrée après vous avoir vu, je me sentais beaucoup mieux. Cette nuit-là, je suis allée dormir, enchantée.

Le matin suivant, j'ai bondi du lit et me suis attaquée à toute la maison. J'ai nettoyé toutes les pièces. J'ai même retiré tous les vêtements de la machine pour les faire sécher en plein air, passé l'aspirateur de haut en bas, remis de l'ordre dans le jardin derrière la maison et lavé la voiture de mon mari. Je n'avais pas fait tout ça en vingt ans.

Lorsque mon mari rentra de son travail, il dit que j'étais devenue folle. Derek, mon fils, dit que je ressemblais à quelqu'un qu'on avait branché sur une prise de courant ! Après tout ça, je fus hors circuit, je me sentis complètement épuisée et me jetai sur le lit durant trois jours entiers. Avec toute l'énergie que j'avais, je sentais que je pouvais m'attaquer au monde entier, mais maintenant, je suis revenue à la normale".

D'autres vivront exactement l'inverse. Ils ont besoin de rentrer chez eux et de se reposer quelques heures. Les soins de guérison se sont surtout manifestés sur leur contrepartie physique, l'aura. Ils éprouvent lassitude et fatigue durant quelques temps, mais se reconstruisent et se sentent beaucoup mieux par la suite.

Ce ne fut pas chose facile de déterminer comment fonctionnait mon don. Je me souviens d'un vieil homme qui était venu me voir. Il était l'un des premiers opérés du cœur d'Irlande. Il était venu avec sa femme, directement de son lit d'hôpital, et portait un pyjama sous son long imperméable. Il souffrait de terribles douleurs dans les côtes dit-il. Les plaies ne cicatrisaient pas très bien.

Chaque fois que je m'approchais de lui, des perles de sueur envahissaient son visage. Je devais rester à quelques mètres de lui, hors de portée, jusqu'à ce qu'il se calme. J'essayais plusieurs fois de lui faire des soins, mais il se passait toujours la même chose. Pourtant, sa femme pouvait rester à côté de lui sans problème. Je commençai à me poser des questions.

Je me branchai sur mes amis esprits pour qu'ils me guident. Ils me dirent que les champs d'énergie autour de moi étaient beaucoup trop puissants, que je devais les atténuer d'un cran. Je me rendis dans la pièce à côté quelques minutes où l'on me montra comment visualiser mes champs énergétiques pour les canaliser dans le sol. Je revins dans la pièce, mon énergie ne s'exprimant qu'à moitié. Je fus capable de me tenir à côté de l'homme, de poser mes mains sur sa poitrine et de lui transmettre la guérison.

Lorsque des gens souffrant de problèmes d'arthrite viennent me voir, je suggère toujours qu'ils boivent quelques verres d'eau claire après une session de guérison. Ceci aide à évacuer les cristaux acides qui se sont libérés de leurs articulations du fait des puissantes énergies curatives stimulant leur circulation. De la même façon, si un patient a une sinusite ou souffre d'un problème pulmonaire, une fois qu'il a absorbé la guérison, mucus et flegme se libèrent. Un problème de peau peut empirer après la séance. Ceci s'appelle la "crise de guérison" et n'est que temporaire. Suit ensuite une extraordinaire amélioration dans les vingt-quatre heures.

Au cours des années, les effets de la guérison ont surpris, déconcerté et amusé autant mes patients que moi-même.

L'un d'entre eux, Rob, était le chanteur principal d'un orchestre de rock. Il souffrait de maux de gorge constants, ce qui signifiait qu'il était souvent incapable de se rendre aux répétitions. Sa voix était constamment irritée, sèche et enrouée.

"Nous devions aller en Europe la semaine dernière" murmura-t-il. "Notre directeur est furieux !".

Les couleurs de son aura étaient ternes, troubles et affaiblies, ce qui m'indiquait qu'il était épuisé. Lorsque je posai ma main sur sa gorge, il demanda : "Est-ce que je devrais sentir quelque chose ?"

"Non" répondis-je de façon brève tout en poursuivant mes soins.

"Je n'ai rien senti" murmura-t-il à nouveau lorsque j'eus terminé. Il prit cependant un autre rendez-vous avant de partir.

Je poursuivis mes soins sur d'autres personnes ce matin-là, et sortis à l'heure du déjeuner pour manger un morceau. Au moment où j'arrivais à ma voiture, je le vis venir vers moi à travers la foule, le visage épanoui.

"Dès que je vous ai quitté, Tony, je me suis rendu au supermarché" dit-il d'une voix maintenant positive et puissante. "Et alors que j'arrivais au rayon des haricots blancs, je me suis mis à éclater de rire ! Je ne pouvais m'arrêter. Les vieilles femmes qui faisaient leurs courses n'arrêtaient pas de me regarder. Plus je riais et plus elles riaient ! Je filais alors au rayon du pain, me tenant les côtes de rire. Partout où j'allais, ces femmes continuaient à me suivre, j'étais comme le joueur de flûte d'Hameln. Plus je riais, plus elles riaient.

Finalement je dus sortir du magasin. "Dites-moi, Tony, est-ce normal ?" demanda-t-il en souriant et en recommençant à rire.

Je recommande toujours à quiconque qui vient pour le première fois de laisser derrière lui toute idée ou notion préconçue. Au cours des années, j'ai entendu pas mal d'idées étranges et parfois stupides sur la guérison.

Une femme d'une cinquantaine d'années vint me voir, habillée de violet de la tête aux pieds. J'ai cru qu'elle se rendait à un concert de rock ! Elle portait une robe violette, une chemise violette et des chaussures violettes. Son sac à main et ses ongles étaient violets. Lorsqu'elle s'assit, elle laissa échapper un long soupir, se tourna vers moi et me dit : "J'espère que c'est la bonne couleur à porter pour la guérison".

Une autre femme paraissait très mal à l'aise, assise sur la chaise, son sac à main sur les genoux. J'étais sur le point de lui prodiguer mes soins lorsqu'elle tira de son sac une grosse pierre de cristal améthyste à peu près de la taille d'un pot de fleurs.

"Voilà, ça va beaucoup mieux" s'exclama-t-elle en laissant tomber la lourde pierre sur mon bureau. "J'ai porté cette pierre toute la journée dans mon sac. Elle pèse au moins une tonne" dit-elle en soufflant. Elle continua : "On m'a dit qu'elle m'aiderait à me protéger des forces négatives et malsaines durant la séance de guérison que vous me ferez".

Elle me regarda alors d'un air de dire "Alors, qu'attendez-vous... ?".

D'autres idées du même acabit peuvent être plus dangereuses. Un matin où je prodiguais mes soins de guérison, je sentis une étrange impression venant de la salle d'attente. Tout le monde semblait très obéissant et adoptait la meilleure attitude. Après que les six patients furent passés, je demandai à une jeune femme souffrant d'asthme si quelque chose n'allait pas. Elle regarda prudemment par-dessus son épaule et baissant la voix, elle murmura : "Lorsque j'étais assise dans votre salle d'attente en train de bavarder, une femme qui était déjà venue me dit que je ne pouvais venir que trois fois. Elle me dit : si la guérison n'a aucun effet, c'est que vous méritez d'être malade, c'est la punition de Dieu".

Malheureusement, cette marque de négativité s'est largement répandue durant une grande période.

Il y a ceux qui ne viennent qu'une fois, par curiosité. Leur esprit est fermé à toute forme d'aide. Je pense que l'attitude avec laquelle vous venez déterminera exactement ce que vous obtiendrez.

Certains attendent que je les persuade de revenir. Cette attitude empêche immédiatement le courant de passer. Il doit y avoir une confiance et une ouverture entre le patient et le guérisseur. La règle d'or est que la guérison est offerte, elle n'est jamais imposée.

Sans doute l'un des plus grands malentendus concernant la guérison spirituelle est de croire que des miracles arrivent toujours. Ce n'est pas le cas dans la pratique. Le plus souvent, il y a une amélioration graduelle. Comme le dit un vieux dicton :

Nous ne tombons pas malade du jour au lendemain.
Nous n'avons pas d'amélioration du jour au lendemain.
Cela prend du temps.

Par exemple, lorsque quelqu'un souffrant d'une arthrite sérieuse vient me voir, il s'apercevra qu'il prend moins de comprimés au fil du temps. Il est capable de monter plus facilement les escaliers ou de prendre l'aspirateur pour nettoyer sa maison.

Un patient *peut* expérimenter une guérison instantanée. C'est formidable pour lui et pour sa famille lorsque cela arrive. Cependant, ce n'est pas une règle générale. Le progrès est le plus souvent graduel et les résultats se manifestent au bout d'un temps plus long. A certains moments, il peut y avoir des rechutes – symptômes grippaux, difficultés relationnelles ou problèmes sur le lieu de travail – toutes pouvant être un facteur majeur conduisant à la guérison complète.

J'ai vu un grand nombre de patients progresser régulièrement jusqu'à ce qu'arrive soudain un décès dans leur famille. Ils sont fortement secoués. Leurs symptômes resurgissent, les laissant abattus et dépressifs. Il faut du temps et beaucoup de soins attentifs pour les remettre sur pied.

Beaucoup de patients m'ont aussi fait part de leur déception de ne pas être guéris alors que d'autres l'avaient été. Cependant, personne ne peut attendre une guérison instantanée de son médecin. Un état chronique s'est probablement développé sur plusieurs années, comme par exemple un eczéma chronique, une hernie hiatale ou un ulcère suintant de la jambe. Tout ceci peut prendre des semaines, des mois ou parfois plus longtemps pour guérir totalement.

Afin de donner une chance de réussite à la guérison, je recommande toujours au patient de venir me voir six fois, pour voir comment il réagit à mon traitement. A chaque visite, je surveille les effets positifs afin que nous puissions tous deux constater clairement les progrès qui prennent place.

On me demande parfois de tenter l'impossible. C'est pourquoi je ne peux promettre la guérison, pas plus que ne le peut un médecin. Le corps physique a pu se briser à tel point que les soins de guérison ne peuvent stimuler une réaction complète. Cette personne pourra cependant en recevoir beaucoup d'autres bénéfices.

J'essaie de mettre de côté toute idée négative qui peut surgir en moi en ce qui concerne les résultats. Si un miracle advient – c'est qu'il est temps pour cette personne d'être guérie. Il m'a fallu des années pour accepter cet aspect relatif à mes dons et laisser faire tout ce qui doit se faire.

Jim travaillait en tant que charpentier lorsqu'il fut terrassé par une arthrite invalidante. A ce moment, sa vie s'arrêta brutalement. Tous les traitements médicaux avaient échoué :

"Une bonne santé était quelque chose de normal pour moi jusqu'à ce qu'on me découvre une terrible maladie appelée arthrite rhumatoïde, diagnostic qui lui-même avait nécessité plusieurs mois de tests cliniques épuisants, de douleur et de misère, et un séjour prolongé en hôpital pour le traitement. Je n'y restai pas longtemps avant de réaliser qu'il n'existait aucun traitement pour cette maladie progressivement invalidante. Tout ce que l'on pouvait espérer est qu'un jour, dans le futur, quelques scientifiques découvrent un médicament permanent, non toxique et ne créant aucune dépendance, un médicament qui ne serait pas retiré pour des raisons de sécurité publique, comme c'est le cas selon certaines révélations récentes. Après avoir signé une décharge à l'hôpital, je partis en chaise roulante, me cramponnant à mon flacon de comprimés ; je pouvais encore entendre la voix de l'assistante sociale résonner à mes oreilles, me disant que je devais voir la réalité en face, que je ne pourrais plus continuer à pratiquer mon métier qui exigeait une activité physique. Elle me dit qu'elle m'aiderait à trouver un travail dans un centre d'aide aux handicapés.

Vous pouvez parfaitement imaginer dans quel état dépressif je me trouvais : vingt-sept ans, une famille et peu d'espoir pour l'avenir, jusqu'à ce que, par hasard, je tombe sur une fille qui m'a parlé de vous, Tony, et des résultats remarquables qu'elle avait elle-même obtenus. Inutile de dire que je me suis présenté à votre clinique, et, par chance, vous étiez en train de diriger une session de guérison. J'expliquai mon état et peux dire honnêtement que vous êtes la première personne qui sut comment je me sentais et qui put m'offrir un espoir d'amélioration. A votre façon, vous vous y êtes attaqué immédiatement. Je me sentais mieux de jour en jour, l'affreuse douleur était partie. En l'espace de deux mois, je sortis d'une existence dépressive et douloureuse pour en aborder une autre en participant activement à la reconstruction de ma vie. Cela fait maintenant vingt ans que je vous ai rencontré, Tony, et c'est un plaisir de vous remercier en public, non seulement de m'avoir débarrassé de la douleur et du mal-être, de m'avoir guéri de l'arthrite, mais aussi de m'avoir guidé vers une nouvelle façon de vivre".

Les gens me demandent souvent "s'ils doivent absolument avoir la foi" pour que la guérison agisse. La réponse est simplement non. Que la personne croit ou non n'a jamais entravé ma capacité à les guérir. Les enfants, les bébés et les animaux sont inconscients de la notion de foi, et pourtant, j'en ai guéris. Un autre bon exemple est la guérison à distance. La personne n'est pas consciente que la guérison a été demandée en son nom. Pourtant elle a marché. "Foi et croyance" ne sont que des étiquettes que l'on a collées sur le mot "guérison" au fil des années et qui ne servent qu'à embrouiller les gens.

Puis il y a le patient sceptique qu'on a forcé à venir. Joe franchit un jour ma porte, souffrant depuis plusieurs années de colite ulcérative, une maladie inflammatoire chronique du gros intestin et du rectum.

"Je ne veux pas vous faire perdre votre temps !" fut la première chose qu'il dit en restant sur le seuil de ma porte. "Je ne suis venu que parce que Tommy, un collègue de travail, a débarqué chez moi pour voir comment j'allais. Nous avons beaucoup argumenté ! Il n'a cessé de me harceler pour que je vienne vous voir. Je n'arrête pas de lui répéter que je ne peux être guéri mais il insiste en disant : Joe ! Il se peut que tu soies le seul sur un million.

Pour que je puisse m'en débarrasser, pourriez-vous lui dire que j'ai été vous rendre visite ?" m'implora-t-il en tournant les talons pour s'en aller.

"Dites-moi quel est votre problème" demandai-je.

"Colite ! J'ai une colite. Je prend des tonnes de stéroïdes chaque jour. Il n'y a pas de cure. Je suis sur la liste d'attente de l'hôpital depuis deux ans maintenant. Je suppose qu'ils sont occupés à l'hôpital".

Je l'incitai à entrer et à s'asseoir, mais Joe ne cessait de répéter : "Je dois partir maintenant".

Finalement, après beaucoup de persuasion, il entra dans mon cabinet et s'assit nerveusement sur la chaise.

Dès que je commençai à expliquer ce que je faisais, il se mit à hurler : "Je ne suis pas ici pour ça ! Je ne crois en rien de la sorte. Dites juste à Tommy, lorsque vous le verrez, que je suis venu". Il s'apprêtait à se lever de la chaise. Je changeai alors rapidement de sujet et lui demandai ce qu'il faisait comme travail.

"Je travaillais dans un hôtel à la ville. Mais je ne peux plus maintenant. Je n'ai pas travaillé depuis environ trois ans depuis cette maladie. Je ne travaillerai plus, c'est fini pour moi" dit-il avec une profonde tristesse dans la voix. "Je ne suis pas capable de sortir de l'appartement. Mon poids a diminué. J'ai dû prendre un taxi pour venir ici !"

"Que faites-vous toute la journée dans votre appartement ?" demandai-je.

"Je lis, je regarde la circulation par la fenêtre. C'est tout ce que je peux faire. J'ai quarante ans et ne pourrai plus travailler. Je n'ai plus aucune énergie, tous les muscles de ma jambe ont fondu, ils n'ont plus aucune force". Sa tristesse était manifeste alors qu'il baissait la tête et regardait le sol. Un instant plus tard, il se leva de la chaise et marcha vers la porte.

"Asseyez-vous s'il vous plaît" l'incitai-je une fois de plus.

De mauvaise grâce, il s'assit et commença à parler de ses parents décédés. Je m'avançai et posai mes mains sur son estomac.

"Que faites-vous ?"

"Je vous transmets la guérison."

"Je ne veux rien ! Je ne suis pas venu pour quoi que ce soit. Je ne crois en rien de la sorte" protesta-t-il.

C'était trop tard. La force curative avait déjà afflué dans mes mains jusque dans son estomac. Joe s'arrêta soudain de parler et devint très calme.

"Qu'est-ce que c'est qui émane de vos mains ? demanda-t-il.

"C'est la force curative. Pouvez-vous la sentir ?"

"Oui ! C'est comme des fourmillements légers passant à travers moi."

"C'est ça ! C'est exactement ce que c'est" dis-je tout en déplaçant mes mains à différents endroits.

Un sourire traversa doucement le visage de Joe. Il bondit sur ses pieds et commença à se frotter l'estomac. "La douleur a disparu !" hurla-t-il. "Elle a disparu !".

Tout son visage s'éclaira. L'excitation grandit dans sa voix ; il souriait de plus en plus tout en se frottant l'estomac.

Joe me retint une heure ce jour-là, pour parler de la guérison, de la façon dont ça marchait et pour me presser de questions au sujet de ma vie. Ceci faisait partie des moments magiques.

La semaine suivante, Joe revint pour un autre rendez-vous. Il avait l'air d'un homme différent.

"Après vous avoir vu, Tony, j'ai mangé n'importe quoi – tout ce que je ne pouvais manger auparavant" dit-il avec un sourire jusqu'aux oreilles, "cornflakes, haricots et toasts, toutes sortes de fruits. Je suis même allé à la chopine du coin pour manger du poisson et des frites. Le week-end, j'ai emprunté une bicyclette pour me rendre au bord de la mer, à une vingtaine de kilomètres et prendre un bain ! J'ai été capable de monter plusieurs côtes en vélo, même si j'ai perdu beaucoup de muscles dans les jambes. C'est incroyable ! Je n'y crois toujours pas" répétait-il tandis que je continuais à lui prodiguer mes soins.

"Pouvez-vous remercier Tommy, le gars qui vous a envoyé ?" demandai-je alors qu'il franchissait la porte.

"Bien sûr, Tony ! Je le ferai" promit-il, descendant les escaliers en sifflotant.

Après quelques visites, Joe fit rayer son nom de la liste d'attente et retourna travailler – un nouvel homme.

Certains trouvent difficile de mettre en équation l'efficacité de la guérison et leur idée de 'logique'. Ils sont habitués à tout considérer à partir d'un comprimé ou d'un avis médical.

"C'est peut-être la crème stéroïde ?" demanda une femme dont le psoriasis avait soudain disparu.

"Et depuis combien de temps utilisez-vous cette crème ?" demandai-je.

"Oh, cinq ou six ans maintenant".

"Mon dos et mes hanches vont mieux. Je pense que c'est parce que le climat s'est un peu réchauffé tout d'un coup" raisonna un autre.

"Eh bien, lorsque le climat sera plus froid et que vous constaterez que vous n'avez toujours plus de douleurs, peut-être reconnaîtrez-vous les effets de la guérison ?".

Une femme souffrant du syndrome de l'intestin irrité vint me voir récemment. Durant plus de trente ans, elle n'avait rien ressenti d'autre qu'une douleur sévère, une dépression chronique, des vertiges et des changements d'humeur. Je pouvais voir combien elle était désespérée, et écoutai donc son histoire sans trop parler.

Lorsque je lui transmis les soins, la force curative afflua facilement à travers elle. Elle commenta qu'elle pouvait sentir l'électricité émanant de mes mains et circulant autour de son corps. A son second rendez-vous, elle paraissait aller beaucoup mieux. Ses symptômes avaient tous disparu dit-elle. Elle avait passé la meilleure semaine depuis des années, libre de douleurs. La transformation était stupéfiante. Elle se tourna vers moi et dit : "Les comprimés commencent enfin à faire de l'effet...!".

Toutefois, la plupart des gens, une fois qu'ils commencent à aller mieux, veulent en savoir plus. Je peux alors répondre à leurs questions et leur donner quelques conseils sur la façon dont ils peuvent s'aider eux-mêmes.

Viennent ensuite ceux qui ne veulent tout simplement pas reconnaître une amélioration par peur que leur maladie revienne.

Anne, mère de deux enfants, souffrait chaque jour de graves migraines aveuglantes. A sa troisième visite, elle me tendit un morceau de papier sur lequel était écrit : "Je me sens tellement mieux maintenant, merci. Ce furent les trois meilleures semaines de ma vie".

Au bas de la page, elle concluait : "Je ne veux pas le dire tout haut, par crainte de lancer un défi à Dieu".

J'appelle cela 'le syndrome de culpabilité irlandais'. Nombreux sont ceux qui sont accablés par ces terribles sentiments de culpabilité, qui ont peur de dire des choses positives sur eux-mêmes. Dévoiler et libérer cette culpabilité est comme libérer un oiseau prisonnier d'une cage.

Julie souffrait d'une mauvaise circulation dans sa jambe gauche. En fait, elle était complètement engourdie, de la hanche jusqu'au gros orteil. Elle s'était déjà rendue à différents hôpitaux et cabinets de médecins pour tous les tests et traitements habituels. Elle avait essayé l'acupuncture, la réflexologie et de nombreuses autres thérapies, mais rien ne semblait marcher. Julie décrivit le peu de sensation qu'elle avait dans sa jambe gauche, pour ne pas dire aucune. Celle-ci était complètement gelée et engourdie.

Comme prévu, lorsque je vins placer mes mains sur sa jambe, j'eus l'impression d'un bloc de glace solide. La force curative jaillit de mes mains ; Julie ne ressentait rien. Elle me regardait simplement d'une manière étrange. Sans me démonter, je continuai à l'harmoniser en demandant de l'aide à mes amis esprits.

Immédiatement, l'image d'un homme de grande taille se forma dans mon œil mental. Je regardai Julie et demandai : "Comment va votre père ?"

Il y eut un silence de plomb. Julie me fixa.

"Je ne vois vraiment pas ce que ça vient faire avec ma jambe !" dit-elle sèchement.

"Est-il mort ? Est-ce que votre père est mort ?" demandai-je à nouveau.

Tandis que j'attendais sa réponse, Julie restait assise le visage figé.

"Je ne comprends vraiment pas quel rapport il y a avec ma jambe !" insista-t-elle.

Une partie de moi voulait changer de sujet, mais mes amis esprits me pressaient.

"Je me demandais simplement quelle sorte d'homme était votre père" dis-je en poussant plus loin mes investigations.

"Oh, il est mort il y a quelques années !" dit Julie d'un ton sec.

"Que lui est-il arrivé ?" demandai-je.

"C'est étrange que vous posiez cette question" finit-elle par dire. Sa voix se fit plus douce. "Mon père est mort à l'hôpital quelques heures seulement après avoir été amputé".

"Quelle jambe était-ce" demandai-je ?

Julie sonda sa pensée quelques instants puis toucha sa jambe gauche en disant : "C'est drôle. Mon père avait un problème à la jambe gauche. Comme moi."

"Depuis combien de temps votre père est-il décédé ?" demandai-je.

Julie poussa un profond soupir. Des larmes emplirent ses yeux.

"J'avais l'habitude de rester éveillée chaque nuit, dans la chambre à côté, l'écoutant hurler de douleur à cause de sa jambe" dit-elle, la voix tremblante. "La gangrène s'y est installée et il a dû aller à l'hôpital. Il est mort le jour suivant l'amputation. C'était il y a sept ans !" dit-elle en pleurant.

"Depuis combien de temps avez-vous ce problème dans la jambe ?" demandai-je aussitôt.

Un éclair de surprise traversa son visage.

"Cela va faire maintenant sept ans" dit-elle.

Je souris tandis que Julie faisait la connexion.

"Vous... Vous... ne croyez pas que..." balbutia-t-elle.

"Si, je crois" répondis-je. "Après le terrible choc que vous avez expérimenté avec votre père, la force de votre jambe a décru. Vous avez essayé de prendre sa douleur".

Julie éclata en sanglots et pleura de tout son cœur. Après avoir vidé toute la tristesse qu'elle avait enfouie très profondément, la vie circula à nouveau dans sa jambe. Son trauma avait finalement été évacué.

Un jour, en regardant dans la salle d'attente, mes yeux se fixèrent sur un homme grand et jeune, dans la trentaine, assis parmi quatre femmes et un jeune enfant. Il portait un short de tennis blanc, des tongs et une veste à manches courtes blanche. Les femmes bavardaient autour du radiateur, dans leurs chauds manteaux. Nous étions à la mi-novembre et la température extérieure était de moins deux degrés.

"C'est bon, Tony" dit une des femmes qui attendait son tour. "Je pense que cet homme est le suivant".

Tout le monde pouvait voir comme il souffrait. Il se leva et me suivit en se dandinant dans ma salle de soins. En s'asseyant prudemment sur le bord de la chaise, il se présenta sous le nom de Patrick. Tandis qu'il expliquait d'une voix basse et souffreteuse qu'il était comptable, je m'aperçus qu'il était couvert d'un eczéma suintant de la tête aux pieds. Il souffrait de cet état depuis déjà douze ans dit-il. Il ne s'était pas rendu au travail depuis trois ans et demi, incapable de supporter des vêtements pour sortir. Son aura petite, épuisée, d'un gris argenté qui luisait à peine autour de son corps, m'indiquait que tout son système s'était complètement détérioré. Alors qu'il luttait pour reprendre son souffle, je constatai qu'il souffrait aussi d'asthme, ce qu'il avait oublié de mentionner.

Patrick était assis en face de moi, mal à l'aise. Il mesurait environ un mètre quatre-vingt, était très mince, à demi nu, du liquide suintant de sa peau dans toutes les directions. Les jambes bien écartées, il gardait délibérément les bras éloignés du corps. Il maintenait tous ses doigts à part, ses mains pendant quelques centimètres au-dessus de ses genoux suintants.

Il avait quatre allumettes soigneusement enveloppées de coton entre chacun de ses orteils pour les séparer. Ses cheveux longs et fins étaient plaqués et collés sur sa tête.

Il craignait de s'asseoir sur la chaise par peur que sa courte veste ne se colle à son corps. Tandis qu'il parlait, la substance semblable à de la glu coulait de sa peau rouge et enflammée, sur son visage, ses bras et ses jambes. Ses paupières commencèrent à se coller tandis qu'il tentait de cligner les yeux. A chaque instant, il devait se pencher à terre pour prendre un mouchoir propre d'un sac plastique et tamponner ses yeux. Patrick était un vrai spectacle.

"J'ai consulté des centaines de personnes" dit-il avec une affreuse respiration sifflante, tout en luttant pour aspirer un peu plus d'air. "Je ne peux même pas franchir la porte. Je dois m'asseoir toute la journée, complètement nu avec juste une petite serviette autour de moi. Il y a trois ans, mon amie et moi avions acheté une maison ensemble, planifiant de nous marier, mais maintenant, c'est fichu. Je vis seul dans la nouvelle maison. Il semble que j'y devrai passer seul le restant de ma vie" dit-il, des larmes plein les yeux.

"Quant à mon travail, j'étais sur le point de devenir partenaire dans l'affaire il y a trois ans. Maintenant, il est probable que ça n'arrivera jamais. C'est si déprimant. Je ne pense pas que mon amie veuille rester plus longtemps, vu la façon dont vont les choses."

"Comment faites-vous pour dormir la nuit ?" demandai-je.

"Je vais me coucher aussi tard que je le peux. J'essaie de dormir en m'asseyant sur un sofa dur avec rien sur moi" expliqua-t-il.

"Le pire, c'est le matin suivant. Mes paupières sont toujours collées. J'ai obtenu un flacon de cette substance à l'hôpital. Je la verse sur du coton que je frotte sur mes paupières. Cela demande environ vingt minutes pour faire effet ; quand enfin un œil est libéré, je peux voir la pièce et commencer à faire quelque chose. Différentes parties de mon corps sont généralement collées, et cela peut donc prendre quelques heures pour me libérer complètement".

L'arrière des jambes de Patrick était maintenant collé à la chaise. Il dut se lever et marcher doucement dans la pièce. Son sifflement s'accrut par l'intensité de l'effort.

Lorsqu'il se rassit, je ne perdis pas de temps et essayai de lui donner des soins, mais je ne pouvais placer mes mains nulle part. La substance aqueuse et verdâtre coulait tout le long de son corps. Je tins donc mes mains à quelques centimètres, touchant juste le bord de son champ énergétique. Tandis que les énergies curatives circulaient dans sa poitrine, le terrible sifflement commença à décroître. Lorsque j'atteignis le champ énergétique autour de sa tête, mes mains semblèrent pénétrer directement son esprit. Je pus sentir l'extrême terreur et trauma qu'il expérimentait, et recherchai la guérison chez mes amis esprits pour qu'ils m'aident à l'évacuer.

En quelques instants, la couche sombre de nuages se souleva, révélant un champ énergétique plus brillant dessous. Lorsque la force curative arrêta d'affluer, je dis à Patrick que six mois seraient nécessaires pour le libérer de sa souffrance.

"Je me fiche du temps que ça prendra. Je ne peux aller nulle part'" répondit-il nerveusement.

Patrick vint chaque semaine pour les soins. Au fur et à mesure que sa peau commençait à guérir, il arborait un nouveau vêtement à chaque visite. Il fut bientôt capable de porter une chemise à manches courtes. Un autre jour, il portait un pantalon. Finalement, il revint dans un costume bleu marine, chemise, cravate, chaussettes et chaussures sous les applaudissements de certaines personnes de la salle d'attente qui le connaissaient maintenant. Il reprit sa vie et son travail. A sa dernière visite, il me donna une chaleureuse poignée de main et annonça : "Je me marie la semaine prochaine, Tony. Souhaitez-moi bonne chance".

* * *

EXERCICE

– LA RESPIRATION CURATIVE –

L'un des meilleurs moyens pour ouvrir les canaux en vous pour la guérison est de pratiquer le simple exercice de respiration suivant :

- Assis sur un siège confortable, fermez les yeux et prenez conscience de votre respiration. Si c'est possible, inspirez par le nez et expirez par le nez.

- Suivez votre souffle tandis qu'il afflue dans vos poumons puis en ressort.

- Maintenant, laissez votre respiration devenir lente et profonde. Respirez directement dans votre ventre.

- A l'inspiration, imaginez que vous inspirez une lumière blanche et à l'expiration, que vous expirez toutes les couleurs sombres emprisonnées dans votre corps.

- Vous pouvez maintenant concentrer cette lumière sur chaque endroit où vous souffrez.

CHAPITRE 5

Auras

"Votre aura est la clé de votre moi véritable.
C'est l'expression visible de vos mental, âme et esprit.
L'état de votre aura varie selon votre expérience de la lumière interne."
S.G.J. Ousley

Muriel, une grande femme élancée au début de la quarantaine, s'assit ramassée au bord de la chaise, la poitrine sifflante, luttant pour reprendre son souffle. Son visage était pâle et disparaissait derrière de sombres cernes sous les yeux. Elle fouilla dans son sac à main, éparpillant une batterie de comprimés colorés et d'inhalateurs sur le sol. Elle me fixa anxieusement – ses yeux m'implorant à l'aide.

En regardant son aura, je vis qu'un solide bloc vert foncé écrasait sa poitrine. La couleur verte signifiait que Muriel était "une donneuse", qu'elle donnait plus qu'elle ne possédait. Cependant, cette énergie condensée accumulée dans et autour de son chakra cardiaque en disait long : elle indiquait qu'elle souffrait d'un profond chagrin. Dès que je fermai les yeux et posai mes mains sur ses épaules, je ressentis les énergies curatives familières affluer à travers moi. Quelques minutes plus tard, un apaisement l'envahit.

Elle poussa un profond soupir et commença à se détendre. Sa respiration sifflante s'apaisa. Toute son anxiété et sa peur commencèrent à décliner. Je la sentis s'asseoir toute droite dès que je retirai mes mains. Muriel s'était transformée sous mes yeux. La couleur était revenue à ses joues. Elle ne luttait plus pour respirer. Je tirai une chaise et lui demandai ce qui lui était arrivé.

Muriel me dit qu'elle avait une bonne place dans une banque, mais qu'elle avait dû l'abandonner pour prendre soin de son mari, Jim, mort d'un cancer sept ans plus tôt. Elle avait pris soin de lui pendant deux bonnes années, tout en élevant seule ses deux filles. "C'est là que l'asthme a commencé à se manifester" expliqua-t-elle. Muriel me raconta qu'elle avait dû utiliser un grand nombre d'inhalateurs et de stéroïdes chaque jour, passant la plupart de son temps au lit en se conformant à un rituel de divers traitements antibiotiques, les uns après les autres. Mais rien ne l'aidait. Lorsqu'elle eut terminé, je lui décrivis la congestion que j'avais vue dans son aura autour de sa poitrine et de la zone cardiaque. Je lui demandai si elle avait déjà été capable de pleurer.

"Pleurer !" dit-elle avec colère. "Durant des années, psychologues et psychiatres m'ont suggéré d'essayer différentes méthodes pour me faire pleurer. Je ne peux même pas vous dire combien de films sentimentaux j'ai été voir. J'ai haché des oignons pour y arriver, j'ai même essayé de me mettre du poivre dans le nez – mais rien n'a marché ! J'espère que vous n'allez pas me demander la même chose ?" demanda-t-elle d'un air abattu.

Je la rassurai en lui disant que je ne recommanderais pas de telles folies. Au cours des années, j'avais entendu toutes sortes de suggestions venant de ces soi-disant experts. Je choisis plutôt d'introduire en elle davantage de forces curatives pour débloquer les canaux énergétiques autour de ses poumons et de son chakra cardiaque, afin de tonifier son système épuisé. A sa seconde visite, elle repartit radieuse. Voici l'expérience de guérison telle que Muriel l'a vécue :

"Lorsque je suis arrivée chez moi, ce matin-là, après vous avoir vu, Tony, j'avais à peine tourné la clé dans la serrure que j'éclatai soudain en sanglots – ce que je n'avais pas été capable de faire depuis la mort de mon Jim. J'ai grimpé les marches

quatre à quatre jusqu'à ma chambre et j'ai pleuré, pleuré... Je ne pouvais retenir mes larmes. J'ai utilisé tous les tissus et mouchoirs de la maison.

Quand mes filles sont rentrées de l'école, elles m'ont demandé de leur promettre de ne plus jamais revoir cet "horrible bonhomme" qui m'avait fait tant de peine. J'ai pleuré sans m'arrêter pendant trois jours continus. Regardez la peau de mon visage !

Elle est couverte de rougeurs à force d'avoir essuyé mes larmes. J'ai utilisé toutes les serviettes de la maison. C'est un sacré miracle, Tony ! Vous savez, j'ai joué du tennis toute la semaine avec mes amis, chose que je n'avais pas faite depuis des années. Je peux enfin respirer à nouveau, c'est tout simplement magnifique".

La plupart des problèmes se manifestent dans les trois premières auras, celles avec lesquelles je travaille principalement. La première est l'aura éthérique, appelée aura physique, qui entoure tout le corps. La seconde est l'aura émotionnelle qui se concentre à travers le plexus solaire, juste au-dessus du nombril. La troisième est l'aura mentale qui entoure la tête.

Lorsqu'une perturbation se produit dans l'un de ces domaines énergétiques, il en résulte souvent une mauvaise santé dans le corps physique. Par exemple, ce que nous expérimentons comme des tensions dans l'estomac est en fait une boule d'énergie concentrée qui reste bloquée dans et autour du plexus solaire.

Si je place mes mains sur cette zone et dirige les énergies curatives sur le plexus solaire, la congestion éclatera rapidement et se dispersera.

Il m'arrive souvent de tonifier un système épuisé. Les faibles couleurs de l'aura semblent alors se mêler les unes dans les autres et apparaissent pâles et délavées. Après un traitement de guérison, ces couleurs commencent à se séparer et à retrouver leur éclat.

Lorsqu'il y a une surcharge dans l'aura émotionnelle, due à un choc particulier ou à la répression de certaines sensations, l'aura paraît protubérante sur l'un des côtés du corps. Dans ce cas, je pose mes mains sur le chakra émotionnel du plexus solaire et dirige l'énergie dedans pour dégager le stress. Une fois la zone émotionnelle libérée, elle semble briller régulièrement autour du corps.

VOTRE SYSTÈME ÉNERGÉTIQUE – COMMENT FONCTIONNE-T-IL

Pour comprendre votre propre aura et la façon dont elle fonctionne, vous devez tout d'abord penser en termes d'énergie. Lorsque vous allumez votre télévision, l'électricité passe à travers différents récepteurs, donnant ainsi vie aux images et au son.

Il en est de même pour votre aura ou système énergétique. Elle est constituée de courants de lumière colorée qui affluent de votre âme, et fusionnent pour former votre vie spirituelle, mentale, émotionnelle et physique.

Chaque courant de lumière colorée passe par un récepteur ou prisme appelé "chakra", qui donne vie aux sept glandes majeures de votre corps physique. Chaque chakra irradie sa propre couleur individuelle – rouge, orange, vert, etc. – en passant par la gamme de couleurs jusqu'au blanc, tout comme l'arc-en-ciel.

On trouve en tout sept chakras majeurs, reproduction des sept glandes endocrines principales. Ils existent au niveau éthérique – éthérique voulant dire l'état entre l'énergie et la matière – et sont situés le long de l'axe central de la moelle épinière, appelé 'Sushumna' en sanskrit.

Le mot chakra, prononcé 'chak-ra', est un ancien mot sanskrit signifiant "roues de lumière". Les énergies universelles, ou forces de vie, circulent à travers ces roues et les font tourner.

Lorsqu'elles tournent, elles ressemblent à des cierges magiques ou à des toupies, attirant constamment la force de l'univers dans leur contrepartie énergétique. Quand un chakra n'est pas au mieux de sa forme, le champ énergétique correspondant, ou aura, semble faible ou absent.

Si une personne est saine, les chakras tournent dans le sens des aiguilles d'une montre, attirant la quantité d'énergie suffisante de l'univers. Cependant, sous l'effet du stress, les chakras peuvent tourner dans le sens inverse et perdre de l'énergie ; le système physique se retrouve alors faible et épuisé.

Le premier chakra – Aura rouge

Le premier chakra se rapporte au premier corps de lumière énergétique, appelé aussi aura éthérique. L'aura éthérique est une copie exacte de notre corps physique. Elle possède toutes les parties anatomiques du corps physique et ressemble à une délicate toile d'araignée. Cette toile supporte la force de vie qui fournit vitalité et nourriture à nos muscles, cellules et organes.

Le premier chakra est rattaché au système gonadique, au processus de reproduction, à la fonction sexuelle et à l'énergie physique. La vibration de couleur de l'aura est rouge. Elle est liée à la dimension physique, symbole de base de la vie. Du rouge dans l'aura d'une personne peut signifier passion, colère, obstination, excitation, agression, jalousie, impulsivité, agitation, nervosité ou tempérament.

Lorsqu'une personne est faible ou souffre de problèmes circulatoires, par exemple, c'est ce chakra qui ne fonctionne pas correctement. Durant une séance de guérison, je transmets alors les rayons d'énergies curatifs rouges dans le premier chakra et dans la zone à problème. Beaucoup expérimentent de la chaleur émanant de mes mains et les traversant au fur et à mesure qu'agit le traitement de guérison.

Lorsque la colère est refoulée et reste inexprimée, cette énergie rouge s'accumule dans l'aura éthérique et se maintient quelque part dans le corps physique.

Le résultat peut alors se manifester sous forme de différents problèmes inflammatoires, allant de maux de têtes, d'ulcères d'estomac, de maux de dos, d'urticaire, de problèmes digestifs et de douleurs, jusqu'à l'hypertension et de nombreux problèmes cutanés.

Henriette était une femme dans les soixante-dix ans, très coquette, aux cheveux argentés qui, lorsqu'elle traversa la salle pour venir s'asseoir près de moi dans son délicat costume de tweed, me fit penser à la détective distinguée d'Agatha Christie, Miss Marple.

"J'ai eu un grave accident de voiture et me suis retrouvée à l'hôpital depuis plus d'un an et demi" soupira-t-elle, tout en s'efforçant de trouver une position confortable sur la chaise. "Ils ont tout essayé, mais rien ne calme cette sacrée douleur !".

Elle souffrait de maux de dos très douloureux et de problème de hanche, dit-elle, qui contrariaient sa capacité de rester debout, de s'asseoir ou de marcher. Bon, c'est l'explication physique ! me dis-je. Cependant, en regardant son aura, je pus voir qu'elle était chargée de bandes rouges : elle refoulait une grande quantité de colère.

Je lui demandai si quelqu'un l'avait blessée dans le passé, quelqu'un contre qui elle ressentait toujours de la colère.

Henriette me regarda avec un air surpris comme si j'avais tourné une clé et découvert son secret bien caché. Elle me parla alors d'une voisine qui avait l'habitude de venir la chercher en voiture pour faire ses courses jusqu'au jour où elles eurent une grave collision. Sa voisine s'en sortit sans une égratignure, tandis qu'elle-même se retrouvait à l'hôpital.

"Vous savez, Tony, pendant toute la période où je m'y trouvais, elle n'est jamais venue me voir. Lorsque je suis sortie de l'hôpital, mon pauvre mari, Tom, s'est occupé de moi, et elle n'a pas mis les pieds une seule fois chez moi. Avant l'accident, elle faisait irruption à tout moment pour partager une tasse de thé et une conversation" dit-elle pleine de ressentiments, sa voix courroucée emplissant la pièce.

"Peut-être s'en veut-elle d'avoir causé cet accident ?" suggérai-je. Mais la femme n'écoutait pas et continuait à énumérer combien la voisine était épouvantable.

"Vous serait-il possible de lui pardonner ?" demandai-je.

"Comment ? Comment pourrais-je lui pardonner !" protesta-t-elle. "Cette femme est morte il y a cinq ans !"

Tout d'abord, je pensai qu'elle plaisantait. Puis je réalisai que j'avais omis de demander à quelle date s'était produit l'accident.

Tout en lui donnant des conseils sur le pardon, je lui transmis la guérison pour l'aider à évacuer sa colère. Au rendez-vous suivant, Henriette me dit qu'elle avait allumé un cierge à l'église pour sa voisine et lui avait pardonné. Cette nuit-là, elle avait remarqué que toute la douleur avait quitté son dos, ses hanches et ses jambes ; elle avait passé la meilleure nuit de sommeil depuis des années. La transformation fut sidérante. Toute la douleur avait totalement disparu – ainsi que les bandes rouges de colère dans son aura.

Le second chakra – Aura orange

Le second chakra est situé autour du centre du pancréas. Ce centre héberge les émotions et se manifeste dans l'aura sous la forme d'une couleur de vibration orange. Partant de cette zone sont exprimés les sentiments et les émotions, la sensibilité et l'instinct.

Ce corps émotionnel est plus léger que le corps éthérique. Il s'étend à une dizaine de centimètres du corps physique. Au fur et à mesure que varient et se transforment les émotions, les styles de couleur changent en conséquence. Par exemple une couleur sombre et trouble me signale que de vieux schémas du passé sont restés bloqués.

Refouler les émotions peut produire divers problèmes mentaux, tels que la dépression, les crises de panique et une mauvaise image de soi.

Sous l'effet d'un choc, l'aura émotionnelle se dilate, éclatant à une trentaine de centimètres du corps. Dans ce cas, les couleurs s'épuisent régulièrement, le champ énergétique semble pâle, laiteux et inerte. L'aura se condense alors dans le corps physique, absorbant tout le choc au plus profond du système nerveux où réside le chakra émotionnel. La personne se sent engourdie, vidée de toute son énergie et se retrouve dans un brouillard de dépression.

Les soins de guérison sont très utiles pour agir sur les chocs et les évacuer : ils libèrent immédiatement le stress et la perturbation du chakra émotionnel. Ceci permet à l'aura de 'refleurir' et d'irradier son éclat orange sain et vibrant.

Un orange doré reflète vitalité, force, optimisme et bonne humeur. Lorsqu'une personne se sent étouffée, insatisfaite, dans l'insécurité, manquant d'ambition et de contrôle, l'aura reflète une couleur orange sombre rayée de rouge. La personne pourra alors chercher refuge dans un excès de nourriture, afin d'essayer de remplir le vide qu'elle ressent à l'intérieur.

Lorsqu'elle rencontre la peur ou la panique, l'aura prend une teinte orange mauve sombre. Ceci se manifeste comme une sensation de tension dans le creux de l'estomac, où réside le chakra émotionnel.

Lorsque la couleur orange prédomine dans l'aura, la personne peut être égoïste et centrée sur elle-même. Je vois fréquemment une abondance d'orange dans l'aura des adolescents et des étudiants.

Le troisième chakra – Aura jaune

Le troisième chakra se rapporte à l'aura mentale, située dans la zone du plexus solaire, juste au-dessus du centre émotionnel. Ce chakra est rattaché aux glandes surrénales et au système nerveux. Sa couleur vibratoire est jaune et irradie de dix à vingt-cinq centimètres au-delà du corps physique. Dans l'aura mentale est contenue une gamme de pensées et d'idées intellectuelles.

Tout comme l'aura émotionnelle se dilate et se contracte au fur et à mesure du changement d'expériences et de sentiments, l'aura mentale fait de même. Par exemple, lorsqu'une personne se sent épuisée, on peut apercevoir un jaune pâle et faible dans son aura mentale.

Si quelqu'un est d'humeur négative ou déprimé mentalement, l'aura apparaîtra sombre, épuisée et repliée – une simple lueur autour de la tête. Des pensées confuses se manifestent comme des tâches grises palpitant doucement dans le jaune de l'aura. Lorsqu'une personne est positive et heureuse, l'aura mentale paraît brillante et vibrante, palpitant autour de la tête et des épaules.

Ce chakra est aussi rattaché à l'intellect et au mental linéaire. Lorsqu'il fonctionne correctement, sa couleur est d'un jaune éclatant, la personne est active mentalement, vive, intelligente, stable et digne de confiance. Toutefois, lorsque le jaune est faible ou pâle, la personne a tendance à rêvasser et à laisser les autres prendre les décisions à sa place.

Lorsque je vois des auras totalement jaunes sans aucune autre couleur, ceci me signale que la personne vit de manière théorique, dans sa tête. Elle s'est coupée de ses émotions et vit sa vie comme un pur exercice mental. J'ai eu à traiter de nombreuses crises maritales où l'un des partenaires vivait sa vie de couple avec cette sorte d'état d'esprit rigide. On peut dire de même d'une personne qui est trop intellectuelle, dont l'esprit "jacasse" sans arrêt comme un disque rayé. Cette personne est pratiquement dans l'impossibilité de se libérer de ce bavardage constant et donc prisonnière de son propre mental.

Le quatrième chakra – Aura verte

Les trois premiers chakras sont appelés 'centres inférieurs' car ils se rattachent à la nature humaine de base. Quant au quatrième chakra, il fait partie de l'un des centres spirituels supérieurs et est souvent appelé 'porte d'entrée vers l'esprit', ou 'âme'. Ce chakra irradie une couleur verte et est relié à la glande du thymus, aux poumons et au cœur.

Situé au centre de la poitrine, il est considéré comme le chakra de l'amour, de la guérison et de la compassion.

Dans le corps physique, le thymus est chargé du système lymphatique, du système immunitaire, de la guérison et de la lutte contre les infections. Une radiation verte et saine de ce chakra signifie que le mécanisme de guérison fonctionne correctement. Du vert dans l'aura d'une personne indique que l'on peut compter sur elle, qu'elle est digne de confiance, serviable, amicale et jouit d'un bon sens inébranlable. Ceux qui possèdent le don de guérison fonctionnent à partir du centre du cœur et la couleur verte brille dans leur aura.

Le chakra du cœur est votre propre guérisseur personnel. Lorsque vous êtes sous l'emprise de pensées ou d'émotions stressantes, il est recommandé de maintenir vos canaux énergétiques limpides. Le vert est aussi la couleur de Mère Nature, et la nature peut avoir une influence curative puissante sur tout l'être. Par exemple, lorsque vous vous sentez tendu, une longue marche dans la campagne, en respirant l'air frais, peut aider à vous stimuler et les problèmes semblent tout simplement se dissoudre. C'est Mère Nature qui travaille, guérissant et nettoyant toutes négativités des champs énergétiques.

Lorsqu'un ami bienveillant écoute et donne des conseils venant du cœur, la couleur verte irradie dans l'aura de cette personne. De même, une personne aux mains vertes inspirera les plantes, même les plus difficiles, à pousser, et ranimera celles flétries ou mourantes. Le chakra du cœur d'une telle personne est ouvert ; elle projette l'amour sur ses plantes tout comme du cœur d'une mère émanent amour et nourriture pour son enfant.

J'ai connu des guérisseurs qui excellaient à traiter des problèmes physiques tels que zona, arthrite, teigne et goutte. Mais dès qu'il s'agissait du mental ou des zones émotionnelles et psychiques, le succès restait hors de leur portée. La raison en est qu'ils n'ont développé leur don qu'à travers les autres chakras exclusivement et, en conséquence, ne sont capables d'évacuer que les énergies physiques.

Une partie du développement spirituel – le voyage à travers la vie – consiste à expérimenter l'amour pur issu du cœur. Malheureusement, nombreuses sont les personnes qui se sont entendu dire, dès l'enfance, que s'aimer soi-même était égoïste. Cette croyance cause tant de perturbations ! Elles se coupent de la nourriture de leur esprit qui attend là, que l'on y puise.

Lorsque deux personnes tombent amoureuses, de fins cordons d'énergie éthérique relient un chakra du cœur à l'autre. Il en est de même pour les chakras émotionnel et mental : tous deux sont sur la même longueur d'onde. Si la relation se brise, je constate une séparation de ces cordons énergétiques. Les partenaires se retrouvent "le cœur brisé". On peut dire la même chose d'une personne dont le partenaire est décédé : les cordons de leur cœur sont brisés. Elle ressent alors un néant, un vide profond à l'intérieur.

Une personne dépressive peut expérimenter les mêmes sensations de vide que quelqu'un qui est en deuil. Chacune se lamente sur le manque de contact intime avec leur moi supérieur, leur esprit.

Le cinquième chakra – Aura bleue

Le cinquième chakra est rattaché à la glande thyroïde de la gorge et irradie de la couleur bleue dans l'aura. Au niveau physique, la glande thyroïde contrôle le système nerveux, la température, le métabolisme et l'énergie. Au niveau spirituel, le cinquième chakra est l'endroit où se forment les pensées supérieures ; il est relié à l'esprit créatif, la confiance en soi, l'inspiration et la volonté.

Si vous avez un 'flash créatif' ou une 'révélation', ceci signifie que vous êtes en train de puiser dans ce niveau de conscience. Beaucoup des grands philosophes, inventeurs, artistes, poètes et musiciens, ont été inspirés par cette voix intérieure. Certains ont entendu de la poésie et de la musique, tandis que d'autres ont eu des visions, soit éveillés, soit en rêve.

Ceux qui ont du bleu dans leur aura sont souvent inspirés par un objectif supérieur et certains se consacrent au travail humanitaire pour la communauté. Ils ont des qualités innées de chef et possèdent la volonté de réaliser les choses.

Le cinquième chakra est connecté à la gorge, et c'est de là que les gens s'expriment. Si quelqu'un se sent trop timide pour parler, est incapable d'exprimer ses sentiments, c'est que le chakra de la gorge est bloqué. Ce blocage peut se manifester sous forme de gorge douloureuse, de gonflement des ganglions, d'inflammation des cordes vocales, de la perte de la voix ou de bégaiement.

Lorsque du bleu clair brille dans l'aura d'une personne, cela signifie qu'elle cherche un sens à sa vie, ce qui peut la conduire sur une voie religieuse. Si le bleu estplus pâle encore, c'est qu'elle est de faible volonté, superficielle, mélancolique et en lutte avec des problèmes. 'Avoir le blues' ou 'broyer du noir' indique que le chakra de la gorge est déséquilibré. Quant au bleu profond dans l'aura, il indique que la personne a atteint sa destination au niveau spirituel.

Le sixième chakra – Aura violette

Le sixième chakra est rattaché à la glande pinéale. Il irradie dans l'aura sous forme de couleur violette. Situé au centre de la partie supérieure de la tête, juste au-dessus de la glande pituitaire, c'est le chakra du cerveau supérieur.

Il dirige la force de vie dans la partie frontale du cerveau et, lorsque le violet vibre à travers l'aura, cela peut signifier que la personne est télépathe et possède une sagesse universelle. Elle sait que nous faisons tous partie d'une volonté supérieure et peut voir au-delà de la vie matérielle.

Le septième chakra – Aura blanche

Le septième chakra est rattaché à la glande pituitaire, souvent considérée comme la glande dirigeante, car elle contrôle les six autres glandes endocrines principales. Ce chakra dirige la force de vie vers le cerveau inférieur, le cervelet.

Situé au centre du front, entre les deux yeux, il est vulgairement appelé 'troisième œil'. Jadis, il était appelé "l'œil de lumière" ou "l'œil de l'esprit", symbolisant la connexion entre l'homme et Dieu. Cette aura est notre aura spirituelle et contient toutes les autres auras. Elle s'étend de soixante centimètres à un mètre du corps physique et irradie une couleur blanche, presque argentée.

Forme de l'aura

La forme d'une aura peut être aussi importante que sa couleur. Prenez l'exemple d'une jeune femme qui entre dans ma salle de consultation. Immédiatement, mes yeux se fixent sur ce qui apparaît comme deux blocs de ciment sur ses pieds. Son aura est gonflée sous ses genoux. De la taille à la tête et les épaules, son aura est refoulée, pareille à du film alimentaire transparent. Ses chakras énergétiques tournent mollement, comme la roue d'un moulin lorsque le vent est absent et ne la pousse pas.

"Je me sens enlisée !" pleure-t-elle. "Comme si j'étais enlisée dans le sol. Rien ne bouge dans ma vie. Je n'ai pas d'amis, pas de relation. Je ne fais que m'embourber dans des jobs sans aucun débouché".

Rien ne bougeait dans sa vie parce que son aura était littéralement tombée à ses pieds. Elle s'était coupée du côté le plus lumineux de son mental et de ses émotions.

En opposition à cela, on trouve l'aura en forme de champignon. Elle est large en haut et se rétrécit vers le bas. Cette personne utilise son mental pour dominer. Elle est impliquée dans un jeu de pouvoir en voulant dominer les autres.

Une aura instable part dans toutes les directions. La forme de l'aura suit les changements constants du mental et des émotions.

Une aura rétractée ressemble à un sac plastique rempli d'air. Les sept chakras ne bougent pratiquement pas. La personne se sent impuissante à effectuer un changement dans sa vie.

Certaines personnes peuvent vider les autres de leur énergie. Elles sont ce que j'appelle des "vampires énergétiques". Leur aura semble avoir des crochets, presque comme des tentacules sortant de leur tête et de leur plexus solaire. Lorsque vous entrez en contact avec elles, leurs énergies auriques qui étaient basses ou épuisées, augmentent. Elles se sentent bien en votre compagnie. Quant à vous, vos niveaux d'énergie tomberont graduellement, vous laissant complètement vidé et épuisé.

EXERCICES

– VOIR LES AURAS –

Les quatre exercices qui suivent vous permettront, avec de la pratique, de voir les auras.

Exercice 1

- Munissez-vous d'une plante de ricin ou d'une fleur de lys. Placez-la sur une table près d'un fond blanc – un mur brillant fera l'affaire. Détendez-vous dans une chaise et fixez l'une des feuilles durant quelques minutes. Regardez à environ un demi centimètre au-delà du bord de la feuille. Maintenant, faites lentement monter et descendre vos yeux le long du bord de la feuille, puis juste au-dessus.

- Recherchez une fine ligne de crayon qui suit le contour du bord de la feuille. C'est l'aura éthérique, l'aura de la force de vie physique de la plante.

Exercice 2

- Placez votre main sur une feuille de papier blanc. Regardez votre index, puis au-delà de son extrémité durant quelques minutes. La fine ligne de crayon que vous apercevez au bord de votre doigt est votre aura éthérique, l'aura de la force de vie de votre corps.

Exercice 3

- Amenez le bout de votre index sur le bord de la plante. Pouvez-vous voir les deux auras ? Rapprochez-les jusqu'à ce qu'elles se touchent. Parfois la plante réagira en tremblant ou en bougeant légèrement. Si cela arrive, c'est que vous avez effectivement envoyé l'énergie de l'aura de votre doigt dans l'aura de la plante.

Exercice 4

- Regardez dans un miroir et essayez de voir votre aura. Placez-vous tout d'abord devant un fond blanc et fixez le miroir en déplaçant votre regard d'une épaule à l'autre.

- Regardez à environ un demi centimètre au-delà du contour de votre corps. Avec de la pratique, vous serez surpris de voir votre propre aura éthérique.

Au fur et à mesure de la pratique, vous deviendrez capable de voir les couleurs de votre aura. Notez celles que vous avez vues et reportez-vous à la liste des couleurs et de leur sens décrite dans ce chapitre. Ceci vous indiquera l'état de votre santé énergétique et les niveaux mental et émotionnel à partir desquels vous vous exprimez.

CHAPITRE 6

Guérir les enfants

"L'avenir appartient à ceux qui croient en la beauté de leurs rêves".

Eleanor Roosevelt

Depuis que Steven Spielberg a sorti le film E.T., mon travail en tant que guérisseur est devenu bien plus facile, surtout avec les enfants. On assiste à une scène dans le film où l'ami et le protecteur des extra-terrestres, le petit garçon Elliot, se coupe le doigt qui se met à saigner. Voyant son petit ami dans l'ennui, E.T. lève son index vers le ciel, qui s'illumine comme un phare. Des rayons d'une merveilleuse lumière émanent de son doigt. E.T. le pose doucement sur la blessure d'Elliot. L'énergie se transmet d'un doigt à l'autre et la blessure du petit garçon guérit sur le champ. Elliot est stupéfait mais sourit, plein d'admiration et de joie. Les enfants qui ont vu le film acceptent la guérison, tout comme l'a fait Elliot.

Certains enfants souffrent de maladies physiques et mentales, exactement comme les adultes, mais ne peuvent l'exprimer aussi clairement qu'eux. Il m'a toujours été facile de me brancher sur le monde des enfants pour découvrir où se niche le vrai problème.

J'ai, par exemple, traité des centaines d'enfants qui se comportaient en tyrans à l'école, bien avant que le problème de violence ne soit reconnu comme il l'est aujourd'hui.

"Paul n'arrête pas d'avoir des saignements de nez" dit sa mère. Cela arrive chaque matin et je dois l'amener directement à l'hôpital. Cela fait des mois que ça dure maintenant ! Les docteurs en ont marre de cautériser son nez sanguinolent'".

Paul, âgé de neuf ans, était recroquevillé sur une chaise, un mouchoir contre le nez.

"Je parie que ça ne lui arrive pas le samedi ou le dimanche" dis-je en me tournant vers lui.

"Non !" dit-elle pensivement. "Non, en effet. Pourquoi cela ?"

"Comment ça va à l'école ?"demandai-je à Paul.

"Je déteste ça, je déteste ça, je déteste ça !" dit-il en explosant. "Tout le monde me persécute. Ce n'est pas juste !"

"C'est vraiment une surprise pour moi" dit sa mère étonnée.

Après une séance de guérison et quelques conseils pratiques, Paul ne souffrit plus jamais de saignements de nez.

Je revenais toujours à l'un de mes refrains habituels : si seulement les gens voulaient bien rechercher la cause et ne pas traiter que les symptômes. C'est une chanson que je chante maintenant depuis des années.

"Qu'est-ce qui est pire ?" me demandais-je souvent, "voir un enfant en détresse, ou les inquiétudes et les nuits sans sommeil qu'endurent les parents, au bord du gouffre, à la recherche d'un remède qui guérira leur enfant ?".

Par une nuit d'hiver glaciale, les cloches de l'église sonnaient tandis que je nettoyais la neige de ma voiture pour rentrer chez moi, lorsque j'entendis : "Etes-vous Tony Hogan, le guérisseur ?". Un homme de haute stature s'approcha de moi, tenant un jeune enfant par la main, sa femme transie de froid à côté de lui.

"Nous avons conduit toute la journée en partant de Kerry" dit-il. "Mais avec cette neige et le temps de vous trouver, nous venons juste d'arriver. Emma est très malade. Pouvez-vous l'aider, s'il vous plaît ?".

J'ouvris la porte d'entrée et allumai la lumière. Emma gisait inerte dans ses bras, pâle et recroquevillée sur elle-même.

Je me sentis touché en voyant une épaisse tâche d'énergie d'un vert olive autour de sa poitrine.

"Nous ne sommes jamais venus à Dublin auparavant. Nos voisins nous ont parlé de vous et nous ont indiqué la direction" dit l'homme tout en soulevant le corps flasque d'Emma sur mon divan de traitement.

Je compatis de tout cœur, ils étaient désespérés, transis de froid et épuisés. Emma fit entendre immédiatement une toux rauque et me vomit dessus. "Elle est ainsi depuis des mois, vomissant et ne pouvant dormir" dirent ses parents. Emma avait de l'asthme chronique. Des souvenirs de ma propre enfance remontèrent, des moments où j'étais incapable de respirer ou de dormir la nuit avec ce râle dans la poitrine, respirant bruyamment et vomissant sans arrêt. Je donnai des conseils pratiques aux parents d'Emma, qui pourraient à coup sûr les aider, mais elle était si atteinte que je les exhortai à l'amener à l'hôpital si son état empirait. "Emma est déjà allée dans d'innombrables hôpitaux" m'assurèrent-ils. "C'est sa façon d'être habituelle". Je me calmai et me mis au travail.

Emma luttait pour respirer, et je dirigeai donc la guérison pour disperser toutes les tâches d'énergie congestionnées et prisonnières autour de sa poitrine. Elle commença bientôt à respirer plus facilement, la pâleur quitta ses joues et elle put même esquisser un sourire. La surprise se lisait sur le visage de ses parents. "Oh, ce serait un miracle si Emma pouvait dormir, même une seule nuit" dit sa mère en caressant la tête de sa pauvre fille.

Je savais qu'ils avaient un long voyage de retour à Kerry, cinq cents kilomètres dans la neige. Je ne perdis donc pas de temps, mais leur demandai de me téléphoner dès qu'ils seraient arrivés, sans tenir compte de l'heure. Emma descendit de la chaise, sa main dans la main de ses parents, arrivant même à sourire et à faire un signe de la main en partant.

Comme prévu, le téléphone sonna à trois heures trente du matin. "Emma a dormi durant tout le voyage !" dit son père réjoui, d'une voix pleine d'espoir. Sa femme vint au téléphone, me remercia avec profusion et dit que c'était le premier progrès véritable qu'elle avait constaté depuis des mois.

Je fus transporté par leur bonheur et leur demandai de m'appeler plus tard dans la journée et de me dire comment allait Emma. Le téléphone sonna cet après-midi là. C'était Emma elle-même. "Merci, Monsieur Hogan, de m'avoir permis d'aller mieux. Je suis désolée d'avoir vomi sur vous" dit-elle d'une voix claire et pleine d'enthousiasme.

Ses parents me dirent qu'elle avait dormi toute la nuit. Elle avait faim en se réveillant et désirait un copieux petit déjeuner. Ils décrivirent tous les aliments qu'elle avait mangés. Je pouvais entendre Emma rire derrière eux.

Chaque semaine, ils partaient de Kerry pour me voir. Emma se renforçait à chaque visite. Je lui donnai des soins pour libérer la cause – le choc à sa naissance -, pour stimuler son système immunitaire et pour renforcer ses poumons. Je lui montrai aussi comment se relaxer et respirer correctement. Puis, tandis que les visites se faisaient plus rares, elle demanda si elle pouvait commencer la natation.

"Ce serait un très bon exercice pour tes poumons" l'encourageais-je. "Si c'est d'accord avec tes parents et ton médecin, ça me va tout à fait".

Le médecin de famille pouvait constater les remarquables améliorations de l'enfant. Il croyait en la guérison et fut à la fois ravi et d'un grand soutien.

Je reçus de temps en temps des nouvelles d'Emma durant un certain temps. Puis, un jour, elle arriva pleine d'enthousiasme et me demanda de lui donner de la force et de l'assurance pour sa compétition de natation. Je lui montrai comment se détendre et se visualiser en train de gagner. En plaisantant, je lui demandai de me ramener une médaille d'or ou d'argent.

Une semaine plus tard, un coup se fit entendre à ma porte. Emma se tenait là, le visage épanoui.

"Emma veut vous montrer quelque chose" annoncèrent ses parents. Emma s'avança en levant les deux mains. Elle tenait quatre médailles d'or et trois d'argent suspendues à des rubans d'un rouge vif. Des larmes emplirent mes yeux, je me sentais si fier d'elle.

Ses parents étaient aussi au comble de la joie et m'offrirent un bouquet de magnifiques fleurs accompagné d'une carte de remerciements.

Les enfants ont les auras les plus larges et les plus lumineuses de toutes, des rouges, jaunes, oranges et verts rayonnants. Leur esprit est totalement ouvert et ils acceptent la guérison sans douter. Certains m'appellent 'l'Homme Magique'. Une petite fille demandait à sa mère de "la conduire chez le magicien" lorsqu'elle était malade.

Les enfants réagissent vite au stress et tombent tout aussi rapidement dans la dépression. Les trois domaines de stress que je recherche sont l'école, la maison et les amis. A la maison, plus les parents sont tendus vis-à-vis de leur enfant, plus ce dernier entretient le cycle d'anxiété et de peur. Ainsi, lorsque je guéris un enfant, je guéris aussi les parents.

Deux ans plus tôt, une jolie petite fille de quatre ans, répondant au nom de Suzanne, développa un problème commun à beaucoup d'enfants, appelé 'congestion des intestins'. En conséquence elle était très constipée. Les médecins avaient recommandé différents sirops et comprimés mais rien n'y faisait. Son état empirait.

La situation s'envenima, elle se crispa et son problème se transforma en une terrible peur dans son jeune esprit. Elle allait parfois aux toilettes en dormant. Sa mère continue l'histoire :

"Je ne savais plus à quel saint me vouer en la voyant dans un tel état ; je faisais la navette à l'hôpital pour des tests, la forçant à avaler différents flacons de médicaments et de comprimés. J'ai cru que j'allais faire une dépression nerveuse. Suzanne était si bouleversée par nos allers et retours à l'hôpital que mon mari et moi sentîmes que ça ne faisait qu'aggraver son état.

Lorsque nous vînmes vous voir pour la première fois, je dois admettre que j'avais un tel cafard que je me disais : nous y voilà à nouveau, encore une impasse. Je n'avais aucun espoir et n'étais pas du tout optimiste. Je savais que si Suzanne voyait un autre homme en blouse blanche, elle pousserait des hurlements. Eh bien, vous ne portiez pas de blouse blanche et vous nous avez parlé si gentiment que Suzanne l'a senti et s'est calmée.

Mon mari et moi fûmes complètement abasourdis en constatant la façon dont elle s'est apaisée lorsque vous avez placé vos mains sur sa tête et son ventre. Je ne l'ai jamais vue ainsi avec qui que ce soit.

Vous nous avez expliqué que votre force de guérison atteignait l'esprit interne et allait directement à la cause. Vous avez doucement agité votre main au-dessus de sa tête pour évacuer ses peurs.

Après cette première visite, l'état de Suzanne s'améliora complètement et elle put commencer à aller librement aux toilettes. Plus de peur ni de panique. Je ne pouvais en croire mes yeux. Et vous m'avez empêchée de faire une dépression nerveuse par la même occasion ! Tout va tellement mieux pour nous maintenant. Je suis si heureuse qu'elle aille bien et nous ne pourrons jamais assez vous remercier de l'avoir aidée".

C'est merveilleux lorsque la guérison est si évidente que parents et enfant peuvent la constater de visu. Une toute nouvelle dimension s'ouvre entre eux qui n'existait pas auparavant.

Moira venait de rentrer de vacances passées à Hong Kong dans sa famille, lorsque son fils, Neil, développa un énorme kyste sur le côté droit du visage.

Il grossissait régulièrement et prit une teinte violette. Neil devint gêné et complexé vis-à-vis de ses copains de classe. Certains d'entre eux se mirent à se moquer de lui. C'est alors que la douleur se fit sentir. Sa mère explique :

"Un jour, Neil entra de l'école en pleurant. Le kyste commençait à lui faire terriblement mal et la douleur envahissait son oreille.

Le médecin dit que c'était un 'kyste sébacé' mais ne put rien y faire. Neil devait se rendre à l'hôpital pour le faire percer. Mais l'hôpital ne pouvait le recevoir avant trois semaines et, de toutes façons, Neil n'y tenait pas. Entre temps, la douleur avait empiré. Neil pleurait tout le temps et ne pouvait dormir la nuit. Un ami me suggéra de vous téléphoner. Cette nuit-là, vous vous êtes rendu chez nous. Je me souviens que vous avez posé votre main sur le visage de Neil en vous concentrant sur le kyste durant un certain temps.

Tout ce que je peux dire, c'est que Neil eut l'air d'aller beaucoup mieux et dormit toute la nuit, sans aucune douleur. Lorsqu'il se réveilla le matin suivant, il descendit les marches quatre à quatre en criant : "C'est parti ! C'est parti !".

La grosseur, l'enflure et l'affreuse couleur violette avaient disparu. La seule preuve qui restait était un peu de sang sur son oreiller.

Neil courut à l'école avec entrain ce matin-là, ravi, la tête haute. J'étais si heureuse pour lui. Il n'était plus question d'hôpital, un miracle avait eu lieu !

Neil a maintenant vingt et un ans et n'a jamais eu d'autres kystes. Nous parlons encore de la nuit où vous l'avez guéri.

Cela l'a beaucoup marqué. Il en parle encore aujourd'hui".

L'incontinence nocturne est une grande cause de stress, de tension et d'insomnies pour toute la famille. Non seulement l'enfant a besoin de soins, mais les parents aussi.

Les vibrations de guérison circulent aisément dans l'esprit d'un enfant, vers l'origine de la cause. Dans le cas de Laura, elle réagissait à son impatient de père qui désapprouvait sa conduite. Sa mère raconte :

"Laura n'avait que quatre ans lorsqu'elle développa un terrible problème d'énurésie. Elle mouillait les draps plusieurs fois par nuit et se réveillait en pleurant.

Nous avons tout essayé, même de lui mettre des couches, mais elle en était encore plus contrariée et fâchée. Chaque nuit, elle venait dans notre chambre, bouleversée et honteuse d'elle-même.

Elle ne pouvait supporter d'être mouillée. Au fur et à mesure que son problème empirait, son hostilité vis-à-vis de son père grandit, malgré nos tentatives pour la rassurer en lui disant combien nous l'aimions.

Ces séquences nocturnes nous épuisaient complètement et donnaient lieu à de terribles chamailleries au sein de la famille. Notre généraliste local essaya différents remèdes puis nous recommanda de venir vous voir.

Après la séance de soins, Laura s'éveilla le matin suivant, fière d'elle-même. Elle avait passé une nuit complète au sec. "Ce n'est qu'une coïncidence" dit mon mari qui était assez sceptique à l'époque. Mais au fil des nuits, ses progrès se poursuivirent et il fut finalement convaincu. Il en parla même à ses amis au travail.

Laura est si heureuse et ravie maintenant qu'il est difficile de croire que c'est la même enfant".

Les bébés ont des auras claires et brillantes. Elles ont la couleur jaune du beurre, des verts et des oranges éclatants. Certaines sont transparentes lorsque l'enfant n'a pas encore développé son processus de pensée et que son mental est totalement libre. Avez-vous déjà remarqué un bébé qui vous regarde ? La façon dont ils regardent tout autour de vous et au-dessus de votre tête ? C'est parce qu'ils voient votre aura. C'est ainsi qu'ils communiquent avec nous.

L'aura de notre mental change avec nos pensées. Notre aura émotionnelle change avec nos sensations. C'est à ce niveau subtil que la communication véritable s'établit.

Lorsque quelqu'un est profondément troublé, il se tourne intuitivement vers ses compagnons esprits pour leur demander de l'aide. Ceci active une chaîne d'événements qui conduisent à une solution. L'amour d'une mère pour son enfant est un exemple évident.

Une jeune femme se tenait à ma porte, un bébé dans les bras. "C'est le chauffeur de taxi qui m'a donné votre nom. J'arrive juste de l'hôpital. C'est mon bébé, elle fait une hémorragie interne. Elle est mourante !" s'exclama-t-elle tout en agrippant ma main et en la plaçant sur l'estomac de son bébé. "Elle peut mourir à tout moment. Je vous en prie, guérissez-la !" implora-t-elle de manière hystérique en me serrant la main comme un étau.

Lors d'une urgence telle que celle-ci, je me sens glisser dans un état modifié de conscience. Tout commence à tourner et je deviens conscient d'entrer dans un tunnel de lumière blanche éclatante, dans une des dimensions des esprits. Je suis conscient de nombreuses voix autour de moi et demande de l'aide.

Ici sur cette terre, la vie de cette enfant était entre mes mains. Je sentis mon corps trembler à l'intérieur tandis que les énergies curatives jaillissaient à travers moi pour passer dans le bébé et sa mère. Au moment où je repris brusquement conscience de mon environnement, je m'aperçus que la main de la mère tenait toujours la mienne. Lorsque j'ouvris les yeux, une douce sensation de paix et de calme avait rempli la pièce. "Que Dieu vous bénisse" entendis-je la mère dire. Puis elle partit. Elle ne m'avait pas dit le nom du bébé ni qui elle était.

Mais cela n'avait aucune importance, elle avait demandé l'aide de Dieu et l'aide était venue à elle.

Plusieurs années plus tard, on me demanda de donner une conférence sur la guérison à un groupe de femmes du coin. La présidente me présenta à soixante-dix femmes, confinées dans une salle communautaire. Je commençai à parler de la guérison, mais réalisai vite que cela les dépassait. Il régnait un silence gêné et des traînements de pieds se faisaient entendre. Quelque chose me poussa à demander : "Y a-t-il quelqu'un ici présent qui a eu une expérience de guérison ?".

Je savais que les chances étaient infimes, il n'y avait qu'une poignée de guérisseurs émérites dans toute l'Irlande à l'époque. Les femmes me fixèrent dans un profond silence. La présidente paraissait nerveuse. Soudain, une voix s'éleva du fond de la salle : "Excusez-moi ! Excusez-moi !". Tout le monde se tourna vers la femme qui se tenait maintenant debout.

"Vous ne vous rappelez probablement pas de moi" dit-elle. "Mais je vous ai amené mon petit bébé il y a plusieurs années, onze ans pour être exacte. Je l'avais sortie de l'hôpital pour la ramener à la maison car elle était mourante. Il n'y avait aucun espoir. Mais vous avez posé vos mains sur elle et l'avez guérie.

J'ai entendu que vous donniez cette conférence ce soir. Et voilà mon bébé, elle veut vous dire quelque chose".

Une jeune fille en uniforme scolaire rouge se leva et se fraya un chemin jusqu'à moi. Se sentant un peu embarrassée, elle lâcha : "Merci, merci !". L'atmosphère de la salle changea. Les femmes suffoquaient et retenaient leur respiration.

Sa mère termina l'histoire : "C'est grâce à cet homme-là que ma petite fille est ici ce soir" dit-elle. La salle retentit d'applaudissements sauvages et de cris d'étonnement.

"Oui, je me rappelle très bien de vous" dis-je, alors que les bavardages se calmaient. "Je me rappelle de vous et de votre petit bébé. Je suis si content".

Me tournant vers la foule, je continuai : "Eh bien c'est ce que je fais. C'est ainsi que se déroule une guérison. Je n'aurais pas pu mieux l'exprimer".

La femme rejoignit sa fille, m'embrassa et m'offrit des fleurs. Des applaudissements envahirent la salle. Ce fut une soirée inoubliable.

On me demande parfois d'aider un enfant bien au-delà des limites de la guérison. Cependant, avec mon don, je ne sais jamais ce qui va arriver tant que je n'ai pas essayé.

Ils l'avaient amené du Canada. Il avait sept ans, un jeune enfant autiste. Je me souviens que ses yeux étaient bleus et ses cheveux blonds et qu'il était assis le regard perdu au loin, fixé sur un mur

Sa mère, elle-même médecin, avait réservé une chambre d'hôtel pour une semaine afin que Stephen puisse recevoir des soins chaque jour. "Que veut-elle que je fasse ?" fut ma première réaction.

"Stephen, Stephen ! Regarde-moi. Regarde-moi. Regarde ta mère !" criait-elle en tapant vigoureusement dans ses mains. "Vous voyez, il n'a aucune réaction. Aucune depuis qu'il est né, absolument aucune !" dit-elle.

Les yeux de Stephen restaient fixes. J'agitai ma main devant son visage, mais il n'y eut aucune réaction. "Mon mari est aussi médecin, et nous avons fait passer à Stephen toutes les scanographies possibles du cerveau et appliqué tous les traitements existant au Canada et en Amérique du Nord, mais rien n'a marché pour lui" dit-elle désespérément. Je tirai une chaise à côté d'eux et vis son aura s'illuminer tandis que nous parlions de lui.

En fermant les yeux, je plaçai doucement mes mains sur son front et dirigeai la guérison vers lui, avec l'intention d'ouvrir les canaux de son cerveau qui étaient restés fermés. La force curative afflua en lui. Je sentis une porte s'ouvrir dans son esprit.

Sa tête tourna sous mes mains et j'ouvris les yeux pour constater qu'il me fixait. Je fus sidéré lorsqu'il se mit à crier : "Tony ! Tony !" et sauta de la chaise pour ouvrir la porte.

Nous nous mîmes tous deux à sa poursuite dans la salle – sa mère bouche bée d'étonnement – regardant Stephen sauter sur le rebord de la fenêtre en répétant les mots : "Voitures, voitures !" et en désignant la rue dessous. "Voitures !" hurla-t-il tandis que sa mère lui saisissait la main et le ramenait dans la pièce. "Je ne peux le croire ! Je ne l'avais jamais entendu parler auparavant" répétait-elle. Nous étions encore tous deux sous le choc tandis que Stephen continuait à nommer les choses qui se présentaient sous ses yeux.

Après la séance, Stephen traversa la route avec sa mère, totalement conscient de toutes les voitures qui passaient. Auparavant, il ne faisait que fixer un point devant lui, dans une sorte de transe, mais là, il fut même capable de répondre lorsque le porteur de l'hôtel plaisanta avec lui. Cette nuit-là, il montra le ciel de la fenêtre de sa chambre, en disant "Etoiles, étoiles" plusieurs fois.

"C'était comme vivre avec quelqu'un qui était tout à fait mort" admit sa mère, laissant jaillir toute son anxiété refoulée. "Mon mari et moi étions sur le point de le mettre dans un établissement spécialisé. Nous pensions qu'il était perdu pour toujours pour nous. Enfin, enfin, il est sorti de ce monde !".

Les enfants parlent le langage du subconscient ; ils expriment les choses en images et non en mots. Là réside la porte secrète vers l'esprit d'un enfant. Lorsque je débutai en guérison, je découvris bien vite combien, en vérité, l'esprit pouvait être puissant. Je commençai à faire participer les enfants à leur guérison et ils y prirent goût, s'y adaptant comme un poisson dans l'eau.

Ben avait été sous tente à oxygène pendant plus de trois semaines à l'hôpital et devait y retourner. C'était la routine de sa vie : hôpital, maison, hôpital, maison... Ben avait maintenant onze ans et avait souffert d'asthme chronique durant toute son enfance. "Il a passé la plupart de son temps à l'hôpital" dit son père, assez sceptique, lorsqu'ils vinrent me voir. "On ne peut rien faire pour lui si ce n'est lui donner des médicaments de plus en plus puissants".

Ben se tenait derrière eux, cherchant sa respiration. Il était aussi blanc qu'un fantôme, sa poitrine se soulevait comme un soufflet. Il pesait presque vingt kilos de moins que son poids normal. Lorsque son père quitta la pièce, je demandai : "Ben, aimerais-tu aller mieux pour de bon ?". Il signifia son accord immédiatement.

"Bien, allonge-toi ici sur le divan de traitement. Je vais t'amener à la relaxation et te montrer comment utiliser ton esprit pour te guérir". Sa respiration était rapide et lourde et il essayait de faire entrer l'air dans ses poumons.

"Je veux que tu détendes tout ton corps, de la tête aux pieds, puis que tu voyages dans tes poumons" dis-je en le guidant dans un exercice de visualisation. Au fur et à mesure que Ben se détendait, je faisais passer la force curative dans ses champs énergétiques.

Dix minutes s'écoulèrent. Je lui ordonnai de "revenir" dans la pièce, de se réveiller. Ben ouvrit les yeux et constata que sa respiration s'était améliorée de façon magique. La pâle silhouette semblable à un fantôme avait disparu.

Son visage était d'un rouge brillant, comme s'il avait été au soleil depuis des semaines.

Ben sourit et me dit ce qui était arrivé, la voix maintenant emplie d'amusement et d'émerveillement. "Eh bien, j'ai voyagé dans mes poumons, comme vous me l'avez dit. J'y ai vu tous ces petits hommes habillés en bleus de travail, montant et descendant des échelles, brossant et nettoyant toutes les cloisons de mes poumons".

"De quelle couleur étaient les murs ?" demandai-je.

"Ils étaient gris, noirs et avaient l'air très sales. Après avoir nettoyé toutes les parois et les avoir rendues brillantes et claires, ils commencèrent à les peindre en blanc. Ils étaient des centaines, travaillant tous ensemble, debout sur de grandes échelles, sur de petites échelles, en train de frotter".

Je lui dis qu'il était très intelligent. En fait, il avait déclenché son propre pouvoir de guérison. Sa visualisation était parfaite.

Je fis entrer son père et son regard stupéfait en dit long. "Son visage est aussi rouge qu'un feu de circulation !" s'exclama-t-il. Il ramena Ben à l'hôpital. Plus tard, il me dit que les médecins ne pouvaient croire que c'était le même enfant. Ils lui firent passer un maximum de tests pour ses poumons ; ils montraient tous que sa capacité pulmonaire avait triplé. Lorsqu'ils le renvoyèrent chez lui, tout le monde lui demanda comment il avait fait pour être aussi bronzé, en plein milieu de l'hiver !

Ben a maintenant plus de vingt ans, est marié et a deux enfants. Il n'a plus jamais eu d'autres crises d'asthme.

Il existe de nombreuses couches à l'intérieur de nous qui s'étendent bien au-delà du monde des pensées que l'on peut percevoir. Les enfants entreprennent le voyage du cœur à la tête au fil des ans, se développant lentement dans le monde du conscient.

Si nous demandons à un enfant ce qui ne va pas, il ne semble pas pouvoir répondre. Ce n'est pas étonnant ! Les enfants ne fonctionnent pas selon la logique, ils ont un langage et une manière de percevoir les choses qui leur sont propres.

Lorsque j'essaie d'aider un enfant, je ne me laisse jamais guider par une explication ou une théorie toute faite, ou par ce que disent les parents. J'utilise tous les dons psychiques à ma disposition pour essayer de découvrir le vrai problème de l'enfant. Cependant, il y a des fois où je me sens comme Sherlock Holmes essayant de résoudre un grand mystère.

Alison aimait aller à l'école et était la meilleure élève de sa classe. Puis vint un jour où elle ne voulut plus y aller ni jouer dehors avec ses amis. Elle devint introvertie et craintive. Sur une période d'un an, ses parents l'emmenèrent consulter plusieurs psychiatres et psychologues.

Chaque détail de sa vie fut examiné, tous les événements ramenant au moment où elle avait arrêté d'aller à l'école. Aucune réponse ne fut trouvée. Elle était en dépression et ils la mirent sous médicament. "La raison pour laquelle elle est comme ça est un total mystère pour nous" dit sa mère anxieuse. "Nous avons tout essayé. La semaine dernière, nous l'avons emmenée au zoo ; elle est devenue hystérique et s'est mise à pousser des hurlements dans tous les coins. Nous lui avons donné un somnifère au moment d'aller se coucher, sinon elle n'aurait pas dormi".

Alison avait huit ans, elle ne voulait pas aller voir un autre spécialiste et s'était blottie dans un coin de la pièce, indifférente et craintive. Tandis que sa mère continuait à énumérer ses symptômes, je me tournai vers sa fille. L'aura d'Alison était à peine visible, concentrée autour de sa tête et de ses épaules.

Je pouvais voir des tâches chatoyantes bleu foncé autour de sa tête. Je sentis qu'elle avait subi une sorte de choc, avait perdu toute confiance dans les adultes et s'était renfermée. Il y avait de la peur et de la tristesse dans ses yeux. Je décidai d'aller doucement, de ne pas me précipiter comme un tigre sur sa proie, en lui posant une série de questions. Je savais que d'autres avaient déjà procédé ainsi. A l'insu d'Alison, je dirigeai la force curative à travers la pièce, de mon esprit vers le sien, et observai son aura s'éclaircir. Elle répondit instantanément à mon énergie de guérison.

Lorsqu'Alison revint, je lui donnai une feuille de papier et des crayons et lui demandai de me faire un dessin.

"Qu'est-ce que je dessine ?" demanda-t-elle d'un air taquin, ne se sentant plus sous interrogatoire. "Dessine-moi un arbre" répondis-je. Pendant ce temps, je me mis à répondre à mon courrier traitant des guérisons à distance. Dans une situation telle que celle-ci, j'ai besoin de la patience et de la coopération des parents.

Ce n'est pas toujours évident. "Quand ira-t-elle mieux, quand pensez-vous qu'elle pourra reprendre l'école ? combien de temps faudra-t-il ?" me demande-t-on fréquemment. Cela exerce une pression sur moi et sur la personne que j'essaie d'aider.

Les parents d'Alison n'étaient pas différents. A chaque visite, les questions m'assaillaient. Pourtant, de semaine en semaine, Alison devenait plus stable intérieurement et attendait nos rencontres avec impatience. Tout ce dur labeur et cette patience furent finalement récompensés. Un jour, Alison sortit son bloc à dessin et dessina un poisson avec d'énormes dents.

"Qu'est-ce que c'est ?" demandai-je.

"C'est un poisson piranha" répondit-elle. Je pouvais voir son aura briller autour d'elle, se dilater et se contracter. Cela indiquait qu'elle réagissait à un choc ou un traumatisme. Je sus instantanément que j'étais sur la bonne voie.

"Ils mangent les grandes personnes et les petits enfants" dit Alison.

"Où en as-tu vus ?"

"A l'école, c'était dans un film".

Bingo ! C'était la réponse. Alison avait vu un film à l'école sur les "piranhas mangeurs d'hommes" et c'était à partir de là que s'était développée sa peur. Ses parents et son professeur confirmèrent qu'elle avait vu le film. C'est après que, terrifiée, elle ne voulut plus aller à l'école.

Lorsque la télévision était allumée, elle ne la regardait pas par peur de voir des piranhas. Elle avait hurlé au zoo car elle était dans un aquarium où on lui montrait des poissons. Cette peur intense avait agi sur son jeune esprit. Je demandai à Alison si elle aimerait se débarrasser de ce poisson monstre pour de bon. "Oui" cria-t-elle. Je la fis se relaxer, fermer les yeux et imaginer un dauphin. "Flipper ! Je peux voir Flipper le dauphin" dit-elle.

"Bien. Maintenant Flipper va venir t'aider. Imagine-toi en train de nager avec Flipper".

Elle commença à rire. "Le piranha est loin d'ici".

"Maintenant je veux que tu voies Flipper nager vers le piranha. Vois-le en train de manger le piranha !" Il y eut un silence durant un instant. "Hourra" cria-t-elle, "Flipper l'a mangé tout cru, et maintenant il me fait des chatouilles" pouffa-t-elle.

"Chaque fois que tu auras peur, Alison, tu pourras fermer les yeux et voir ton ami Flipper. Il t'aidera" dis-je finalement. Alison retourna à l'école et recommença à jouer avec ses amis. Elle n'eut plus de dépression, de peurs, ni de nuits blanches.

Certains enfants sont très sensibles de naissance et sont souvent assez médiums. Soit les parents acceptent d'avoir un enfant au don particulier, soit ils font régner peur et contrariété autour de lui.

J'ai vu de nombreux enfants sous médicaments consulter des psychiatres car personne n'avait réalisé qu'ils avaient un don naturel.

Je reconnus immédiatement la grand-mère de Brian. Elle était venue me voir des années plus tôt, souffrant d'une épaule gelée et d'arthrite dans la colonne vertébrale et les genoux.

"Vous avez fait un bon travail sur moi, Monsieur Hogan. Je n'ai pas eu la moindre douleur depuis. Je vais avoir quatre-vingt ans cette année" dit-elle avec un sourire.

Sa fille et son petit-fils étaient assis avec elle dans la salle d'attente.

"Pourrais-je avoir quelques mots avec vous en particulier ?" demanda-t-elle en se glissant dans ma salle de soins et en fermant la porte derrière elle.

"Approchez-vous que je vous raconte. C'est au sujet du petit Brian qui est là. Je ne veux pas que ma fille entende ce que je vais vous dire". Je rapprochai ma chaise pour l'entendre murmurer : "Brian n'a que neuf ans, mais il a un petit ami – vous savez, un ami invisible. Il lui parle toute la journée, mais son père et sa mère ne comprennent pas. Ils pensent qu'il est fou. Ils l'ont amené voir trois, vous savez... ces gens en blouse blanche ?"

"Des psychiatres ?" suggérai-je.

"Oui ! Ce genre d'individus. Ils ont drogué Brian tant qu'ils ont pu, pauvre garçon. Il adore rester avec moi et tout me raconter sur son petit compagnon, mais ses parents ne comprennent pas. Son père ne peut plus le supporter et veut le faire interner, se débarrasser du problème, l'enfermer ! Je ne savais plus que faire et me demandais qui pourrait aider ce pauvre petit gars ? Immédiatement, vous êtes apparu dans mon esprit. Vous êtes le seul qui comprenne. Vous êtes médium, Tony. Je l'ai su le jour même où je vous ai rencontré. Vous avez le don".

J'opinai de la tête. Elle me faisait beaucoup penser à ma propre grand-mère. "Je vais faire entrer Brian et garder sa mère à l'extérieur quelque temps. Elle ne comprend pas ce que vous faites" dit-elle.

Brian entra et s'assit sur un tabouret. Je pouvais sentir la peur intense qui émanait de lui à l'idée de la menace d'internement que ses parents faisaient planer sur lui.

"Ta grand-mère est une femme adorable" commençai-je. "Elle m'a dit que tu avais un ami. Quel est son nom ?"

Il y eut une longue pause. Brian luttait pour pouvoir parler.

"Peter" murmura-t-il.

"Il est beaucoup plus jeune que toi ?"

"Oui, environ cinq ans".

"Que fait-il en train de marcher dans la pièce ?".

Brian se tourna pour regarder son ami, puis oublia sa peur pendant un instant. Très lentement, il leva la tête vers moi et demanda : "Pouvez-vous le voir ?"

"Bien sûr, je le peux. Il regarde par la fenêtre du fond".

Brian jeta un coup d'œil autour de lui.

"Lorsque tu es entré dans la pièce, Peter se tenait à ta gauche. Puis il a commencé à sautiller à travers la pièce" dis-je.

Le visage de Brian s'illumina.

"Vous pouvez vraiment le voir ?"

"Bien sûr, je peux. J'avais aussi des amis invisibles quand j'étais jeune, et je les ai encore. Ils m'aident tout le temps dans mon travail de guérison. C'est juste que certains adultes ne les voient pas et que ça leur fait peur".

"Que puis-je faire ? Je contrarie ma maman et mon papa. Ils vont m'enfermer !" dit-il en tremblant.

Je me tournai vers mes esprits amis et la solution jaillit.

"Brian, il n'y a rien d'anormal chez toi, tu es parfaitement normal. Tu as un merveilleux don, c'est juste que tes parents ne le reconnaissent pas. Ce n'est pas leur faute. Certains adultes ne comprennent pas non plus ce que je fais. Mais, comme toi, j'avais une grand-mère attentive qui me comprenait".

Brian resta silencieux quelques instants, digérant mes paroles.

"Que penserais-tu de laisser ton ami Peter avec moi ?" dis-je. "J'en prendrai bien soin et chaque fois que tu le voudras, tu pourras le revoir. Demande à ta grand-mère de te ramener ici et je réveillerai ton don à nouveau".

"Vous voulez dire que je serai normal et que ma maman et mon papa ne seront plus fâchés ?".

"Non, ta maman et ton papa ne seront plus fâchés" l'assurai-je.

Brian était si content qu'il accepta. Je lui donnai des soins. Avant de partir, il fit un signe d'adieu à son ami Peter. Lorsque j'ouvris la porte, sa mère avait l'oreille collée dessus et laissa échapper : "Docteur ! Va-t-il finir chez les dingues ? Est-il devenu fou ? Mon mari s'en rend malade à le voir se parler à lui-même !".

Je l'arrêtai court et l'assurai que Brian allait bien et était un enfant très intelligent. La grand-mère de Brian le prit dans ses bras et répéta : "Oui, c'est un garçon si intelligent !".

"Brian n'est jamais revenu sur le passé après vous avoir vu, Tony" me dit-elle au téléphone trois mois plus tard. Ses parents sont ravis, surtout son père. Ils ne font plus allusion à ces gens en blouse blanche. Il ne prend plus de comprimés et sort jouer avec ses amis. Il est si heureux". Puis elle devint sérieuse un instant.

"Brian m'a répété tout ce que vous lui aviez dit, Tony, sur son petit ami et le reste. Et je me demandais, est-ce que cela pourrait lui nuire de ne pas avoir le don ?"

"Pas du tout" dis-je. "Son don est là à l'intérieur de lui. Tout ce qu'il doit faire est d'y puiser, chaque fois qu'il le désire".

EXERCICE

– GUERIR VOTRE ENFANT –

Voici un excellent exercice de guérison. Je l'ai recommandé aux parents au fil des années et le partage avec vous.

Placez votre main sur la tête de votre enfant avant qu'il aille dormir. Caressez-lui gentiment la tête comme pour effacer toutes peurs et anxiétés de son esprit.

Dites-lui doucement les mots d'encouragement suivants – ou tout ce que vous sentez utile pour votre enfant :

- Tu as davantage confiance en toi.
- Tu te fais plus d'amis à l'école.
- Tu respires plus facilement.
- Tu aimes les maths/ l'anglais / l'histoire.
- Tu t'entends mieux avec ton professeur.
- Tu te sens plus sûr de toi.
- Tu t'entends mieux avec ton frère / ta sœur.
- Tu t'exprime beaucoup mieux.
- Tu aime nager / courir / faire du hockey / du tennis.

Caressez maintenant doucement son front plusieurs fois et répétez lentement les mots suivants : "Dors... Dors... Dors".

Si vous souhaitez ajouter d'autres phrases positives, faites-le. Répétez ceci chaque nuit durant six semaines et observez votre enfant changer pour le meilleur.

CHAPITRE 7

Ils ont souffert en silence

"Une puissante flamme succède à une minuscule étincelle".

Dante

La personne qui exerça la plus grande influence sur mon travail de guérisseur est un homme appelé Harry Edwards. Il est né en Angleterre le 29 mai 1893 et a consacré toute sa vie à la guérison. Bien connu pour ses démonstrations publiques certains de mes patients pouvaient faire le voyage par bateau et train rien que pour voir le grand guérisseur en action dans la salle du Royal Albert de Londres. Devant une audience de milliers de personnes, Harry Edwards déployait son remarquable don de guérison – avec souvent de merveilleux résultats sur le malade et l'incurable.

Mes patients lui parlèrent de ma mission de guérison et il en fut tout réjoui. Il fit allusion à la difficulté qui m'attendait en travaillant seul en Irlande. Il m'envoyait régulièrement ses meilleures pensées par l'intermédiaire des Irlandais qui allaient le voir pour se faire soigner.

Je n'étais pas un "faiseur de miracle" ou "le septième fils d'un septième fils" qui, selon la croyance populaire, pouvait guérir les maux traditionnels. Je savais que Harry Edwards appelait sa mission "guérison par l'esprit" ou "guérison spirituelle", mais moi, qu'étais-je ?

A travers les nombreuses recherches sur l'âme et les conseils spirituels de mes amis esprits, il devint clair pour moi que j'étais réellement un guérisseur spirituel – tout comme Harry Edwards.

Cependant, en voyageant de part et d'autre de l'Irlande, je décidai que ce terme de "guérisseur spirituel" n'était pas acceptable pour certains – ils se sentaient plus à l'aise avec les vieilles étiquettes.

Harry Edwards décéda en 1976 et, bien que je ne lui aie jamais serré la main, nos chemins se sont croisés de nombreuses fois.

La première expérience de guérison d'Alice eut lieu avec Harry Edwards, avant qu'elle ne me rende visite.

"Lorsque j'étais enfant, j'avais toujours cette étrange impression que le monde s'écroulait autour de moi. J'étais sujet à des peurs terribles et à des crises de panique, mais je n'en avais pas conscience à l'époque. En grandissant, ces peurs empirèrent. J'avais une véritable phobie des voyages en altitude, et entamer une marche jusqu'au sommet d'une colline m'était tout simplement impossible. Si l'on me demandait d'aller faire des courses, j'étais envahie d'une panique aveugle. La plus grande frayeur de toutes était la peur de mourir dans laquelle je sombrais chaque jour. Je n'avais jamais dit à personne -pas même à mes meilleurs amis– ce que je ressentais.

Au cours de mon adolescence, je devins de plus en plus dépendante d'amis fidèles. A vingt ans, j'avais de sérieux problèmes de dos. Une amie me dit qu'elle allait en Angleterre consulter un guérisseur spirituel, je lui répondis que je souhaitais l'accompagner. Sans vraiment savoir comment, je trouvais le courage nécessaire, et nous prîmes le ferry, puis le train.

A la gare, nous avons pris le taxi jusqu'au cabinet de Monsieur Edward dans Burrow Lea, à l'extérieur de Guildford dans le Surrey.

Quand nous arrivâmes, je ne savais à quoi m'en tenir. Ce jour là, il y avait trois guérisseurs : Olive Burton, Ray Branch et Harry Edwards. On venait des quatre coins du monde pour les consulter. Harry Edward me fit signe d'avancer. Il avait un beau sourire affectueux et des cheveux blancs ; je ressentais immédiatement une certaine quiétude en sa présence. "Que puis-je faire pour vous ?" demanda t-il. "Je lui parlais de mes problèmes de dos, de mes angoisses et de mes phobies. Il me regarda d'un large sourire et posa sa grande main sur mon dos. La douleur disparut aussitôt, le soulagement fut immédiat. J'avais peine à le croire.

Monsieur Edward mentionna mes phobies et me dit qu'il m'aiderait à m'en débarrasser, en intervenant à distance , ce qu'il promit de faire quotidiennement. J'entretins une correspondance avec monsieur Edward, et au fil du temps, j'avais davantage confiance en moi. Puis, un jour, sa secrétaire m'écrivit pour me dire que monsieur Edward était décédé. Je fus effondrée en apprenant la nouvelle. Monsieur Edward avait été un guide de lumière qui disparaissait subitement de ma vie.

Au fil des mois, mes peurs et mes phobies se manifestaient de plus en plus. Mon médecin traitant me prescrivit de puissants médicaments, mais rien n'y fit. Je me rappelle avoir été dans la salle d'attente du docteur, lorsque je fus pris d'une soudaine crise de panique, j'avais l'impression que les murs me tombaient sur la tête. Puis j'eus l'impression que tout le monde me regardait. A la suite de cet incident, ce fut la dernière fois que j'entrai dans ce cabinet. C'était tout simplement au-dessus de mes forces.

A mesure que le temps passait, je devenais prisonnière dans ma propre maison. Le monde extérieur n'existait plus pour moi. Mes amis m'appelaient chaque jour, mais je devais trouver sans cesse des excuses exposant les raisons pour lesquelles je ne pouvais pas sortir. Finalement, la sonnette cessa de retentir. J'avais perdu tous mes amis. Je suppose qu'ils avaient fini par se lasser de me voir malade. La salle de séjour du rez-de-chaussée devint trop grande pour moi, si bien que je dus me retirer dans ma chambre pour me sentir rassurée. C'est là que je vécus seule, pendant douze longues années, je passais mes journées à pleurer, recroquevillée dans un coin -mon corps était parcouru de tremblements et de secousses. La mort était la seule réponse possible, la seule voie qui s'ouvrait à moi. La nuit, tandis que je m'efforçais de trouver le sommeil, j'avais l'impression d'avoir un objet volumineux en travers de la gorge qui m'empêchait de respirer. Et quand je cessais de respirer, j'étais immédiatement plongé dans des angoisses effroyables. Je finissais en criant et en donnant des coups de pieds à terre, en tentant de retrouver ma respiration. Tel fut mon combat pour la vie, pendant toutes ces années.

Un matin, mon père se trouvait dans le jardin et coupait les haies, il entama une conversation avec notre voisine Jeanne. Il lui parla de mon état de santé et lui demanda si, lorsqu'elle repasserait, elle pourrait entrer pour me tenir compagnie quelque temps. De temps à autre, Jeanne montait jusqu'à ma chambre. Nous discutions et elle me dit qu'elle aussi avait eu le même problème un an auparavant et qu'elle avait été aidée par un guérisseur spirituel. Elle me demanda si je souhaitais le rencontrer.

"Comment pourrais-je aller jusqu'en Angleterre, alors que je ne suis pas sorti de la maison depuis douze ans ?" demandai-je. Jeanne déclara que ce n'était pas si loin que cela.

J'eus soudain un regain d'espoir, je songeais immédiatement à Harry Edwards et au soutien qu'il m'avait apporté pendant toutes ces années. Jeanne m'a conduit jusqu'à vous en taxi. Quand je suis entrée dans votre cabinet, une photographie de Harry Edwards était accrochée au mur, juste derrière vous. C'était comme si monsieur Edwards m'avait lui-même guidée jusqu'à vous.

Vous avez vu immédiatement comment je me sentais et ce que j'endurais. Je fus sidérée lorsque vous m'avez parlé des épisodes traumatisants et m'avez affirmé que vous compreniez mes peurs et mes phobies. Vous m'avez dit que, pour que la guérison soit efficace et durable, vous deviez guérir la cause la plus profonde. Cela prendrait du temps pour que les rayons de la force curative rétablissent totalement la santé de mes corps, mental et esprit. Cela me convenait, je me fichais du temps que ça prendrait !

Vous m'avez demandé de me relaxer dans la chaise et de fermer les yeux. Une énorme quantité de chaleur émanait de vos mains. Graduellement, tout le stress et les tensions de douze longues années commencèrent à s'écouler de mon corps, comme une rivière. C'était une sensation magique. Lorsque vous avez mis vos mains sur ma tête, j'ai ressenti une incroyable paix et tranquillité m'envahir. J'ai eu l'impression d'être enveloppée dans une couverture de paix céleste. Cette journée-là, je me rappelle que mes pieds ne touchaient pas le sol, mais que je flottais au-dessus. C'était une sensation incroyable, j'avais l'impression de marcher sur l'air.

Deux semaines plus tard, j'étais capable de faire mes courses moi-même. Finalement, je m'aventurai dans la ville – un autre miracle. Il y avait aussi des améliorations physiques. J'avais eu un problème incessant de sinusite durant des années, qui disparut. J'avais aussi eu ce que le docteur appelait un gros goitre suintant sur mon cou, et il s'effaça graduellement. Derrière les oreilles, j'avais une série de petits kystes. Je vous ai demandé d'y poser vos mains guérisseuses et, le matin suivant en me brossant les cheveux, je découvris à mon grand étonnement qu'ils avaient tous disparu. Vous m'avez expliqué que tous ces problèmes physiques étaient des manifestations de mon état mental.

Je me souviens que, durant la séance de guérison, des souvenirs du passé sont remontés, des choses que j'avais complètement oubliées. Assise dans la salle d'attente, je me dis :" Je ne vais pas en parler à Tony". Je refoulais toutes mes pensées négatives, mais une fois assise sur la chaise, toutes se déversèrent les unes près les autres.

Vous m'avez expliqué qu'il y avait différentes étapes à ma guérison, que vous étiez en train de soigner tous mes souvenirs passés, tous les fardeaux que j'avais trimballés intérieurement. Lors de ma dernière visite, à ma grande surprise, je fis la plus belle expérience spirituelle de toute ma vie. Vous aviez posé vos mains sur ma tête et, à peine avais-je fermé les yeux que je vis un extraordinaire arc-en-ciel aux rayons de lumière colorée se déverser à travers moi. Cette expérience sembla durer des siècles. A partir de ce moment, je sus que j'étais complètement guérie".

Certaines personnes souffrant de maladie mentale sont plus difficiles à traiter, surtout si elles ne contrôlent pas leur propre mental.

L'heure du déjeuner approchait et il ne me restait plus qu'une personne à voir. "Suivant, s'il vous plaît" criai-je dans la salle d'attente. De retour vers ma salle de soins, je me retournai pour voir une jeune femme dans la plus ravissante des robes de mariée bordée de dentelle et couverte de bijoux assortis, qui me regardait.

"Asseyez-vous, s'il vous plaît" dis-je. "C'est la première fois que vous venez pour une guérison ?"

"Oui" dit-elle. Rabattant son voile blanc, elle commença à l'ébouriffer.

"Ce n'est pas si souvent que j'ai une mariée qui vient me voir le jour de ses noces" dis-je. Elle se contenta de sourire.

"Quand a lieu la cérémonie ?" continuai-je.

"A trois heures et demie". Elle parlait avec un léger accent de la campagne.

"Je ferais mieux de me dépêcher alors" répliquai-je en jetant un œil à la pendule sur le mur.

Son nom était Diane et elle était coiffeuse. Je lui demandai quelques détails sur sa santé et ses antécédents médicaux. Elle me dit qu'elle avait souffert de dépression durant des années. Il était clair que son aura reflétait les lourds nuages sombres que j'avais l'habitude de voir.

"Qui est l'heureux élu ?" demandai-je.

Il y eut un silence de plomb. Sa tête s'inclina. Après un moment, elle releva la tête et me regarda droit dans les yeux à travers son voile en disant : "Vous...!".

J'eus un choc, mais me repris. C'est alors que je remarquai son alliance.

"Avez-vous déjà été mariée" demandai-je nerveusement.

"Oui" répliqua-t-elle fermement "je suis mariée à Peter, mais aujourd'hui, je me marie avec vous !".

Ma réaction immédiate fut de me dire que je n'allais pas me marier aujourd'hui car j'avais un pauvre homme souffrant de cancer qui arrivait de Wexford par le train de trois heures et demie !

Finalement, je convainquis la jeune femme de me laisser téléphoner à son mari Peter qui vint la chercher.

Dans ma clinique et dans les hôpitaux psychiatriques, j'ai eu l'occasion d'observer des personnes mentalement perturbées. Le schéma habituel le plus commun à tous ces malades est un mouvement incessant de balancement d'avant en arrière du corps. Au fil des ans, je me suis demandé pourquoi cette caractéristique était fréquente chez de tels patients, et ai donc commencé à utiliser mes dons psychiques pour examiner ce qui se passait dans leur aura. Je découvris que leur champ énergétique électrique était surchargé et, en conséquence, que le mouvement de balancement était un processus naturel. Il leur permettait de disperser le trop-plein d'énergie accumulée hors de leur corps.

En général, dans mon travail, je m'aperçois que je stimule les niveaux énergétiques des gens, mais avec les personnes mentalement perturbées et les exaltés, je fais le contraire. Je les stabilise en dispersant ou en éparpillant la surcharge de leur champ énergétique, libérant ainsi la pression sur leur système nerveux.

Les gens 'instables' sont souvent hypersensibles à leur environnement. Ils sont susceptibles et les moyens nécessaires pour fonctionner dans leur vie quotidienne leur font défaut. Leurs champs énergétiques apparaissent généralement minces et fins. Ils manquent de "présence" et de confiance en soi et se cachent des autres par peur d'être blessés.

La guérison fait des merveilles pour renforcer la confiance en soi et libérer les gens afin qu'ils vivent une vie positive, fassent les choses qu'ils veulent faire, au lieu de passer leur vie dans une misère totale.

Nombreuses sont les personnes dépressives qui restent bloquées au niveau émotif, n'ayant aucun contact avec leurs véritables sensations. Si je leur demande ce qu'elles ressentent à propos de quelque chose, un air de surprise passe sur leur visage et elles s'efforcent de trouver une réponse.

Récemment, j'ai demandé à un homme ce qu'il ressentait suite à la perte de sa femme. "Pour ça, vous devez demander à mon docteur" fut sa réponse. C'est une réponse que j'ai bien souvent entendu au fil des années.

Jamais on ne demande à des personnes fréquemment malades ce qu'elles ressentent, aucun lien n'est établi entre les deux. Je crois fermement que si nous ne faisons pas attention au côté émotionnel de notre nature, le corps physique finit par tomber malade.

Quelqu'un qui est ouvert, en contact avec ses sensations, est beaucoup plus facile à guérir qu'une personne qui les bloque. Par exemple, les enfants sont souvent plus faciles à soigner que les adultes, pour la simple raison qu'ils n'ont pas appris à refouler leurs émotions.

Nous possédons tous une sagesse spirituelle propre et unique et c'est par la voie de nos sensations que nous accédons à notre intuition supérieure pour nous permettre de solutionner les problèmes de la vie.

J'ai parfois pris des risques pour interpréter une sensation et la rendre consciente pour le patient. Cette sensation "hurlait" pour se faire entendre. Cependant, malheureusement, certains ne veulent pas écouter ce conseil.

"Ainsi, vous êtes le plus grand des guérisseurs, Tony Hogan" rugit-il. Gus était son nom. Vu sa voix puissante et impétueuse, il était facile de deviner qu'il avait l'habitude de donner des ordres. Il annonça qu'il était sergent à l'armée et pensait que j'allais me lever et le saluer.

Je jetai un œil sur son aura fragmentée et répondit : "Etes-vous alcoolique ?". Visiblement abasourdi, il s'arrêta net. Je pouvais entendre mes amis invisibles dire :"On est tombé sur le bon numéro, cette fois !"

"Depuis combien de temps êtes-vous alcoolique ?" continuai-je.

"Je bois depuis que je suis dans l'armée. Mais j'ai changé par égard pour ma nièce, Pauline, qui est dehors" aboya-t-il. "C'est elle qui m'a amené ici, pour vous voir. Sa tante est morte il y a quelque temps et lui a laissé 30 000 £. A condition que je vienne vous voir et arrête de boire, elle m'achètera une licence de taxi" se vanta-t-il.

"Ce type va boire jusqu'au dernier sou" pouvais-je entendre dire mes amis esprits.

Je lui jetai un coup d'œil et demanda : "Est-ce que c'est vrai ?".

Son visage devint rouge de colère. Je lui dis que la guérison n'aurait aucun effet sur quelqu'un qui était malhonnête. Je lui demandai de partir. Il appela Pauline et claqua la porte en partant. Je courus en haut des marches et demandai à Pauline de revenir, car je voulais lui transmettre un message. Son oncle attendit plein de fureur tandis qu'elle remontait. Je la fis entrer dans la pièce et fermai la porte ; je pouvais sentir la forte présence de sa tante autour d'elle.

"Pauline" dis-je "votre oncle va boire jusqu'au dernier sou de l'héritage de votre tante. C'est le message que l'on m'a demandé de vous transmettre."

Elle me regarda tout à fait surprise et dit : "Non, il ne fera pas cela. Il m'a donné sa parole qu'il ne boira plus une seule goutte, et je le crois. Il a été si bon avec moi toutes ces dernières semaines".

Un an plus tard, une lettre de Pauline me parvint. "Je suis très honteuse de vous annoncer que mon oncle a tout bu jusqu'au dernier sou. Il a finalement réussi par la ruse à m'obliger à lui donner tout l'argent, les 30 000 euros en totalité. Pourquoi, pourquoi ne vous ai-je pas écouté ce jour-là ?".

Certaines personnes ne sont pas prêtes à apprécier les suprêmes efforts que déploie l'esprit en essayant de les aider. Une femme dans la quarantaine, avec un problème de goitre, s'assit face à moi. Dès qu'elle franchit la porte, je sus qu'elle n'était pas la bonne candidate pour une guérison.

"Que puis-je faire pour vous aider ?" demandai-je, tout à fait conscient qu'elle n'était là qu'à cause d'une amie bienveillante qui attendait dehors.

Elle me dit qu'elle s'appelait Noreen, enleva une écharpe de soie d'un orange lumineux de son cou et me montra sa gorge. "Comme vous pouvez le constater, c'est ma gorge. Il m'ont dit que c'était un goitre." Je m'approchai pour regarder.

"J'ai déjà vu des goitres bien plus gros" dis-je. "De quelle façon vous gêne-t-il ?".

Elle me regarda sévèrement et dit : "J'ai manqué beaucoup de dîners. Je ne peux plus porter de robe décolletée".

"Est-ce que cela vous gêne d'une autre façon ?" demandai-je.

"Pas vraiment, non. Mon homme (son spécialiste) m'a dit de venir quand je voudrais pour qu'il me l'enlève".

"Je vois" dis-je. "Eh bien, en ce qui concerne la guérison, je ne peux rien vous promettre. Il faudra probablement un certain temps pour le faire disparaître, et vous aurez à revenir pour quelques séances. Est-ce que cela vous convient ?"

"Mais mon homme peut l'enlever en une matinée !" rétorqua-t-elle.

Je recevais le message cinq sur cinq – je n'étais pas son homme.

"Est-ce que votre homme vous a dit s'il pouvait y avoir des effets secondaires après l'opération ?" demandai-je finalement.

"Mon Dieu, non. Mon homme m'a juste dit de venir n'importe quand et qu'il l'enlèverait !" répéta-t-elle. "Je viens de me décider. La première chose que je ferai lundi matin est de l'appeler et de me le faire enlever".

Deux années passèrent. L'amie qui l'avait amenée vint me voir un jour avec l'un de ses enfants. "Comment cela s'est-il passé pour votre amie qui souffrait d'un problème de goitre ?" demandai-je.

"Elle est restée clouée chez elle depuis l'opération. Tout est allé de travers, Tony, elle prend des tas de comprimés, vous ne la reconnaîtriez pas. Je descends la voir presque tous les jours et tout ce qu'elle répète est : "Pourquoi n'ai-je pas écouté cet homme ?".

Les sceptiques ont une aura réduite qui reflète un esprit et des vues étroits. Ils n'ont pas la portée ou la fréquence pour regarder au-delà de leur façon limitée de penser ; ils ne laissent rien entrer ou sortir.

Un scientifique éminent vint me voir un jour pour une séance de guérison. Je jetai un regard sur son aura mentale et pus voir qu'elle était très étroite et sans profondeur autour de sa tête. Je décidai donc d'écourter mes explications sur la façon dont agissait la guérison et ne lui donnai que quelques brefs aperçus. Une fois terminé, il leva les yeux et demanda : "Est-ce que votre guérison a quelque chose à voir avec les arbres ... ?".

Je rencontre fréquemment des gens qui luttent contre leur maladie, sans aucun support ni encouragements, même de leur propre famille. Ceci met davantage de pression sur moi car je dois en plus les soutenir au niveau émotionnel.

Je parcourais déjà le pays depuis de nombreuses années pour offrir mes soins, lorsqu'il y eut un regain de mode pour la guérison par la prière religieuse ; on demandait aux gens de ne consulter "personne en dehors de leur juridiction".

Angela avait eu la vie dure pour élever ses quatre enfants, ayant perdu son mari d'un cancer et son seul autre soutien, sa mère. Elle menait une vie d'humble dévotion envers l'église. Chaque jour, elle la nettoyait et prenait les rendez-vous.

Puis, un jour, des tests cliniques révélèrent qu'elle souffrait d'un cancer de la gorge et de l'oesophage. Tout son monde s'écroula. En tant que membre régulier du groupe de prières local, elle put obtenir le soutien de différents prêtres et nonnes qui prièrent pour elle.

Angela glissa dans une profonde dépression à la pensée de laisser ses quatre enfants derrière elle, étant donné qu'ils allaient probablement être placés en orphelinat. Elle s'obligea à faire son devoir envers l'église et à rendre visite aux malades de sa communauté à l'hôpital. Un jour, elle prit part à une conversation où des infirmières lui suggérèrent de venir me consulter pour des séances de guérison.

Je pus dire immédiatement qu'elle était une personne humble et elle répondit instantanément à mes soins. A la première visite, sa dépression s'évanouit et tous les ennuis de sa vie s'éparpillèrent. En deux mois, l'inflammation de sa poitrine et de sa gorge se calma, son appétit revint et elle reprit du poids. Elle continua les séances de guérison. Un jour, elle vint me voir et dit : "Je pense que le cancer a disparu".

Je suggérai qu'elle aille vérifier à l'hôpital. Un semaine plus tard, Angela revint confirmer que le cancer n'était en effet plus là.

"Ils m'ont demandé ce que j'avais fait à l'hôpital. Je leur ai dit que j'étais venue vous voir et, au moment de mon départ, ils ont dit que j'étais une femme qui avait beaucoup de chance".

J'étais si content pour Angela. C'était quelqu'un qui méritait vraiment une seconde chance. Elle me donna une grande accolade en me soulevant du sol tant elle était heureuse. Quelques semaines plus tard, elle revint très abattue. "Que se passe-t-il" demandai-je.

"Je suis rentrée chez moi et ai raconté à tout le monde les résultats incroyables que j'ai tirés de vos séances de guérison. Lorsque la nouvelle s'est répandue dans la communauté et est venue aux oreilles du prêtre de la paroisse, ce dernier devint livide. Il m'a interdit d'apporter mon aide à l'église et m'a bannie du groupe de prières". Des larmes coulaient sur ses joues. "Cela me manque vraiment, Tony. Je me sens si triste à l'intérieur".

Elle se calma et continua : "C'est le prêtre de la paroisse, il dit que tant que vous ne lui aurez pas écrit une lettre en disant que c'est lui qui m'a guérie, et non vous, il ne me permettra pas de revenir à l'église".

"Je ne comprends pas cela, Angela. Vous avez réchappé au cancer. Ne se réjouit-il pas que vous alliez mieux ?" dis-je.

"Il ne le voit pas de cet œil. Il veut que vous écriviez une lettre disant que ce n'est pas vous qui m'avez guérie" dit-elle.

Je ne pouvais croire ce que je venais d'entendre, on était revenu à l'âge des ténèbres ! Je me tournai vers Angela et dis : "Je ne peux renier le don de guérison dont j'ai hérité. Je suis désolé, je ne peux écrire une telle lettre".

Je me tournai vers mes esprits amis pour une solution. "Dis-lui que c'est Dieu qui t'a aidé". Avant même que j'ai fini ma phrase, elle dit : "Il n'acceptera pas cela non plus, ce doit être une lettre personnelle venant de vous".

A ce moment, je devins vraiment furieux. "Il sait sûrement que l'instrument qui vous a guéri n'a aucune importance, la chose la plus importante est que vous soyez guérie". Angela sanglotait à fendre l'âme, elle ne voyait aucune solution à son dilemme.

Lorsqu'elle cessa de pleurer, je la regardai droit dans les yeux et les mots sortirent de mon coeur : "Vous et vos enfants devez vivre dans la communauté pour le restant de vos jours. La chose qui importe est que vous ayez retrouvé la santé, la vie vous attend et ce qui compte est votre bien-être. Dites à votre prêtre que vous ne viendrez plus me voir, dites-lui que j'ai dit que c'était Dieu qui vous a guérie et non moi".

Je ne revis plus jamais Angela.

Les chocs et les traumatismes atteignent le noyau même de notre être intérieur. Ils sont absorbés dans la partie la plus profonde de nous-mêmes, notre esprit, et enregistrés sur la contrepartie énergétique de notre corps physique. Libérer un choc ou un traumatisme de l'esprit d'une personne peut être comparé à sortir une écharde de la peau. Les gens se sont tournés vers moi, au cours des années, parce que personne ne pouvait voir l'écharde. Pansements sur pansements recouvraient la blessure, mais celle-ci continuait à suppurer dans l'être de la personne.

Nombreux sont ceux qui sont venus me voir en proie à un désespoir complet et sans aucun espoir, suite à certaine expérience personnelle qu'ils ont vécue. Certains me racontent leur aversion de l'hôpital et les horribles traitements qu'ils y ont reçus. Pour d'autres, ce sont les maltraitances dont ils ont souffert durant leurs années de formation à l'école. De nombreuses personnes témoins de la guerre dans l'Irlande du Nord ont vu des membres de leur famille assassinés. D'autres ont vécu sous les bombardements et les fusillades, expérimentant la mort tout autour d'eux. Au fil des années, je me suis assis pour écouter des myriades d'histoires de cœurs brisés et de douleurs.

Certains arrivent de différentes guerres de par le monde : d'Afrique, de Roumanie, d'Amérique du Sud, d'Angola, de l'ancienne Yougoslavie, d'Iran, d'Irak et des Philippines.

"Un jour, tout était normal" me dit Jasmine pleurant toutes les larmes de son corps. Elle venait du Koweït et souffrait de graves chocs et dépressions.

"Le jour suivant, les soldats irakiens envahissaient les rues, le bruit des bombes et les coups de fusil nous terrifiant".

Elle s'était dissimulée durant des mois dans un sous-sol fermé, craignant pour sa vie, ne sortant que la nuit pour chercher de l'eau et de la nourriture, rampant pour en sortir et y revenir. Son mari s'y cachait, tenaillé par la peur d'être tué ou prisonnier de l'armée irakienne. Elle se débrouillait de son mieux. C'était un cauchemar sans fin me dit-elle, sous les bruits des coups de fusil et des hurlements, à se demander qui venait d'être tué.

Le choc et le traumatisme de la Guerre du Golfe étaient bien trop pesants pour elle. Lorsque finalement elle se termina, ses cauchemars continuèrent. Ses nerfs étaient démolis, sa vie était finie, elle ne pouvait plus en venir à bout. Le découragement s'installa, suivie d'une totale dépression nerveuse. Puis Jasmine entendit parler de moi par une infirmière irlandaise qui travaillait à l'hôpital principal où elle se faisait soigner.

Après une seule séance d'imposition des mains, Jasmine m'écrivit une lettre du Koweït, me disant que ce jour-là, dans ma salle de guérison, l'épouvantable guerre avait enfin cessé.

Georgina, une jeune femme de Grèce, s'assit dans son lit de l'hôpital psychiatrique de Dublin, terrifiée à en devenir folle. Elle avait vingt-quatre ans lorsqu'elle eut son premier bébé, mais peu de temps après, elle développa une dépression postnatale et fut internée à l'hôpital. Alors qu'elle était sous puissants antidépresseurs, son esprit s'altéra. Des silhouettes sortaient de la télévision et bondissaient vers elle. Des rats et des souris parcouraient le mur. Tout le monde avait un air sinistre. Elle pleurait toute la journée dans son lit, terrifiée, la tête sous les couvertures.

"Maintenant, Georgina" dit le docteur "lundi, nous vous descendrons pour des électrochocs, pour vous aider".

Cette nouvelle fut la goutte qui fit déborder le vase. Georgina était désespérée et toute seule. Sous les couvertures, elle appela à l'aide, implorant la pitié de Dieu. Des bruits de pas allaient et venaient. Elle entendit une voix dire : "Eh bien, comment vas-tu aujourd'hui ?".

La femme du lit d'à côté recevait une visite. Georgina écouta la conversation, cachée sous ses couvertures.

A la mention de mon nom et des mots "guérisseur spirituel", elle sortit immédiatement la tête et demanda à la femme mon nom et mon numéro de téléphone. Georgina se cramponna à ce morceau de papier jusqu'à ce que son mari revienne du travail.

"Peux-tu téléphoner à cet homme ? Demande-lui si je peux le voir. Dis-lui que c'est urgent, s'il te plaît, dépêche-toi" exhorta-t-elle.

Le soir suivant, Georgina arriva à ma clinique avec son mari. Elle parla de sa terreur à la perspective de subir un traitement d'électrochocs. Je découvris immédiatement le traumatisme incrusté en elle.

Je lui donnai une séance de guérison et lorsqu'elle revint trois jours plus tard, elle avait l'air radieuse. Son mari ne pouvait s'empêcher de me serrer la main. J'étais ravi pour tous les deux. Quelques mois passèrent et une jolie carte de remerciement arriva par la poste avec la photo d'une famille heureuse avec leur jeune bébé.

Une expérience ordinaire que beaucoup partagent est la perte d'un proche. Le chagrin n'est pas une maladie. Il n'existe aucune opération ou médecine qui puisse le guérir. La vie tranquille de la personne est brisée en petits morceaux. Le choc et le traumatisme de la perte sont ressentis au plus profond de l'être de son être. Certains luttent pour survivre dans un état d'engourdissement. D'autres sont si traumatisés et emplis de douleur que leur esprit sort temporairement de leur corps physique, ils sont "hors d'eux" à cause du chagrin.

Une colère intense n'est qu'une des émotions ressenties. Il y a le désir de blâmer quelqu'un d'autre de la perte, si ce n'est la personne décédée. La réaction commune de celui qui est submergé de chagrin est "Pourquoi m'a-t-il quittée, pourquoi n'a-t-il pas dit au revoir ?".

Un autre facteur important est la façon dont survient la mort. Une mort inattendue suite à un accident de voiture, une chute du haut d'un immeuble ou une noyade, crée un choc brutal, suivi d'hébétude, de dénégation et d'incrédulité. Ceux qui le subissent repassent sans arrêt l'événement dans leur tête dans l'espoir de parvenir à l'acceptation de ce qui est arrivé.

Lorsque la mort est la conséquence d'un assassinat, l'émotion est une colère intense et un besoin de vengeance. Ces formes de douleur peuvent exiger une longue période pour en venir à bout.

Il y a aussi la mort de proches due au suicide, qui provoque un sentiment écrasant d'impuissance. Ceux qui en sont touchés se blâment de n'avoir pu empêcher le suicide. Afin de guérir, les gens doivent travailler sur leur chagrin et s'efforcer de reconnaître tous leurs sentiments. Il y a ceux qui sont totalement loyaux, craignant de vous dire ce qu'ils ressentent vraiment au cas où ils décevraient un proche d'une manière ou d'une autre. Pourtant, lorsqu'une personne reconnaît ses sentiments véritables tels qu'ils sont, cela marque très souvent un tournant dans le processus de la douleur.

La mort d'un animal peut être tout aussi traumatisante. Un personne âgée vivant seule avec un chien ou un chat considère l'animal comme un ami fidèle et un compagnon avec lequel elle a partagé toute une vie d'expériences.

Non seulement elle se sentira touchée, mais se retrouvera aussi complètement isolée. Personne ne la prend au sérieux et une remarque telle que "Ce n'est qu'un animal" peut aggraver la douleur et le chagrin ressentis.

Il est possible que des personnes qui viennent rechercher la guérison et souffrent d'un chagrin refoulé, enfoui quelque part dans leur passé, n'aient pas fait correctement le deuil de la perte d'un parent ou d'un proche. Ceci se manifeste sous de nombreuses formes différentes : des accès de peur ou des crises de panique, une extrême possessivité sur un enfant ou un partenaire, des insomnies, d'intenses sensations d'insécurité et des accès de larmes sans raison apparente. Un chagrin refoulé peut souvent se déclencher à la naissance d'un enfant. Il souligne l'absence d'un proche, un parent par exemple.

Grâce à la vision et à l'expérience unique que j'ai sur la vie et la mort, je suis capable de transmettre la compréhension, la paix intérieure et le réconfort pour aider ceux qui souffrent à dépasser leur chagrin et à poursuivre leur vie.

Colette vint me voir, souffrant de dépression suite à la perte de son père. Voici son expérience :

"Je n'ai jamais eu de frère ou de sœur. Ma mère est morte il y a de nombreuses années. Je restai donc pour m'occuper de mon père à qui j'ai donné des soins durant plusieurs années, m'assurant qu'il avait tout ce dont il avait besoin. Je peux dire honnêtement que j'ai vécu pour lui car je l'aimais beaucoup. Nous avions une magnifique relation. Mes seules occupations étaient mon travail et mon père et, lorsqu'il mourut, une partie de moi mourut avec lui. Je glissai dans une profonde dépression et perdit toute assurance.

Chaque nuit, je me contentais de m'asseoir dans la maison, toute seule, et en larmes. Cela se voyait toujours sur mon visage le lendemain lorsque j'allais travailler, ce qui m'embarrassait beaucoup. L'une des filles glissa votre carte sur mon bureau. Je la gardai dans mon sac jusqu'au jour où, me sentant complètement perdue, je téléphonai pour prendre un rendez-vous.

Je me souviens que le premier soir, alors que j'attendais le car, je fis souvent demi-tour pour rentrer chez moi. Je me sentais complètement désespérée et perdue. Puis, une étrange sensation de paix s'abattit sur moi, je sentis mon père me pousser à aller de l'avant.

Lorsque j'arrivai chez vous, j'eus la sensation d'être arrivée chez moi. Vous avez écouté, vous avez compris, vous avez comblé les pièces manquantes sur la mort et ce qui se passait". (Pour plus de détails sur ce point, reportez-vous au Chapitre 13).

"Je me sens maintenant plus proche de mon père que jamais. J'ai tant d'amis et tant de choses à faire dans ma vie. Vous avez fait de moi une nouvelle femme".

Marie avait trente et un an et travaillait dans un service gouvernemental. Elle vint me voir après une seconde fausse couche en moins d'un an. Voici son histoire :

"Ma première fausse couche arriva très tôt et, en l'espace de vingt-sept semaines, je fus de nouveau enceinte. Je fus admise à l'hôpital, souffrant d'une hémorragie et de terribles douleurs.

Mon monde a basculé lorsque nous avons enterré notre bébé, Alan.

La première fois que je suis venue vous voir, Tony, je vous avais écrit une lettre durant la nuit. J'étais seule et me sentais au bord du suicide. J'avais l'impression que personne ne pouvait m'aider. Dans la lettre, je déclarais que je n'avais rien d'autre que des problèmes de santé. J'avais pas mal de poids en trop et étais toujours ballonnée. Je souffrais d'hypertension, de coelialgie, d'un urticaire sur tout le corps (eczéma) et j'étais une fumeuse invétérée. Je me sentais anéantie, manquant d'assurance et plutôt dépressive".

Je me souviens de Marie lorsqu'elle est arrivée ce matin-là. Elle s'est assise en face de moi, tête baissée. Elle ne pouvait parler par peur de s'effondrer et me tendit la lettre décrivant ses problèmes. A la fin, elle avait inscrit : "S'il vous plaît, s'il vous plaît, j'ai sérieusement besoin d'aide !". Tout en lisant la lettre, je me branchai sur elle et la sentis terriblement affligée.

Elle s'était engagée tôt dans la vie maritale et pourtant tout semblait aller de travers pour elle et son mari : ils avaient été mariés deux ans et auraient aimé fondé une famille. Son histoire continue :

"Lorsque vous avez terminé de lire la lettre, je vous ai demandé quand je pourrai avoir un bébé. Vous avez été très doux et très gentil en disant : "Nous allons franchir une étape après l'autre". Vous avez placé vos mains à l'arrière de mon cou.

Je ne sais pas comment vous avez su que j'avais mal à cet endroit. J'avais parfois de terrible maux de tête. Tout ce que je sais est que, lorsque je quittai votre clinique, la douleur avait disparu. Lorsque je franchis la porte, je me sentais si bien, le soulagement fut instantané. C'était comme si j'avais laissé sortir un profond soupir 'Pouf !'. J'ai alors eu l'impression que l'aide venait à moi.

Ce jour-là, je rentrai chez moi et dormis très bien, ce qui ne m'était pas arrivé depuis des années. Le matin suivant, je sentis que j'avais dénoué quelque chose à l'intérieur et commençai à vivre avec entrain. Je devins plus détendue et plus heureuse en moi-même.

La dépression avait été levée et je pus entrer davantage en contact avec le côté heureux de moi-même que je pensais avoir perdu pour toujours. Puis, en trois semaines de séances, ma tension baissa. Tous les ballonnements de mon corps disparurent. L'eczéma qui me tourmentait depuis cinq ans s'était évanoui.

En deux mois, je fus de nouveau enceinte. Vous m'avez aidé à abandonner la cigarette – un grand pas en avant car j'étais accro. J'avais une belle apparence et me sentais belle. Toute la grossesse fut un bonheur absolu.

J'accouchais d'une adorable petite fille, Laura. J'étais aux anges.

Quelques années plus tard, contre toute attente, j'eus un adorable petit garçon. Nous l'avons appelé Nicolas".

Lorsqu'une personne malade, déclarée incurable selon les compétences de la science médicale, commence à montrer des signes de rétablissement, certains s'affolent et deviennent suspicieux. Au lieu de se réjouir pour elle, c'est tout juste s'ils ne montrent pas de la désapprobation.

Je me souviens d'un homme qui était venu me voir dans un état désespéré. Après la guérison, il commença à dépasser le temps qu'on lui avait imparti : normalement, il aurait dû déjà mourir selon les médecins. "Les gens ne cessent de me demander pourquoi je suis encore dans les parages et dans une telle forme" dit-il en s'excusant presque. Au bout d'un an, il me dit qu'il se sentait obligé de s'excuser auprès de chacun. A la fin de la deuxième année, il commença vraiment à s'inquiéter. Il fut sous pression.

La troisième année, il resta dans sa maison, il se sentait si embarrassé de vivre si longtemps !

Inutile de se demander pourquoi, lorsqu'une personne retrouve la santé, elle garde la bonne nouvelle pour elle.

Betty souffrait d'un cancer à l'estomac. Elle me dit que sa sœur, Maureen, (qu'elle n'avait pas vue depuis des années) lui avait ordonné de venir très vite chez elle après sa visite chez moi, afin qu'elle puisse choisir la robe et les bijoux avec lesquels elle désirait être enterrée. La colère de Betty montait intérieurement.

Une fois la séance de guérison terminée, Betty se leva et dit : "Cette sœur aura de quoi s'inquiéter si elle pense que je vais mourir au moment et le jour où elle le demande. Maintenant, Tony, je vais faire les magasins en ville !".

Lorsque des gens souffrant d'affections très sérieuses viennent me voir, ils amènent invariablement avec eux leurs antécédents médicaux, dactylographiés et très détaillés. Bien que cela m'aide à me faire une image de ce qu'a subi la personne, l'information n'a que très peu d'utilité ; elle ne peut que révéler les multiples échecs par lesquels est passée la personne en essayant de trouver une solution.

Cependant, c'est un point de référence à partir duquel la guérison peut commencer. Toute amélioration devient alors un miracle en lui-même.

Kate arriva avec une chemise bourrée de rapports médicaux sous son bras. Voici son épouvantable et incroyable histoire :

"Mes cauchemars ont commencé il y a quinze ans. Je ressentais de fortes douleurs au côté droit et fut conduite en urgence par ambulance à l'hôpital le plus proche. Les médecins, pensant que c'était un problème de reins, me firent passer d'innombrables tests et me libérèrent peu après. Cependant, un peu plus tard, je m'évanouis et on se hâta de me ramener à l'hôpital, cette fois pour une opération urgente. Ils enlevèrent un kyste ovarien et je quittai l'hôpital trois semaines après, incapable de me redresser, avec cette même douleur horrible étreignant mon côté. Je continuai à me rendre à l'hôpital et on me mit sous médicaments. Six mois après la première opération, il découvrirent que je souffrais d'une endométriose, un problème lié à l'alignement de la matrice. Mon propre docteur se chargea de la seconde opération pour supprimer l'adhésion et nettoyer l'endométriose qui s'était répandue si rapidement.

Je poursuivis la lutte pendant trois ans et demi, sous médicaments, effectuant des allers et retours à l'hôpital. Les effets secondaires furent terribles : nausées, maux de tête, douleurs aiguës dans les avant-bras et les jambes, fatigue, ballonnements, forte dépression. Finalement, je changeai d'hôpital. Mon nouveau médecin dit que j'avais une grosse protubérance sur l'ovaire et devais subir une hystérectomie.

Il me dit aussi qu'il ne me restait qu'un ovaire, le premier médecin ayant dû enlever l'autre en même temps que le kyste. Je subis l'hystérectomie et me sentis bien durant six mois, mais dus faire face à de nouveaux problèmes. La douleur et les nausées étaient vives. J'étais malade toute la journée, très fatiguée, avec une sensation de gêne dans mon côté qui descendait dans le bas de mon estomac. L'hôpital me prescrivit des médicaments plus forts mais les effets secondaires empirèrent. Je ne pouvais dormir. J'étais tendue et plus rien ne m'intéressait. Je devins complètement dépressive. Mon médecin ne savait plus que faire pour moi. Je résistai une année de plus jusqu'à ce qu'un soir, je m'évanouisse chez moi.

Mon docteur était parti en vacances et je souffrais terriblement. On m'achemina donc vers un autre hôpital. J'essayai de les mettre au courant de mes antécédents médicaux, mais ils prirent des initiatives sans en tenir compte et m'enlevèrent l'appendice. Deux semaines plus tard, j'étais de retour à la maison avec la même douleur intense. Au retour de ses vacances, mon médecin explosa de colère lorsqu'il apprit qu'ils m'avaient retiré l'appendice. Il me fit passer d'autres tests, mais n'avait que peu d'espoir sur le succès de traitements supplémentaires. A ce point, j'avais abandonné la partie ; l'avenir semblait sombre, sans aucune lumière au bout du tunnel. J'avais été un jour une personne active, mais maintenant je ne valais guère mieux qu'une invalide. Je croyais sincèrement que je finirais dans un hôpital psychiatrique. J'avalais les antalgiques comme des Smarties et me déplaçais comme un zombie. Le temps passa dans un brouillard et je me retrouvai à nouveau à l'hôpital. On m'adressa à un autre docteur – un chirurgien généraliste qui dirigeait sa propre clinique. Il dit que c'était une récidive de l'endométriose et non un nouveau problème. Ils opérèrent à nouveau et me renvoyèrent chez moi avec de puissants médicaments. J'avais alors perdu tant de poids que tout le monde pensait que j'étais mourante.

Novembre 1987 arriva et je me réveillai avec une douleur intense dans la poitrine. Je crus que je faisais une crise cardiaque. On me conduisit à nouveau en urgence à l'hôpital pour me mettre sous perfusion.

Ils me firent passer d'innombrables tests et des scanners des reins qui révélèrent deux larges kystes de chaque côté. C'est cela, me dit-on, qui avait provoqué la douleur tout ce temps. Je subis une grosse opération pour enlever les deux kystes – ils avaient apparemment poussé dans mes intestins. Deux semaines plus tard, je fus libérée de l'hôpital et rentrai chez moi en proie à une terrible douleur.

Durant toutes ces années, j'avais dépensé une fortune pour consulter des médecins, faire des allers et retours à l'hôpital les autres jours, mais la douleur était toujours présente. J'étais complètement écoeurée des médecins et me sentais misérable, sans aucun espoir pour l'avenir. Mon amie Suzanne me voyait dépérir de jour en jour. Un matin, je lui dis : "Je ne peux plus le supporter."

"Ne veux-tu pas essayer autre chose ?" demanda-t-elle.

"Comme quoi ?"

"Ne veux-tu pas essayer la guérison spirituelle ?"

"Je ne vois pas comment cela pourrait m'aider" dis-je sèchement.

Suzanne ayant été très bonne avec moi, c'est sans enthousiasme que je pris rendez-vous avec vous. J'étais vraiment très sceptique. La guérison était pour les autres, pensais-je, et ne sera d'aucun bénéfice pour moi.

Le matin où je vins vous voir, j'étais au bout du rouleau, tordue de douleur, me sentant comme une vieille femme. Je vous racontai mon histoire. Vous avez alors placé vos mains sur mon ventre, mon dos et ma tête. Lorsque je vous ai quitté ce matin-là, j'ai eu l'impression qu'un énorme nuage s'était dissipé – toute la douleur m'avait quittée. Ma tête était parfaitement claire et je me sentais vraiment bien. Suzanne constata immédiatement le changement. "Je te l'avais dit que Tony t'aiderait" dit-elle. Je répondis à contre coeur : "Eh bien, peut-être".

La douleur revint le jour suivant mais pas aussi forte cette fois. C'est comme si je m'éloignais d'elle. Je ressentais une force intérieure.

Les analgésiques pouvaient arrêter la douleur durant une courte période, mais me rendaient malade et nébuleuse. Ceci était un miracle ! Je me souviens n'avoir ressenti aucune douleur ce premier week-end et avoir mangé tout ce que je trouvais sous la main.

Pour la toute première fois, j'étais capable de me débrouiller. Quelques semaines plus tard, je me sentis si bien que j'allai danser jusqu'à quatre heures du matin. La douleur allait et venait et, en quelques semaines, elle disparut complètement.

Je partis en vacances en France et ce furent les meilleures vacances de toutes, libres des médicaments et de la douleur. C'était comme si j'étais revenue il y a quinze ans avant que le cauchemar ne commence. Mes amis notaient mon changement et en faisaient souvent la remarque. Encore aujourd'hui, lorsque je passe près de l'hôpital, cela me bouleverse intérieurement.

J'avais passé tant de temps dans cet endroit, la période la plus noire de ma vie.

Ma mère et le reste de ma famille ne pouvaient en croire leurs yeux de me voir si bien. Je vais marcher, nager et danser, faire toutes les choses dont je ne faisais que rêver auparavant.

Tony, cela ne fait que trois mois que je viens vous voir pour les séances de guérison. N'est-ce pas une courte période après avoir été malade pour plus de quinze ans ?

Aujourd'hui, je regarde toutes les cicatrices de mon ventre et dis : "Mon Dieu ! Ils me rappellent cette horrible période de ma vie !".

C'est un miracle que je me sente mieux. Parfois, j'ai encore du mal à y croire !".

J'ai vu des tas de gens tourner en rond dans la morne routine de leur vie, répéter les mêmes erreurs, tomber et rester prisonniers des mêmes schémas négatifs et de l'autodestruction. Ils réalisent que quelque chose ne va pas et veulent le changer, mais ne savent pas par où commencer. La guérison dont ils ont besoin est ce que j'appelle "développement de soi".

Mon message est toujours le même. Chaque chose de notre vie dépend de la façon dont nous pensons et ressentons profondément à l'intérieur de nous. Notre monde interne crée notre réalité externe.

Nombreux sont les gens que j'ai conseillés qui m'ont dit que, chaque fois qu'ils entamaient une relation avec quelqu'un de nouveau, cette personne se révélait toujours être semblable à la précédente.

Le schéma habituel continue, ils se sentent utilisés, abusés, abandonnés et dépressifs.

Je pose toujours cette simple question : "Que pensez-vous mériter ?". Aux personnes dont la relation vient de se terminer, je leur conseille toujours de laisser passer un bon bout de temps avant d'en entamer une autre afin que leurs sentiments et leurs façons habituelles de penser aient le temps de changer. Si seulement les gens pouvaient voir et changer les schémas habituels de pensée négative qu'ils portent avec eux, le monde deviendrait un lieu bien plus agréable.

Joan était professeur mais dut quitter son poste, car certains membres de l'équipe la harcelaient. Elle reprit une place dans une autre école et expérimenta à nouveau la même chose. Elle partit immédiatement et trouva un travail dans une école de filles, pensant que ce serait différent. En moins d'un an, elle était à nouveau persécutée.

Elle prenait maintenant des comprimés pour les nerfs. Elle décida que la meilleure solution serait de tout recommencer et quitta le pays. Joan partit travailler en Amérique. La première année fut formidable, elle se fit de nouveaux amis.

Cependant, lentement, les brimades recommencèrent et les années de contrariétés qu'elle avait accumulées dans son système la conduisirent à l'hôpital. Joan revint vivre en Irlande et suivit une conférence que je donnais. Elle vint chercher des conseils et la guérison, et en six mois, apprit à transformer sa pensée intérieure et ses schémas émotionnels habituels. Les changements furent visibles. Elle obtint un autre poste de professeur et ne fut jamais plus persécutée.

Comme pour Joan, le développement de soi a quelque chose à voir avec l'évacuation et le nettoyage du passé.

Lorsque cela s'avère nécessaire ou pertinent, j'utilise mes capacités psychiques pour ramener une personne à un moment particulier de son passé qui continue à peser fortement sur le présent, pour l'aider à changer. Malgré tout, je ne crois pas en la nécessité d'aller déterrer le passé : il est inutile de creuser tout le jardin pour enlever une mauvaise herbe. En fait, beaucoup de ceux qui ont suivi des thérapies et viennent me voir sont plus fragmentés que lorsqu'ils ont commencé.

J'essaie de renforcer les forces des personnes et non leurs faiblesses, de les aider à avancer dans leur vie. Certains auront peut-être besoin de penser positivement tandis que d'autres auront besoin de développer la confiance et une bonne image de soi.

Charlie, un homme d'une cinquantaine d'années, portait une chemise blanche aux manches retroussées et des perles de sueur roulaient le long de son visage sur mon bureau. Il était extrêmement agité, ses yeux sortaient de leurs orbites et son corps tremblait. J'allais lui serrer la main et il s'exclama : "Pour l'amour de Dieu, Tony ! N'essayez pas de me relaxer. C'est cette sacrée tension qui me harcèle !".

Charlie venait d'arriver en taxi de l'hôpital psychiatrique. Son histoire de dépression durait depuis trente ans, la plupart passés dans différents hôpitaux. Il était englué dans un schéma d'insécurité jusqu'à ce qu'il commence à faire un travail sur lui. Après six mois de soins et de conseils, Charlie remarqua : "Maintenant je peux dire honnêtement que je m'apprécie".

En un an, Charlie devint un autre homme. Les hôpitaux ne furent plus qu'un pâle souvenir et il ne prenait plus de médicament. Lors de sa dernière visite, il me dit : "Tony, je m'aime. J'aime la vie. C'est comme un tout nouveau commencement".

Un problème physique peut conduire la personne vers la guérison, mais, sans qu'elle le sache, elle a atteint un tournant dans sa vie : le symptôme physique n'est qu'une partie de "l'appel à l'éveil". Etre honnête avec nous-mêmes nous remettra vite en contact avec qui nous sommes et où nous allons. Admettre que nous sommes perdus peut très souvent déclencher une réponse de nos anges gardiens et donc nous apporter une solution.

* * *

EXERCICE

– COMMENT DEMANDER DE L'AIDE –

L'exercice suivant vous montre comment rechercher de l'aide par des moyens auxquels vous n'auriez sans doute jamais pensé. Pour vous préparer, lorsque la vie semble aller de travers et que tout semble se liguer contre vous, avant de tomber dans le sommeil la nuit, dites-vous :

Je suis ouvert et réceptif à une intervention divine.

Puis, restez ouvert. Les réponses peuvent apparaître sous de nombreuses formes différentes. Voici ce que vous pouvez faire avec un esprit attentif :

- Vous pouvez ouvrir la page d'un livre où réside la solution.
- Vous allumez la radio et quelqu'un est en train de parler d'un sujet qui sonne juste à votre oreille.
- Vous avez instinctivement envie de faire quelque chose qui mènera à une solution.
- Vous tombez par hasard sur un vieil ami qui vous donne un conseil qui est la réponse à vos prières.
- Vous vous réveillez le matin en sachant ce que vous avez à faire.

Continuez la liste !

CHAPITRE 8

Guérir les animaux sauvages et domestiques

"Les animaux sont 'psychiques', ils ont intuitivement conscience qu'il sont aidés par des mains invisibles, et ils s'y abandonnent d'une façon si paisible. Ils savent".

Sylvia Barbanell

Les animaux peuvent exercer une grande influence sur notre santé et notre bien-être. Le seul fait d'être en leur compagnie peut permettre de baisser la tension, stimuler notre système immunitaire et nous faire rire. Ils respirent tant d'amour et d'affection que, s'il leur arrive malheur ou s'ils tombent malades, l'effet peut être extrêmement bouleversant sur leur propriétaire.

"Mon chat Petals n'est pas dans son assiette" écrivait une femme de West Cork. "Il semble très déprimé et ne mange pas. Ces derniers temps, il disparaît durant de longues périodes. Je m'inquiète beaucoup à son sujet. S'il vous plaît, pouvez-vous m'aider ?".

J'ai toujours utilisé mes dons télépathiques et psychiques lors de mes soins de guérison, mais avec les animaux, mes capacités semblent encore plus aiguisées. Je me branchai sur Petals et ressentis immédiatement sa terreur vis-à-vis d'un chien. Je commençai la guérison à distance et écrivis à sa propriétaire pour lui dire ce que j'avais vu.

Elle me répondit aussitôt en disant qu'elle ne possédait pas de chien, qu'il n'y avait aucun chien dans le voisinage et que peut-être je me trompais. Pourtant, chaque fois que je dirigeais mes soins vers Petals, je buttais sur cette solide masse de peur. Je me branchai à nouveau sur lui et lui demandai en esprit quel était le problème. Je reçus immédiatement une claire image de Petals poursuivi par un énorme labrador noir autour de la maison. Dans une autre lettre, je dis à la femme ce que j'avais vu et lui demandai à nouveau de bien vouloir vérifier. Elle répondit une semaine plus tard en disant qu'elle avait pris une nouvelle femme de ménage à son service, qui avait sa propre clé et pouvait entrer librement chaque matin pendant qu'elle-même rendait visite à sa sœur à l'hôpital. Un jour, elle revint plus tôt et trouva le labrador noir de la femme de ménage tout excité en train de poursuivre autour de la maison le pauvre Petals devenu fou. La femme de ménage n'amena plus son chien à la maison. L'énigme fut enfin résolue.

Un animal peut être un ami et un compagnon loyal, quelqu'un à qui parler lorsque nous nous sentons seuls.

Peggy m'assistait pour la guérison. Elle souffrait de graves bronchites et de maux de tête persistants. Un soir, elle me dit qu'elle s'inquiétait beaucoup pour son chien Bobby : il était très malade et la situation semblait sans espoir. Bobby était un terrier à poils durs de cinq mois. Il était déjà nerveux et frêle lorsque Peggy l'adopta et son état ne s'améliorait pas. Il souffrait de douze maladies différentes, avait dit le vétérinaire, dont la maladie de Carré, maladie infectieuse et souvent mortelle chez les animaux. Bobby avait aussi une angine et de la conjonctivite. Le vétérinaire fit de son mieux mais dit que Bobby devrait être piqué. Peggy écrit :

"J'étais venue vous voir à l'époque et avait remarqué un article dans votre salle d'attente traitant de la guérison à distance. J'ai donc inscrit Bobby sur la liste d'attente un lundi.

Le vendredi qui suivit, la santé de Bobby s'était tant améliorée que ce fut comme si un miracle était arrivé. Le vétérinaire l'avait tenu pour perdu, mais les effets de la guérison furent immédiats ! Les infections furent nettoyées en quelques semaines et il commença à prendre du poids.

C'est un solide gaillard maintenant et il n'a plus peur de sortir. En fait, il est impatient de franchir la porte d'entrée. Il dévale la rue en m'entraînant avec lui, la brute ! Merci pour toute votre aide, à la fois pour mon chien et pour moi. Cette guérison à distance est quelque chose de vraiment puissant !".

Je suis constamment frappé par les auras magnifiques que possèdent les animaux. Elles semblent translucides, presque comme un ange. Kathleen, une non-voyante, m'amena sa chienne-guide, Flossy, pour des soins. Flossy était un magnifique labrador jaune. Elle avait subi une grave opération de l'estomac six mois auparavant, mais la blessure ne voulait pas cicatriser. Son vétérinaire voulait piquer l'animal mais le cœur de Kathleen se brisait à la pensée de le perdre. L'aura de la chienne avait la couleur jaune et brillante du soleil, ce qui indiquait qu'elle était digne de confiance, amicale, fidèle et pleine d'amour. Je m'agenouillai sur le sol auprès de Flossy qui s'était allongée sur le côté pour moi, et pus observer une blessure d'une trentaine de centimètres sur son estomac d'où suintait du pus.

Je plaçai une main juste au-dessus de la blessure et l'autre sur sa tête pour commencer la guérison. Flossy me lécha les mains pour me remercier. Je me tenais à côté de Kathleen pour lui transmettre la force de guérison afin de dissiper le choc et le traumatisme qu'elle ressentait, je le savais, profondément à l'intérieur. Elles partirent enchantées.

"Eh bien, Monsieur Hogan" dit-elle lorsqu'elles revinrent la semaine suivante, "j'étais en train de raconter à vos patients ce qui s'est passé avec Flossy. Le vétérinaire n'en croyait pas ses yeux, la blessure s'est complètement asséchée et est enfin en voie de cicatrisation". Je jetai un rapide coup d'oeil, l'infection était nettoyée et la blessure à peine visible. Flossy se pencha et me donna un grand coup de langue bien mouillée. Le nuage de dépression qui recouvrait la tête de Kathleen avait disparu ainsi que le choc. Elle prit mes mains et les serra fortement : "Que Dieu bénisse vos mains, Monsieur Hogan" dit-elle. "Vous nous avez donné à Flossy et à moi un regain de vie".

Une femme me téléphona en pleine panique. Elle supervisait un grand haras composé de nombreux chevaux. Je me branchai sur l'un de ses chevaux et obtint, à l'aide de mon œil mental, une claire image de l'animal souffrant et gisant sur le sol. "Il est resté ainsi toute la semaine" dit-elle. "Le vétérinaire a fait plusieurs allers et retours. Il n'a pas beaucoup d'espoir". Je lui dis que j'avais déjà commencé la guérison sur son cheval et continuerais jusqu'à ce qu'elle me rappelle. "Il était déjà souffrant l'année dernière" expliqua-t-elle. "Nous avons fait des analyses de son sang chaque jour, qui montraient des anomalies. Nous ne l'avons donc pas fait courir. Lorsqu'il commença à décliner ainsi, nous ne savions plus que faire et j'ai téléphoné à tous les autres haras ; un de mes bons amis nous a donné votre nom. Je vous serais si reconnaissante si vous pouviez aider ce cheval d'une façon ou d'une autre" dit-elle avec anxiété. Puis elle raccrocha.

"Le téléphone sonna quelques heures plus tard. "Je ne peux en croire mes yeux, ce n'est plus le même cheval, Monsieur Hogan" dit-elle. "Il est en bas du terrain et court en tous sens. Tous ceux du parc n'en reviennent pas. Notre vétérinaire est sidéré".

Je fus très heureux de la bonne nouvelle, je sentais cependant que quelque chose n'allait pas dans le système du cheval, et continuai donc les soins jusqu'à ce que le vétérinaire le déclare hors de danger. Le temps passa et le cheval fut finalement apte à reprendre la course. Je fis un pari sur lui auprès d'un bookmaker et eus la chance de gagner quelques centimes !

"Non !" me dis-je en moi-même. "Je ne vais pas soulever cette question".

Emilie, un professeur de musique talentueux dans la trentaine, s'assit en face de moi. Elle paraissait tellement plus saine à l'intérieur, bien loin de la femme dépressive, sous tranquillisants, qui s'était présentée la première fois à ma porte. Tandis que nous bavardions, je ne cessais d'avoir la nette impression d'un canari jaune dans une cage au sommet arrondi recouverte de velours bleu. Je me dis que je n'allais pas en parler. Mais alors que la pensée s'insinuait dans mon esprit, les mots sortirent en vrac : "Vous ne connaissez personne avec un canari jaune vif, par hasard ?".

Emilie s'arrêta au milieu d'une phrase : "Comment savez-vous que Fred ne va pas bien ?" demanda-t-elle.

"Qui est Fred ?"

"C'est le canari de ma mère, son chéri ! Elle a le cœur brisé, il ne veut pas manger. Il s'est arrêté de chanter. Depuis, je m'inquiète pour la santé de ma mère, car lorsque Fred ne va pas bien, elle ne va pas bien. Elle l'adore".

J'expliquai à Emilie que je guérissais toutes sortes d'animaux.

"Peut-être pourrions-nous essayer la guérison à distance sur Fred ?"

"Le feriez-vous ?" demanda-t-elle pleine d'espoir. "Cela a été un tel souci. J'ai hâte d'en parler à ma mère".

Quelques jours plus tard, je reçus un coup de téléphone d'Emilie et de sa mère. "Fred s'est réveillé tôt ce matin, en chantant à tue tête ! Il est redevenu lui-même. Nous sommes si soulagées. Merci beaucoup".

Je n'ai qu'à rentrer dans une maison étrangère et l'animal domestique qui s'y trouve vient généralement vers moi. Ils sentent quand quelqu'un est gentil avec eux.

Le chat finira par s'asseoir sur mes genoux, le chien s'allongera à mes pieds, recherchant l'attention. Ce peut être parfois embarrassant lorsqu'un animal me demande de faire part à son propriétaire que quelque chose l'ennuie ! ils aimeraient une autre sorte de nourriture, ou ils ont été maltraités d'une manière ou d'une autre. J'essaie d'être aussi diplomate que possible et ne fais que quelques subtiles suggestions.

Les enfants sont très branchés sur leurs animaux et sentent très souvent si quelque chose ne va pas chez eux. Sam me faisait penser au fameux chien de la série télévisée, *Lassie*. Il avait la même couleur et était très à l'écoute de ce que je disais ou faisais. Le propriétaire de Sam raconte l'histoire :

"Mes enfants s'inquiétaient beaucoup pour leur chien, Sam. Il souffrait terriblement à la suite d'une collision avec une voiture sur la route et avait perdu l'appétit. Malgré des allers et retours chez le vétérinaire des mois durant, il n'était plus le même. Les enfants étaient bouleversés de le voir subir un tel supplice. Nous étions tous bouleversés. Toute la famille était bouleversée.

L'un de mes enfants, Sara, que vous avez soignée quelques années auparavant, vint me voir et me dit : "Pourquoi ne pas emmener Sam chez Tony ? Il m'a guérie de mon asthme". Elle avait raison, en effet. Je l'avais complètement oublié, mais étais certain que vous ne pouviez aider les animaux. Je continuai donc à ignorer sa demande jusqu'au jour où mon mari demanda : 'Pourquoi ne pas téléphoner à cet homme, pour le bien de Sara ?' Bien que je me sente un peu ridicule, je le fis et nous prîmes donc la voiture pour conduire Sam chez vous. Tandis que nous franchissions votre salle d'attente, les regards sur le visage des patients se firent désopilants. Vous avez posé vos mains sur le dos de Sam et lui avez transmis la guérison. Ceci fut surprenant car il ne laissait personne le toucher à cet endroit, même le vétérinaire. Son dos guérit après cette première visite. Il mange maintenant comme un cheval ou, devrais-je dire, à nouveau comme un chien normal. Mes enfants, surtout Sara, vous envoient leurs remerciements les plus chaleureux".

Les animaux peuvent parfois représenter des forces positives pour entreprendre des changements dans notre vie. On me recommanda à la mère d'Alison car cette dernière ne réussissait pas bien à l'école.

"C'est ma mère qui m'envoie. J'ai un rhume de cerveau et une sinusite" murmura-t-elle en s'asseyant, engoncée dans un anorak fermé jusqu'au menton. Il y avait de grands cernes noirs sous ses yeux. Elle semblait avoir besoin d'une bonne nuit de sommeil et laissa sortir plusieurs bâillements.

"Comment ça va à l'école ?" demandai-je.

"Bien"

"Dois-tu bientôt passer des examens ?"

"Oui, mon certificat d'études".

C'était un sujet délicat à aborder, je le savais, sa mère avait dit au téléphone : "C'est la dernière de sa classe. S'il vous plaît, faites quelque chose pour elle !".

Je décrivis simplement ce que je faisais à Alison. Alors que j'étais sur le point de poser mes mains sur sa tête, elle sortit un gros lapin blanc de l'intérieur de son anorak. "Soignez-vous les animaux ?" demanda-t-elle avec un grand sourire. J'avais déjà vu des lapins sortir de chapeaux, mais là, c'était assez inattendu !

"Quel est son nom ?"

"Roger. Il a mal à un œil et a une coupure sur l'oreille, là où le chat l'a griffé. Elle ne cicatrise pas."

"Voyons ce que nous pouvons faire" dis-je en leur transmettant les forces de guérison.

La semaine suivante, Alison me dit que Roger allait bien – tout en sortant simultanément deux gerbilles de son anorak. "Soignez-vous les gerbilles ?" demanda-t-elle.

Plus je riais, plus le visage d'Alison s'éclairait. A partir de là, Alison apporta un animal chaque fois qu'elle venait. Un jour je lui demandai ce qu'elle aimerait vraiment faire si elle travaillait bien à l'école. "Je suis un cancre invétéré" dit-elle. "Je ne veux travailler que dans un magasin de bonbons". Malgré ce qu'elle disait, je pouvais voir qu'elle avait un véritable potentiel avec les animaux et le lui dis. Alison continua à venir pour des soins et obtint les meilleures notes de sa classe, les meilleures notes jamais enregistrées dans son école. Elle continua pour devenir aide-vétérinaire.

On m'a demandé maintes et maintes fois d'aider un animal nerveux lorsque son propriétaire s'en va en vacances et le laisse à un voisin ou dans un chenil. Les animaux sont si sensibles qu'ils peuvent anticiper le départ de leur maître de nombreuses semaines à l'avance. Les chevaux aussi peuvent ressentir de grandes tensions et du stress lorsqu'ils sont confinés dans un van durant de longues périodes. Une femme d'Angleterre me demande fréquemment des soins à distance pour ses chevaux lorsqu'ils sont en route pour un long voyage en avion au moment des courses de la Coupe de Melbourne en Australie ou du Derby du Kentucky. Elle a toujours constaté qu'ils restent calmes ce jour-là et ont de bons résultats.

* * *

EXERCICE

– COMMENT AIDER VOTRE PETIT COMPAGNON OU AUTRE ANIMAL A SUPPORTER UN VOYAGE –

Si vous possédez un animal qui s'agite au moment d'aller chez le vétérinaire ou de partir en voyage, vous pouvez l'aider efficacement en pratiquant sur lui l'exercice suivant:

- Asseyez-vous calmement avec l'animal.
- Caressez son pelage lentement mais fermement. Faites un effort conscient dans votre esprit pour vous connecter à l'animal.
- Visualisez une lueur chaude et chaleureuse sortant de vous et se dirigeant vers lui.
- Parlez à votre petit compagnon d'un ton rassurant. Dites-lui simplement ce qui va arriver. Voici le genre de paroles que vous pouvez dire :

  – A un chat ou à un chien : "Je vais t'emmener chez le vétérinaire en voiture. Tu seras très bien. Le vétérinaire est mon ami et ton ami, et tu te détendras lorsqu'il te fera ton injection qui te protégera des rhumes et des grippes durant les mois d'hiver".
  – A un cheval : "Je t'emmène dans ton van pour le show/les courses. Tu es déjà allé là-bas auparavant et tu te sentiras bien. Lorsque nous serons arrivés, tu adoreras cette sensation de liberté et te réjouiras de la représentation. Tu es un grand cheval, un magnifique cheval".

CHAPITRE 9

Guérir l'impossible

"Par la douceur, tu peux faire trembler le monde".

Mahatma Gandhi

Chaque jour les gens me demandent l'impossible. A certains moments, je me suis même demandé jusqu'où je pourrais le supporter, confronté à tant de chagrins, de tristesse et de désespoir, du matin au soir, à l'écoute d'histoires d'horreur, de coeurs brisés, passant constamment d'un monde à un autre. Il y eut des moments, je dois l'admettre, où je trouvais que c'en était trop. Durant les premières années, j'étais sans arrêt sur la brèche, courant d'un hôpital à un autre. J'étais devenu un visage familier dans tous les principaux hôpitaux de Dublin. Des voitures et des fourgonnettes s'arrêtaient dans la rue où se tenait ma clinique, parfois même l'ambulance qui transportait un malade incapable de monter les marches. Ainsi, je guérissais les gens là où ils étaient, dans leur voiture, dans la rue. Un après-midi, une femme en colère hurla au téléphone : "Vous, les guérisseurs, vous êtes tous les mêmes, vous vous fichez complètement des gens".

"Quel est le problème ?" demandai-je calmement.

"C'est ma meilleure amie, elle est à l'hôpital et se meurt d'un cancer de la colonne vertébrale. J'ai pris contact avec plusieurs guérisseurs qui m'ont tous envoyée paître. Ils n'avaient pas le temps. Je suppose que vous allez me dire la même chose – que vous êtes trop occupé ?".

Je lui demandai dans quel hôpital se trouvait son amie, lui expliquai combien j'étais occupé jour et nuit par des rendez-vous. Cependant, dis-je, quelle que soit l'heure à laquelle je finis ce soir, qu'il grêle, pleuve ou neige, je serai là pour votre amie. Elle finit par se calmer.

A peine avais-je reposé le téléphone qu'un autre appel se fit entendre d'un éditeur américain bien connu. Un homme se présenta et expliqua qu'ils venaient de publier le livre d'un guérisseur britannique et avaient reçu un appel d'une femme d'Irlande qui l'avait lu et dont l'amie était à l'hôpital, souffrant d'un cancer de la colonne vertébrale. "Nous lui avons donc donné votre nom et votre numéro de téléphone et espérons que cela ne vous a pas dérangé" dit-il.

"Tout va bien" répondis-je. "Elle m'a déjà contacté au téléphone quelques instants plus tôt et je vais me rendre à l'hôpital ce soir après le travail". Nous nous dîmes au revoir et nous en tînmes là.

Je terminai mes soins à vingt-trois heures cette nuit-là, saisis mon manteau, mon cahier de guérisons à distance et me rendis directement à l'hôpital.

Un brouillard dense et épais tombait rapidement tandis que je conduisais, la visibilité était quasiment nulle. J'aurais fait demi-tour si ce n'était la promesse que j'avais faite à la femme au téléphone. Je tournai doucement le coin du long chemin qui conduisait à l'hôpital, comptant sur les souvenirs que j'en avais de mes précédentes visites pour m'y guider. Il y avait normalement deux énormes piliers de chaque côté de l'entrée, mais à cause de l'épaisseur du brouillard, on ne pouvait les distinguer. Je sortis de la voiture pour tâter l'un des piliers. De loin, j'entendis des bruits de pas, mais le brouillard était trop dense pour apercevoir qui que ce soit.

Je continuai à marcher avec précaution, les mains tendues, touchai un des piliers, puis traversai la route en ligne droite pour essayer de trouver le second. Après avoir évalué l'endroit où se tenaient les piliers, je revins à ma voiture et passai prudemment l'entrée jusqu'au parking. Assis dans la voiture, je fermai les yeux et demandai l'assistance de mes amis esprits pour qu'ils m'aident à guérir la femme que j'allais rencontrer.

Lorsque je rouvris les yeux, je pouvais tout juste entrevoir la faible lueur des lumières passant à travers les fenêtres de l'hôpital. Je jetai un œil sur ma montre, il était vingt-trois heures trente. Je descendis de la voiture et rassemblai mes forces pour tenter de trouver la porte d'entrée. Les mains tendues, j'avançai à pas de tortue. Je me retournai pour constater que ma voiture avait complètement disparu dans l'épais brouillard. "Bon" me dis-je intérieurement, "je suis ici pour aider cette femme, j'ai promis que je viendrais". A travers la porte vitrée, je pouvais voir le gardien assis à son bureau en train de lire le journal. J'ouvris doucement la porte et le brouillard et la brume s'engouffrèrent avec moi. Cela avait tout d'une scène tirée d'un film de Boris Karloff. La seule chose qui me manquait était la longue cape noire.

"Vous travaillez tard" dit le gardien. L'endroit était désert.

"Je suis désolé, j'en ai pour une minute" répondis-je en me précipitant dans l'escalier de marbre jusqu'à la réception faiblement éclairée. Tout était tranquille, il n'y avait personne aux alentours, chacun semblait endormi dans son lit. Juste en face, une porte était ouverte. J'entrai dans une pièce plongée dans le noir complet. Je pouvais voir un lit vide sur ma gauche, une chaise et une table de chevet. La femme n'est pas ici, pensai-je. Je retournai vers la réception. Toutes les autres portes étaient fermées.

Comment vais-je trouver cette femme ? me demandai-je. Son amie sera furieuse si je lui dis que je ne l'ai pas fait. Je me branchai sur la malade et demandai à mes amis esprits ce que je devais faire. Immédiatement, je ressentis une forte envie de retourner dans la pièce vide. C'est ce que je fis lorsqu'une voix forte de femme retentit : "Qui est là, qui êtes-vous ?" Je levai la tête vers l'endroit d'où venait la voix, vers le plafond.

"Etes-vous l'homme que j'ai attendu toute la journée ? Qu'est-ce qui vous a retenu ?" demanda la voix sur un ton de colère.

Elle était perchée comme un oiseau dans un long hamac de corde suspendu d'un mur à l'autre, au-dessus du lit vide.

"Je suis dans ce machin car j'ai un cancer de la colonne vertébrale et ne peux m'allonger dans un lit normal" grinça-t-elle avec ressentiment.

La pièce était dans le noir complet mis à part la faible lueur venant de la réception à travers la porte ouverte derrière moi.

"Allumez la lampe de chevet qui se trouve sur la table, que je voie à quoi vous ressemblez" grogna-t-elle en baissant les yeux sur moi.

Je finis par m'orienter dans l'obscurité et allumai la petite lampe de chevet.

"C'est mieux" dit-elle. "Maintenant, tirez la chaise qui est là et racontez-moi tout sur vous. Etes-vous efficace ?".

Je ne répondis pas à son exigeante question. J'étais trop épuisé et brisé de fatigue après une longue journée de soins.

Je tirai la chaise et m'assis à côté du lit vide ; de temps en temps, je levai les yeux pour entrevoir la tête de la femme quand elle se penchait sur un côté du hamac.

"On m'a fait des injections de morphine les plus puissantes pour soulager la douleur, mais ces sacrés trucs n'atténuent rien du tout" dit-elle d'une voix âpre. "Ils disent qu'ils ont tout tenté. C'est cette douleur violente. Je souffre le martyr. Je ne peux même pas dormir la nuit avec cette affreuse douleur" gémit-elle.

En esprit, je me branchai sur son esprit pour ouvrir les canaux de guérison tandis qu'elle continuait à parler.

"Ouvrez le tiroir de ma table de chevet et prenez le livre qui s'y trouve. Il parle d'une guérisseuse d'Angleterre, je l'ai lu toute la semaine. C'est fascinant. Mon amie Diana qui vous a téléphoné ce matin a essayé de contacter cette guérisseuse durant des semaines, elle a même appelé l'éditeur du livre en Amérique".

Je me surpris à répondre d'une voix forte : "La guérisseuse n'a pas pu venir cette nuit, ils m'ont donc envoyé à sa place".

"Oh, je vois !". Il y avait une vive déception dans sa voix. Elle poursuivait sa série de questions. "Avez-vous eu des résultats ? Je n'ai jamais entendu parler de vous auparavant. Faites-vous ce genre de travail depuis longtemps ?". Elle continuait encore et encore.

Je pouvais sentir la colère monter en moi au fur et à mesure qu'elle parlait. Je jetai un coup d'œil sur ma montre qui marquait minuit.

Lorsqu'elle s'arrêta enfin de me presser de questions, je montai sur le bord du lit vide et fit courir maladroitement mes mains le long de l'extérieur du hamac en suivant sa colonne vertébrale pour lui transmettre la guérison. Je remis les pieds sur le sol et dis "Je m'en vais maintenant".

"Vous n'allez pas me laisser comme ça, n'est-ce pas ? Allez-vous revenir me voir ? Reviendrez-vous demain ? Promettez-le moi" gémit-elle.

A cette heure de la nuit, je ne pouvais penser clairement. Je lui dis que j'avais des rendez-vous toute la journée, chaque jour, mais que j'essaierais de venir la voir demain pendant l'heure du déjeuner.

Je descendis les escaliers et sortis dans l'air nocturne glacial et brumeux, complètement épuisé.

Le jour suivant, je revins à l'hôpital vers une heure. C'était une belle journée ensoleillée. Je pris un verre d'eau en guise de déjeuner, me donnai vingt minutes pour faire ma visite afin d'être de retour à temps pour mon prochain rendez-vous. Je montai les marches de l'hôpital quatre à quatre. Lorsque j'arrivai dans la chambre de la femme, la porte était toujours ouverte. A ma grand surprise, elle était emplie de gens assis en cercle, des carnets dans les mains, en pleine discussion. Je restai à la porte pour regarder. Mes yeux tombèrent sur la femme assise au milieu du cercle, la même femme que j'avais vue la nuit dernière. Elle était assise sur une chaise, parlant et riant à tous les gens, sans aucune gêne. Mon attention fut soudain interrompue par une voix derrière moi. "Puis-je vous aider, monsieur ?".

Je me retournai vivement. C'était l'une des infirmières.

"Cherchez-vous quelqu'un ?" s'informa-t-elle.

"Oui" dis-je en indiquant la chambre. "Je suis venu voir la femme assise au centre de la pièce, la nuit dernière".

"Oh, vous êtes le guérisseur dont on a parlé et qui êtes venu la nuit dernière".

Avant que j'aie eu le temps d'en dire plus, l'infirmière continua : "Eh bien, comme vous pouvez le constater, il y a eu un grand renversement de situation. Elle a bien dormi la nuit dernière et la douleur a complètement disparu. Voulez-vous que je lui dise que vous êtes ici ?" demanda-t-elle.

"Oui, s'il vous plaît" dis-je en attendant à l'extérieur.

L'infirmière revint. "Elle a un entretien en ce moment avec ses directeurs commerciaux. Elle m'a dit de vous demander de revenir une autre fois, elle est trop occupée pour l'instant pour vous voir".

"Je reviendrai demain à la même heure" répondis-je.

Le jour suivant, je revins à l'hôpital à l'heure du déjeuner. La même infirmière pleine de bonté vint à moi lorsqu'elle me vit et dit : "Oh, elle vient de se rendre dans un endroit chic pour un déjeuner d'affaires". En regardant sa montre, elle continua : "Elle sera absente quelques heures, dois-je lui dire que vous avez demandé après elle ?".

Une fois encore, mon cœur chavira, j'étais venu spécialement pour elle. L'infirmière sentit ma déception, se rapprocha de moi et dit : "Comment pouvez-vous supporter de faire ce genre de travail quand les gens vous traitent de cette façon ? Tous les médecins de ce service sont stupéfaits de son amélioration. C'est certainement grâce à vous, depuis que vous êtes venu la voir cette nuit-là" dit-elle en souriant. Je la remerciai de ses gentilles paroles et me hâtai vers ma clinique pour le rendez-vous suivant.

J'arrivai à la porte lorsque le téléphone sonna. C'était Diana, l'amie de cette femme, qui m'avait demandé d'aller la voir.

"J'ai tenu ma promesse" dis-je. "Je me suis rendu à l'hôpital chaque jour pour voir votre amie et je pense qu'elle va mieux".

Elle m'arrêta au milieu de ma phrase. "Oui" dit-elle sèchement. "J'ai appris que vous aviez été la voir, mais vous n'avez vraiment plus besoin d'y aller. J'ai finalement pu obtenir un rendez-vous pour mon amie auprès de cette guérisseuse si efficace d'Angleterre, la femme qui a écrit le livre sur la guérison".

Les paroles de l'infirmière sonnaient juste "Comment pouvez-vous supporter ce genre de travail ?". Le téléphone redevint silencieux.

Il arriva un moment où je dus prendre du recul avec mon travail pour me recharger et voir où j'allais. Je commençai à écrire sur mes expériences et à demander l'avis de mes amis esprits. Je réalisai vite qu'il y avait des gens qui manifestaient une attitude négative envers mes efforts pour les aider. Plus je donnais, plus ils prenaient. Je décidai de ne travailler qu'avec ceux qui appréciaient ce que je faisais pour eux. Je ne pense pas que les gens réalisent pleinement les énormes sacrifices et efforts par lesquels doit passer un guérisseur afin de soigner les malades.

Je me souviens d'une petite fille maigre de la campagne dont le nom était Maureen. Elle était entourée d'une boule d'obscurité et ne pouvait parler ni répondre. La lumière avait disparu de ses yeux depuis longtemps. Maureen ressemblait à quelqu'un réchappé d'un camp de concentration, son esprit était en miettes. Elle n'avait pas plus de treize ans et avait une structure très fine, juste la peau sur les os, des cheveux bruns et des yeux enfoncés dans son visage.

J'essayai de lui parler pour établir un contact, mais elle était allée trop loin. Tout ce que je pus faire fut de placer doucement mes mains sur sa tête et de demander à Dieu et à mes amis esprits de faire l'impossible encore une fois. Sous mes mains, je ne pouvais sentir qu'une faible lueur émanant du plus profond d'elle-même. La force de guérison afflua en moi comme des ondes d'amour et de lumière, s'enfonçant profondément dans tout l'être de Maureen, dans son esprit. A travers les directives de mes amis esprits, on me dit que la guérison physique n'était pas possible, mais que la guérison de l'esprit l'était, et je fis donc de mon mieux.

L'oncle et la tante de Maureen, avec qui elle habitait à Dublin, expliquèrent qu'elle était l'aînée d'une famille et avait des frères et des soeurs qui vivaient à la campagne. Elle avait raté son examen et ses parents l'avait jetée hors de la maison en disant qu'elle était un mauvais exemple pour les autres dans leur scolarité.

"Nous n'avons pas d'enfant" dit la tante. "Nous avons reçu un appel de la police locale nous demandant si nous voulions la prendre avec nous. C'est ce que nous avons fait. Mon mari et moi l'avons mise dans une école à Dublin et elle essaie de se débrouiller depuis. Elle ne mange rien. Nous devons donc l'amener à l'hôpital chaque matin pour qu'ils la nourrissent. Vous êtes notre seul espoir, Monsieur Hogan" implora-t-elle.

Maureen fut l'une de mes premières patientes anorexiques. On ne connaissait pas l'anorexie à cette époque en Irlande. On ne savait pas grand chose de cette maladie. Chaque fois que Maureen venait, elle refusait de parler ou de réagir. Je continuai à lui donner des soins et elle finit par s'éclairer. Son esprit, me dirent mes amis esprits, était revenu à la vie. Puis un jour, d'une façon complètement inattendue, elle murmura quelque chose tandis que je lui donnais des soins.

"Je déteste l'hôpital, je déteste l'hôpital, je déteste y aller" dit-elle.

"Que se passe-t-il à l'hôpital ?" demandai-je.

S'étant entendu parler, Maureen devint intimidée et se replia sur elle-même.

Je brisai le silence et dit : "Je n'en parlerai à personne, je te le jure".

Il y eut un autre long silence. Maureen leva les yeux vers moi et murmura : "Ils me maintiennent à terre et posent un appareil sur ma tête et mon menton, puis ils tournent une grosse vis et me forcent à ouvrir la bouche."

"Pourquoi font-il cela ?" demandai-je.

"Pour me nourrir" répondit-elle.

Des larmes coulèrent et roulèrent le long de ses joues frêles. "Mes frères et mes soeurs me manquent" cria-t-elle en éclatant en sanglots.

C'est dans ces moments-là que je me sens sur des charbons ardents quant à savoir ce que je dois dire ou faire. Je me branchai sur mes amis esprits pour leur demander de l'aide et au même moment, j'entendis ces mots sortir de ma bouche : "Tu reverras certainement tes frères et soeurs, tu n'as rien fait de mal. Ta tante et ton oncle t'aiment beaucoup".

Elle s'illumina et commença à me parler de son école et de tous ses petits tracas et peurs.

Je la rassurai du mieux que je pus et me sentis heureux d'avoir pu la libérer de son traumatisme.

Maureen continua à venir me voir durant quelque temps. Ses visites à l'hôpital devinrent moins fréquentes. Elle recommença à manger, se stabilisa à l'école et se fit de nouveaux amis. Je ne revis plus Maureen, mais me demandai souvent ce qu'elle était devenue.

Il y eut des moments où j'ai senti monter la colère à la vue des terribles injustices et expériences qu'enduraient certaines personnes dans leur vie. Je reçus un jour un appel téléphonique d'une infirmière en chef qui travaillait dans un hôpital local et m'envoyait régulièrement des gens à soigner.

"Tony, j'ai ici une femme souffrant d'un cancer du sein qui est programmée pour un traitement aux rayons. Elle est bouleversée et profondément affligée. Si je la mets dans un taxi, vous serait-il possible de l'examiner ce matin ?".

Je me branchai immédiatement sur la femme et sus qu'elle ressentait un besoin désespéré de venir.

"Bien sûr, envoyez-la immédiatement" dis-je.

Vingt minutes plus tard, le taxi arriva. Une femme dans la quarantaine, très effrayée, s'avança. Elle ne pouvait parler et n'arrêtait pas de pleurer. J'allai lui chercher un verre d'eau et quelques mouchoirs. Les couleurs qui surplombaient sa tête formaient des tâches bleu foncé et rouges, qui m'indiquaient qu'elle était abattue, isolée et emplie de peur. Je m'assis à côté d'elle, les yeux fermés, et demandai à la guérison de descendre sur elle tandis qu'elle pleurait de tout son saoul du plus profond de son coeur. Quelques minutes passèrent et la pièce commença à se remplir de paix et de lumière. Ses pleurs se calmèrent et se firent plus légers. J'ouvris lentement les yeux et constatai que toutes ses couleurs étaient plus brillantes et plus vibrantes.

"Pouvez-vous parler ?" lui demandai-je calmement.

Elle leva lentement la tête et me regarda.

"Seulement si vous le désirez, prenez votre temps" la rassurais-je.

Elle prit une gorgée d'eau.

"Je ne vais pas vous demander votre nom ou votre adresse ni d'où vous venez. Comprenez-moi bien, je ne suis ici que pour vous aider" dis-je.

Elle parla pour la première fois. "Je viens de l'ouest de l'Irlande et vis dans une ferme. Je n'ai jamais été à Dublin auparavant. J'ai si peur !". Les larmes recommencèrent à couler et ruisselèrent sans s'arrêter sur son visage.

"Je comprends, prenez votre temps" répondis-je.

Au bout d'une minute ou deux, elle se calma. "J'ai appris que j'avais un cancer il y a quelques mois. Mon médecin m'a dit que je devais monter à Dublin pour suivre un traitement aux rayons. J'ai terriblement peur. Je ne connais personne ici". Sa voix tremblait d'une peur intense.

"Vous ne l'avez dit à personne ?" demandai-je.

"Non, j'ai deux jeunes enfants, un garçon et une fille. Ils me manquent beaucoup. Je ne les reverrai jamais" dit-elle en pleurant.

Je tins ses mains dans les miennes et demandai à mes amis esprits d'aider cette pauvre femme.

"Mon mari est fermier et nous vivons à la ferme avec sa mère. Je n'ai tout simplement pas pu leur dire, je n'ai pu le dire à personne" sanglota-t-elle.

"N'allez-vous pas leur manquer à la maison ?" demandai-je.

"Non, je leur ai dit que je montai à Dublin quelques semaines chez une amie de lycée que je n'avais pas vue depuis des années. Je n'ai jamais été à Dublin auparavant. J'ai peur de ne jamais plus les revoir" dit-elle en pleurant de toute son âme.

"Il n'y a pas de honte, laissez-vous aller complètement, vous vous sentirez mieux" dis-je pour la rassurer.

Toutes les émotions éclataient dans tout son corps, essayant de trouver une manière de s'exprimer tandis que son visage passait du rouge vif au blanc. Elle se reprit et continua.

"Je loge dans un *'bed and breakfast'* près de l'hôpital. Je suis terrifiée" hurla-t-elle". Je vais mourir. Je ne reverrai plus mes enfants. Je suis toute seule".

"Rappelez-vous cette gentille infirmière qui vous a envoyée à moi, c'est votre amie, et je suis votre ami" lui assurai-je. Je me levai pour faire passer la force curative en elle et bientôt, elle se retrouva dans une matrice de paix. Puis, je me rassis.

"Qu'ont-il fait à l'hôpital ce matin ?" demandai-je tandis qu'elle rassemblait ses pensées.

"Ils ont marqué la zone où était le cancer et m'ont alors dit que je devais commencer le traitement aux rayons demain matin".

J'expliquai brièvement combien la guérison spirituelle était merveilleuse pour aider les gens à supporter les traitements de rayons et de chimiothérapie. Je lui suggérai de venir me voir tous les jours pour des soins, ce qu'elle fit.

La gentille infirmière de l'hôpital me téléphonait chaque jour et me tenait informé de son état. Elle l'emmena même chez elle pour un dîner et faire un tour en ville le week-end.

Grâce à la force de guérison, les symptômes de nausée et autres effets secondaires dus à son traitement étaient considérablement réduits et sa structure d'esprit se renforçait de jour en jour.

Les semaines passèrent à toute vitesse et, finalement, elle rentra chez elle par le train retrouver son mari et ses enfants, une femme différente. Je ne sus jamais son nom ni où elle vivait, mais je pensais souvent à elle et me demandais si elle avait été capable de parler à quelqu'un de ses véritables sentiments.

Bien sûr, il y a toujours des moments amusants qui m'aident à relativiser les choses et à poursuivre mon travail de guérison.

Valérie vint me voir un jour en disant : "Je vais divorcer de mon mari, je ne peux simplement plus le supporter."

"Pourquoi ?" demandai-je.

"Parce qu'il sent trop fort. Je ne peux plus supporter de le voir près de moi."

"Est-il ainsi depuis longtemps ?"

"C'est arrivé il y a environ neuf mois, depuis qu'il a consulté ce sacré docteur."

"Que s'est-il passé ?"

"Mon mari Tom souffre d'asthme et d'eczéma depuis des années. Il a entendu parler de ce médecin dans l'un de ces quartiers chics, qui lui a dit qu'il faisait une allergie à l'eau et depuis, il ne s'est pas lavé".

J'éclatai de rire.

"Ce n'est pas une plaisanterie, Tony, même les enfants ne peuvent supporter la vue et l'odeur de leur père. Ils quittent la pièce lorsqu'il rentre. Même ses collègues de travail se sont plaints à moi de l'horrible odeur qu'il dégage et de ses cheveux devenus une affreuse tignasse !".

Je me souvins alors d'un homme que j'avais traité de nombreuses années auparavant et qui souffrait d'asthme. On lui avait dit qu'il faisait une allergie à la poussière et qu'il devait se débarrasser de tous les tapis, chaises, rideaux, lits, vêtements, etc. Même le pauvre chat dut partir. Finalement, tout ce qui resta à l'homme dans son salon fut une télévision, une caisse de bois orange pour s'asseoir et un matelas dans un coin pour servir de lit. C'était à peu près la même histoire ici.

J'expliquai à la femme qu'il était impossible que son mari fasse une allergie à l'eau étant donné que le corps humain était constitué d'eau.

"Pouvez-vous sauver notre mariage ?" répliqua-t-elle.

Je réalisai alors que la situation était sérieuse.

La semaine suivante, Tom, son mari, vint me voir pour des soins et le premier conseil que je lui donnai fut de rentrer chez lui et de se laver. Leur mariage fut sauvé et son eczéma guéri.

A l'époque où j'ai commencé mes guérisons, je n'avais pas le téléphone. Les gens venaient simplement faire la queue dans la salle d'attente, assis sur une longue rangée de chaises.

Un matin, de nombreuses personnes arrivèrent en même temps. Je ne pus m'empêcher de remarquer un jeune homme qui boitait fortement et qui s'était assis à la queue, semblant assez perdu et dépressif. Je me dis en moi-même : "J'espère que je pourrai faire quelque chose pour lui".

Lorsque vint son tour, il se leva lentement avec de grands efforts et claudiqua jusqu'à ma pièce pour s'asseoir sur le tabouret. Les couleurs qui l'entouraient formaient d'épaisses tâches d'un bleu vaseux. Il me dit que sa sœur Marie m'avait recommandé à lui. J'inscrivis sur une feuille son nom, adresse et tous les détails importants concernant sa santé, etc. Je posai des questions sur sa jambe déficiente et lui demandai ce qui était arrivé.

Il dit qu'il avait eu un accident de voiture l'année dernière et s'était blessé au dos et à la jambe gauche. Tout allait bien jusqu'au moment où je me levai et posai une main sur sa tête et l'autre sur le bas de son dos. Il bondit soudain sur ses pieds en un éclair et s'éloigna de moi avec horreur en criant : "Ne suis-je pas à la compagnie d'assurance ?"

"Non" dis-je, "Je suis un guérisseur et je ne faisais que soigner votre dos".

Il recula rapidement vers la porte. "Je pensais que vous notiez tous les détails pour me donner un devis pour l'assurance de ma voiture, ma sœur vous avait recommandé à moi !".

Je réalisai alors qu'il était au mauvais endroit. La compagnie d'assurance se tenait deux étages au-dessous. Pourtant, j'avais le sentiment qu'il était vraiment à la bonne place, mais qu'il ne le réalisait pas.

Une autre fois, après avoir fait installer le téléphone, la sonnerie se fit entendre et une jeune femme anxieuse demanda "Faites-vous des guérisons par téléphone ?"

"Quel est le problème ?" m'informai-je.

"C'est mon père, il a un cancer des os. Toute la famille s'était réunie pour l'envoyer à Lourdes. Mais lorsque nous avons téléphoné, on nous a dit que Lourdes était fermé pour l'hiver. Nous sommes très contrariés et déçus mais avons pensé que la meilleure solution qui restait était vous-même".

Dans toutes mes années de guérison, je n'aurais jamais pensé voir le jour où je serais classé au même rang que Lourdes !

Il y eut des moments amusants et parfois des moments angoissants.

Tom, un gros géant aux cheveux roux, vint me voir au sujet de sa femme, Angela.

"C'est un problème, Tony. Elle n'est pas bien dans sa tête".

"Qu'est-ce qui ne va pas chez elle ?"

"Eh bien, si vous regardez par la fenêtre, vous saurez ce que je veux dire".

Je tirai le rideau de dentelle et jetai un œil par la fenêtre. Il y avait beaucoup de circulation, des gens marchaient le long du trottoir.

Des voitures étaient garées des deux côtés de la rue. Tout me semblait tout à fait normal. Je me tournai vers Tom et dit : "Où est votre femme, Angela ?"

"La voilà". Tom pointa son doigt à travers le rideau.

Juste au-dessous de la fenêtre, Angela était courbée à quatre pattes comme un chien. Elle courait autour des voitures garées, se cachant des gens qui passaient.

"Tony, elle est complètement dépressive, parano et accro à ses foutus comprimés. J'ai essayé plusieurs fois de lui faire monter les marches pour venir vous voir, mais elle refuse tout simplement."

"L'avez-vous amenée à l'hôpital ?"

"Elle est allée dans tous les foutus hôpitaux de Dublin et dans certains autres du pays. Je ne sais plus que faire, je suis au bout du rouleau. Les trois mois précédents, elle est allée consulter trois différents psychiatres et ne vient de sortir du dernier hôpital que depuis deux semaines" dit-il désespéré.

"Qu'ont-ils dit au sujet du problème ?"

"Elle est dépressive, obsédée et parano. Ils disent qu'elle a tous les fichus problèmes mentaux qui existent".

Je continuai à regarder Angela par la fenêtre.

"Le premier psychiatre chez qui nous sommes allés, Angela a cru que c'était le chanteur Alvin Stardust et l'a agressé. Le second psychiatre était Gary Glitter et elle l'a aussi agressé. Puis le troisième était le Pape, et on dut alors l'enfermer dans une cellule matelassée. Le pire de tout est que lorsqu'elle voit quelqu'un qui ressemble à son frère, Vincent, elle devient très violente. Elle déteste vraiment ce frère".

Alvin Stradust, Gary Glitter, le Pape, et maintenant son frère ! Je demandai nerveusement à Tom à quoi ressemblait son frère.

"Cela n'a pas d'importance, Tony. Cela dépend beaucoup de l'humeur dans laquelle elle se trouve. Elle hait simplement son frère par vengeance. Cela déclenche une violente crise, c'est comme ça".

Est-ce qu'aujourd'hui sera mon jour de chance ? me demandai-je.

Tom gardait un œil constant sur la fenêtre tout en parlant.

"Elle est en train de bouger" cria-t-il. "Je ferais mieux d'aller voir si elle veut bien monter vous voir."

"Ne vous inquiétez pas si elle ne veut pas" criai-je tandis que Tom dévalait les escaliers comme un lévrier.

Une rangée de têtes se tourna vers moi dans la salle d'attente. "Prochain, s'il vous plaît" appelai-je. Une vieille dame frêle se mit lentement sur ses pieds en s'aidant d'une canne. Elle avait fait tout le chemin de County Wicklow. Lorsqu'elle fut installée, je demandai : "De quelle manière puis-je vous aider ?"

"C'est mon cœur, Tony, j'ai fait une crise cardiaque il y a deux ans et depuis, je ne me sens pas bien" dit-elle, déclenchant des quintes de toux. Je lui frottai le dos et elle se reprit bientôt.

"En ce moment, j'ai attrapé une mauvaise grippe".

Au même instant, la porte s'ouvrit brusquement. Là se tenait la femme de Tom, Angela. Elle respirait bruyamment et ses gros yeux marron foncé me transpercèrent comme des rayons laser.

"Connaissez-vous cette femme ?" demanda la vieille dame avec hésitation.

Je continuai à regarder Angela.

"Est-ce votre femme ?".

Une pensée me traversa l'esprit : étais-je Alvin Stardust, Gary Glitter ou le Pape ? Pire encore, étais-je son frère Vincent ? J'eus la vision de lambeaux de peau et de cheveux voler à travers la pièce.

Angela se tenait à la porte, nous regardant tous deux d'un air furieux et désapprobateur. Sa respiration se fit plus intense. Elle traversa lentement la pièce avec raideur comme un taureau prêt à charger. Je rassemblai mes forces tout en jetant un œil à la vieille femme qui me rendit mon regard, bouleversée.

Soudain, Angela fonça sur moi en criant : "Elvis, Elvis, je t'aime Elvis !".

Elle commença à passer ses doigts dans mes cheveux tout en m'embrassant le visage.

"Chante-moi une chanson, chante-moi une chanson, Elvis" implora-t-elle en sautant sur mes genoux. La chaise se renversa et nous tombâmes tous deux sur le sol dans un énorme fracas.

La vieille femme à côté eut une autre crise cardiaque, sauta de sa chaise et sortit comme une flèche en criant : "Une folle est en train d'attaquer Tony à l'intérieur !".

La seule chose que j'étais capable de penser est que, Dieu merci, je n'étais pas Vincent le frère ! Tom, le mari d'Angela, gravit les marches à toute vitesse en haletant pour me délivrer et éloigna Angela qui continuait à crier : "Elvis, Elvis, je t'aime Elvis".

Je me calmai, rajustai ma chemise et ma cravate et ramassai ce qui restait de la chaise. La vieille femme revint dans la salle pour chercher sa canne : "Tony, est-ce que cela vous arrive souvent ?". Je ne pus rien faire d'autre qu'éclater de rire.

Grâce à mes dons de guérison, il est facile pour moi de détecter si quelqu'un souffre de dépression, que ce soit dans la rue, dans le bus ou au restaurant. Ils ont tous les mêmes caractéristiques dans leur aura.

L'énergie du mental est toujours sombre et confuse, créant une surcharge d'énergies autour de la tête qui exerce une pression sur le cerveau.

Un psychiatre du troisième âge vint me voir avec sa femme, Marie. Il dit : "Durant toutes ces années, nombreux sont mes patients qui sont venus vous voir, souffrant de dépression et je dois admettre que je ne sais rien sur ce que vous faites, mais que j'ai constaté des résultats incroyables. Ma femme souffre depuis très longtemps d'une terrible dépression. Je l'ai emmenée avec moi à des conférences dans le monde entier pour voir si l'un de mes collègues pouvait l'aider, mais jusqu'à maintenant, il n'y a eu aucune amélioration. Elle est incapable de manger et, comme vous pouvez le voir, son poids atteint à peine les trente-cinq kilos. Tout ce qu'elle fait de ses journées est de se rouler en boule et de s'asseoir sur le sol dans un coin sombre, derrière la porte d'entrée. Nous avons deux adorables enfants et notre mariage est heureux".

Le docteur continua à parler tandis que je me branchai sur Marie. Elle était assise, entièrement enveloppée d'un voile d'obscurité. Il n'y avait aucune lumière dans son esprit ; en fait, elle était morte à l'intérieur.

Mes amis esprits vinrent autour d'elle. Je plaçai mes mains sur son corps frêle et la réaction à l'énergie de guérison fut immédiate. L'obscurité qui l'avait submergée commença lentement à s'élever et à se disperser. Le psychiatre arrêta de parler et resta debout au milieu de la pièce, les bras croisés, observant tout ce qui se passait. La connexion de la force curative s'était établie à travers mes mains jusque dans son esprit.

En l'espace de quelques minutes, tout s'était éclairé et toute la pièce était illuminée. Le corps voûté et tordu de Marie réagit ; elle leva la main et me regarda. Son visage s'éclaira d'un faible sourire "Merci" murmura-t-elle. Son mari parla : "J'ai vu de mes propres yeux ce que vous avez fait. Je ne sais pas ce que vous avez fait, mais vous l'avez fait".

L'excitation grandissait dans sa voix jusqu'à ce qu'il ne puisse plus se retenir. Il vint embrasser sa femme sur les lèvres. L'évidence était bien là à la vue de tous, Marie avait réagi à la force de guérison et semblait revenir à la vie.

"Elle reviendra la semaine prochaine, Tony, si cela vous convient" demanda-t-il d'un ton joyeux, ressemblant à un homme qui vient de gagner des millions.

Marie me fit encore quelques visites et demanda : "Pensez-vous que je sois capable d'aller à la campagne passer un long week-end avec mon mari ?"

"Bien sûr" lui dis-je en la rassurant.

La semaine suivante, Marie et son époux me firent cadeau d'une magnifique pièce de cristal de Waterford accompagnée d'une carte de leurs deux enfants qui disait : "Merci de nous avoir redonné une nouvelle maman".

La première étape pour guérir une dépression est de déloger les épaisses taches sombres d'énergie concentrée que je vois autour de la tête et des épaules, exerçant une pression sur le cerveau. Ceci fait, toute la pression mentale et physique est libérée. Les champs électriques recommencent à vibrer sans entrave, palpitant à travers toute la personne. "Je sens que le poids du monde est tombé de mes épaules" est une réaction habituelle.

Sur mon bureau se tient un beau rouge-gorge de porcelaine. Il est arrivé par la poste accompagné d'une carte de Rita, une institutrice du comté de Kerry. Voici son histoire :

"Nous étions le 3 janvier lorsqu'un tournant s'amorça dans ma vie pour le meilleur. J'avais découvert un homme qui avait le pouvoir de guérir les gens. J'étais alors au fond du tunnel, constamment en dépression et sans énergie depuis des années.

Je me souviens que la dépression avait été graduelle au début, puis avait empiré. Je ne pouvais tout simplement plus fonctionner, et plus le temps passait, plus elle envahissait ma vie. Je vivais chaque jour dans un brouillard total de pensées négatives. Physiquement, je ressentais sans cesse un noeud à l'estomac et une boule dans la gorge. Mon envie de nourriture cessa complètement. Tout d'abord, je crus que ma dépression était due à une récente fausse couche, mais au fil du temps, je me sentis glisser dans un grand trou noir.

Avec le peu d'énergie qui me restait, je luttais durant la journée, consumée par des pensées négatives, me retrouvant tout le temps dans des situations négatives. Quelque part, dans un coin de mon esprit, j'étais consciente que je perdais de plus en plus le contrôle sur ma vie, mais n'avais pas la force de l'éviter et je me retrouvais encore plus isolée. Je n'étais plus que l'ombre de moi-même. Je me rappelle avoir pensé : "Si quelqu'un venait me donner une pilule qui me permettrait de sortir aisément, rapidement et sans douleur de ce trou noir dans lequel je vis, je la prendrai avec joie". J'étais sur le dernier barreau de l'échelle et hélas, le temps me manquait.

Cependant, j'avais promis à l'une de mes bonnes amies que je prendrai le train pour aller vous voir à Dublin. Je me rappelle très bien ce matin-là. J'essayais de monter dans le train, mais ne le pouvais pas, j'étais trop diminuée. J'entendis alors en esprit la voix de mon amie dire : "Allez, vas-y, c'est ton seul espoir". Je pris mon courage à deux mains et grimpai dans le train.

J'atteignis votre clinique en taxi et m'assis dans la salle d'attente. J'étais entourée d'un large et épais brouillard de dépression. Je me contrôlais pour ne pas pleurer. Je n'étais qu'une grosse larme qui déambulait. Vous m'avez alors appelée dans votre salle de soins. Il y régnait une magnifique sensation de paix et de tranquillité. Je m'assis sans rien dire. Vous avez parlé et j'ai écouté. Vous m'avez tout dit sur moi, toutes les choses qui me sont arrivées dans le passé, ce que j'expérimentais chaque jour, même mes pensées et mes sentiments les plus profonds. Je fus époustouflée. Vous m'avez parlé du noeud dans mon estomac et de la boule dans ma gorge. Après cela, vous avez posé vos mains sur mon estomac et ma gorge. J'ai tout d'abord ressenti un calme incroyable m'envahir, puis graduellement, tout l'engourdissement commença à se dégager. Le noeud de mon estomac avait disparu au moment où vous avez retiré vos mains. La boule dans ma gorge a paru palpiter quelques instants, puis s'est calmée et s'est dissipée.

Nous sommes maintenant le 2 mars et toute ma dépression s'est envolée. Je me sens vivante dans la journée et ai repris le travail. J'adore me lever tôt le matin lorsque les oiseaux chantent dehors. Tout est devenu un plaisir pour moi maintenant. Au lieu d'être au bord du précipice les yeux fermés, j'ai lâché prise. Je peux voler".

* * *

EXERCICE

– COMMENT REPRENDRE CONTACT AVEC VOUS-MEME –

Si vous êtes à un croisement de votre vie et ne savez quel chemin prendre, essayez de faire ce qui suit :

- Plantez des fleurs dans votre jardin.
- Lisez un livre qui vous rappelle des bons souvenirs quand vous étiez enfant.
- Promenez-vous sans vous presser au bord de la mer ou dans un parc boisé.
- Respirez l'air frais. Une marche rapide vous ramène au temps présent.
- Ecoutez une chanson ou un morceau de musique qui vous rappelle un moment où vous avez expérimenté une sensation de paix et de liberté.

Puis, inscrivez sur une feuille de papier l'endroit où vous pensez être bloqué. Prenez note de toutes les différentes options qui peuvent vous aider à vous débloquer. Votre voie pourrait alors s'éclaircir.

CHAPITRE 10

Conseils sur les vitamines et les minéraux

"Laissez votre nourriture devenir votre médecine et votre médecine devenir votre nourriture".

Hippocrate

Son visage était entièrement noir et bleu ; un de ses yeux était si enflé qu'on ne pouvait plus apercevoir l'iris. Bien que Grâce ait plus de soixante-dix ans, elle semblait avoir combattu dix rounds avec Mohammed Ali.

"Tout le monde n'arrête pas de me demander si c'est mon mari qui m'a fait ça" dit-elle en plaisantant, son sens de l'humour présent malgré tout. "Ce n'est pas la première fois, Tony" expliqua-t-elle. "C'est déjà arrivé lorsqu'ils ont changé mes médicaments".

Le problème était sa tension. Depuis plus de trente ans elle s'était rendue dans la plupart des hôpitaux de Dublin. La pauvre femme débitait la liste de tous les médicaments qu'elle avait pris et se rendait à l'hôpital chaque semaine. Son récent changement de médication lui avait valu une nouvelle chute et, cette fois, sa tête avait heurté le trottoir. Elle était terrifiée à l'idée que cela lui arrive encore, ayant été trimballée inconsciente en ambulance jusqu'à l'hôpital.

Tandis que Grâce parlait, une image nette d'une large cruche surgit en moi et j'entendis mes amis esprits dire : "Elle est complètement déshydratée, fais-lui boire de l'eau.".

"Ce n'est pas possible !" dit-elle, la voix et les mains tremblantes. "Je bois vingt tasses de thé par jour !"

"Justement" répondis-je. J'expliquai que les comprimés avaient déjà un effet diurétique sur son corps. Mélangés à tout le thé qu'elle buvait, qui avait lui-même un effet diurétique, elle perdait trop de liquide. Je lui transmis la guérison et lui fis boire un grand gobelet d'eau. Au moment de nous quitter, j'écrivis une note pour qu'elle demande à son hôpital de rechercher une éventuelle déshydratation.

A la visite suivante, elle paraissait beaucoup mieux. Elle avait retrouvé son ancienne assurance, sa peau était plus saine, ses contusions s'effaçaient.

"Tony, vous valez mieux que toutes ces machines de radiographie" dit-elle en riant. "D'habitude, je ne vois jamais les médecins. Mais lorsque je leur ai demandé de faire un test de déshydratation, le docteur a vu les résultats et a demandé à me voir personnellement."

"Ma petite dame" a-t-il dit "vous êtes terriblement déshydratée et avant de quitter cette pièce, je veux que vous buviez trois litres d'eau !".

A sa visite suivante à l'hôpital, la tension de Grâce s'était stabilisée pour la première fois en de nombreuses années, et ses chutes avaient cessé.

J'ai travaillé en tant que naturopathe plus de trente ans, étudié l'esprit, les émotions et la façon dont la chimie corporelle est affectée par ce que nous mangeons et ce que nous buvons.

Tout au long de cette période, j'ai accumulé un vaste savoir et la compréhension des vitamines et des minéraux, et compris comment une déficience peut affecter quelqu'un durant toute sa vie.

Par exemple, l'hyperactivité chez les enfants peut devenir un cauchemar pour les parents. Un estomac nerveux, irrité, peut exercer des ravages sur l'assurance d'un adolescent. La sinusite rend beaucoup de gens déprimés et abattus. La liste ci-dessous ne reprend que quelques-uns des remèdes que j'utilise quotidiennement dans ma clinique. Elle n'a pour but que de servir de guide. Il est recommandé de consulter votre médecin ou votre professionnel de santé avant d'essayer l'un de ces remèdes.

QUELQUES SUGGESTIONS DE REMEDES

Arthrite

Il existe de nombreuses formes d'arthrite et on ne peut donc donner qu'un conseil général. Buvez quelques verres d'eau chaque jour pour améliorer la circulation et briser les cristaux acides. Prenez de l'huile de foie de morue le matin pour entretenir la flexibilité des articulations. Si vos articulations sont douloureuses, consommez quotidiennement un supplément de vitamine C soluble. Faites un massage à l'huile d'olive chaude sur les articulations affectées.

Evitez sucre, tomates, sel, oranges, confiture d'orange et tout aliment acide.

Problèmes de dos/ tension ou raideur musculaire

La chaleur intense du Baume du Tigre stimule la circulation et est très efficace pour libérer la tension ou la raideur douloureuse dans les muscles. Il est fabriqué à partir d'huiles aromatiques : menthe poivrée, clous de girofle, menthol, cajeput et camphre. (le cajeput est une huile anti-inflammatoire de l'est de l'Inde). Il existe deux sortes de Baume du Tigre, rouge et blanc. Le rouge est plus chaud que le blanc.

Ampoules/coups aux orteils

Une femme qui visitait l'Australie se coinça le gros orteil dans une porte coulissante en faisant les magasins. La peau se décolla, se tendit et devint douloureuse. Elle ne put porter de chaussures pendant quatre semaines. Aucune des crèmes habituelles ne faisait effet et la douleur était terrible. Lorsqu'elle me téléphona, je lui suggérai de masser la blessure avec de l'huile d'olive pour permettre de dilater la peau. Le soulagement fut instantané. Elle put remettre ses chaussures presque immédiatement.

En deux jours, la blessure allait mieux et elle reprit ses vacances. L'huile d'olive a de merveilleuses propriétés curatives. Elle soulage les ampoules, les écorchures de la peau, les égratignures autour des ongles ou l'irritation des mains due à la friction.

Ongles fragiles

Les ongles reflètent l'état des os et des nerfs. Lorsque les ongles sont friables et se cassent facilement, cela peut indiquer un manque de calcium. Prenez un supplément calcique appelé cal/mag (calcium et magnésium). Frottez de l'huile d'olive chaude sur et autour des ongles, que ce soit ceux des mains ou ceux des pieds. C'est un bon traitement thérapeutique car il permet de stimuler la nutrition à la base de l'ongle.

Pour tonifier votre système immunitaire

Consommez de la vitamine C soluble chaque jour. Prenez beaucoup de repos en allant vous coucher tôt durant les mois d'hiver. Passez du temps chaque jour dans la lumière naturelle. Prenez dix gouttes de la plante echinacea une fois par jour dans un verre d'eau tiède.

Evitez les situations stressantes.

Constipation/intestins irrités

La constipation peut être la conséquence d'une insuffisance de liquide. Les selles deviennent dures et sèches. En supposant que vous ayez déjà consulté votre médecin, vous pouvez vous aider en buvant une grande quantité d'eau chaque jour.

Bien que l'eau permette à vos intestins de fonctionner, ils ne peuvent travailler correctement sans vitamines B solubles dans l'eau. Prenez un complexe de vitamines B chaque jour. Ceci permet d'amener les liquides dans les intestins.

Je recommande aussi les yaourts et une cure d'acidophilus pour augmenter les bactéries intestinales et digérer la nourriture plus efficacement. Les poires sont merveilleuses de par leur haute teneur en fibres et en eau.

Evitez les aliments lourds, les sucres, le chocolat, le pain blanc, les biscuits, les cocas et boissons gazeuses.

Rhumes/crise d'éternuements/maux de gorge/nez qui coule

Au premier signe de rhume, sucez des pastilles de zinc. On peut les faire fondre dans la bouche, elles sont efficaces pour raccourcir la durée d'un rhume. Le zinc permet aussi d'accélérer le processus de guérison après une opération, les effets de brûlures, etc.

Les signes d'une déficience en zinc sont : perte de la fertilité, faiblesse de concentration mentale, moindre résistance aux infections, cicatrisation difficile.

Bouton de fièvre

Faites une cure de l'acide aminé lysine. Frottez une petite quantité de yaourt toutes les heures sur le bouton de fièvre.

Peau sèche

Buvez une grande quantité d'eau dans la journée si votre peau est sèche et parcheminée. Appliquez la crème Rescue des Fleurs de Bach sur la zone affectée.

Cheveux secs, mous et sans vie

Vos cheveux reflètent votre santé générale. Si vous les perdez, vous devez améliorer votre alimentation. Mangez des aliments nourrissants riches en protéines et en fer.

- *pour renforcer ou épaissir les cheveux* : cassez un œuf et appliquez-le directement sur votre crâne en massant. Laissez-le là aussi longtemps que possible puis procédez à votre shampooing habituel. Vous verrez que vos cheveux deviendront bien plus épais.
- *Cuir chevelu sec ou dévitalisé* : utilisez de l'huile de noix de coco pure. Faites-la fondre dans un récipient près d'un

radiateur ou sur un poêle, puis frottez-en votre cuir chevelu. Laissez-la aussi longtemps que possible. Procédez à votre shampooing habituel.

Eczéma

L'eczéma cache bien souvent une disposition à la nervosité due à un manque de calcium. Le signe le plus évident de déficience est lorsque vous tenez vos mains tendues devant vous et qu'elles commencent à trembler. Je recommande un supplément quotidien de calcium pour renforcer le système nerveux. L'huile d'onagre est aussi efficace dans le traitement de l'eczéma sec accompagné de démangeaisons.

Evitez sel, bananes, oranges et sucre.

Mouvement convulsif de l'œil

Cet état est souvent appelé 'tressaillement nerveux' et peut être très irritant. Le remède est une supplémentation quotidienne en vitamines B.

Evitez les aliments qui détruisent les vitamines de vos nerfs, comme l'alcool, les cocas et le sucre.

Stress dû aux examens

Nombreux sont les parents qui se sont aperçus que le calcium était excellent pour leurs enfants en période d'examen et pour remédier au manque de concentration, à l'irritabilité, au manque de sommeil, à la nervosité, à la mauvaise humeur et aux crises de panique. Le calcium a besoin de quelques jours pour pénétrer dans le système, tout dépend des niveaux d'épuisement. Vous pouvez aussi essayer le remède de Bach, Rescue, qui permet de calmer le mental et le corps. Prenez-en quatre gouttes dans une petite quantité d'eau, quatre fois par jour.

Evitez les stimulants, l'alcool, le café, le sucre et le chocolat, ainsi que toutes les boissons gazeuses qui contiennent de la caféine.

Insomnie (légère)

Prenez une tisane de camomille avec une cuillère de miel. Ceci permet de calmer et d'apaiser le système nerveux. Un autre excellent remède de plantes pour des insomnies plus chroniques est l'avena sativa. Ajoutez quelques gouttes de cette plante dans une boisson chaude avant d'aller vous coucher.

Evitez le thé et le café tard dans la soirée, le sucre, le chocolat et le fromage.

Crampes des jambes

Prenez un supplément de calcium/magnésium. Massez vos jambes à l'huile d'olive pour améliorer la circulation. Essayez de marcher durant la journée.

Ménopause / bouffées de chaleur

Les symptômes habituels sont de soudaines sensations de chaleur au visage et dans la partie supérieure du corps. Suivent transpiration et plaques rouges, avec des sueurs nocturnes et des interruptions de sommeil. Je recommande un verre ou deux de lait de soja quotidiennement. Un supplément de vitamine E et de calcium/magnésium peut aussi aider.

Evitez le sel et tout aliment contenant du sel.

Tension/syndrome prémenstruel

Faites une cure d'huile d'onagre, de vitamine B6 et de calcium. Mangez des aliments riches en calcium comme le panais, le navet, le miel et le porridge.

Evitez sucres et aliments sucrés, aliments épicés, vin et chocolat.

Mal de gorge

Gargarisez-vous avec de l'eau chaude. Ajoutez du jus de citron pour réduire le flegme. Faites cela plusieurs fois par jour. Le soir, avant d'aller vous coucher, mélangez une cuillère de miel et une tranche de citron dans de l'eau tiède. Sirotez-la lentement afin qu'elle adoucisse le tissu de la gorge.

Léthargie / indolence

Si vous vous sentez fatigué ou indolent au réveil, buvez un verre d'eau tiède au lever et un autre avant le petit déjeuner. Ajoutez-y une tranche de citron qui permettra de nettoyer et d'évacuer les toxines qui se sont accumulées dans votre système durant la nuit. Faites cela durant une semaine et notez la façon dont vos niveaux d'énergie augmentent.

Raideurs articulaires

Si vous souffrez de raideurs dans vos genoux ou vos coudes, ou bien s'ils émettent des craquements quand vous vous penchez ou vous baissez, frottez la zone concernée avec de l'huile d'olive tiède avant d'aller dormir. Durant la nuit, les articulations absorberont l'huile et ceci permettra d'améliorer la circulation. Prenez aussi de l'huile de foie de morue.

Germes de l'estomac

Consommez du yaourt naturel contenant de l'acidophilus. Buvez quelques verres de citronnade. Buvez quelques gorgées d'eau tout au long de la journée. Dès que vous commencerez à vous sentir mieux, mangez des aliments doux comme du poulet ou du riz. Ajoutez un supplément de complexe de vitamines B.

Evitez l'eau du robinet, le lait, le fromage et les œufs.

Coups de soleil

Etalez un peu de vinaigre de cidre sur la zone affectée. Ou mieux, prenez un bain de vinaigre de cidre. Massez-vous doucement la peau avec de l'aloe vera.

Faites un repas riche en protéines. Ceci aide le corps à guérir la zone affectée.

S'il y a insolation, prenez le remède de Bach, Rescue, quatre gouttes dans de l'eau, quatre fois par jour.

Muguet

Consommez une cuillère de yaourt à cultures vivantes, toutes les heures. En plus, prenez un supplément d'acidophilus et supprimez sucre et alcool pendant un temps.

Fatigue des pieds /oignons / cors / pied d'athlète

Trempez vos pieds dans une bassine d'eau froide ou tiède, selon ce que vous préférez. Ajoutez une demi-tasse de vinaigre de cidre. Faites un bain de pieds de vingt minutes. Placez vos pieds sur une serviette et laissez-les sécher naturellement. Ce traitement stimule et énergétise tout votre système interne. Terminez en massant vos pieds avec de l'huile d'olive chaude.

Infection du système urinaire

Bien que cette infection soit plus fréquente chez les femmes, elle peut également toucher les hommes. Des cures d'antibiotiques répétées ne semblent pas être un remède durable pour cette infection. J'ai trouvé que le traitement suivant était plus efficace : videz une tasse d'orge perlée dans une casserole d'eau que vous ferez bouillir lentement. Laissez tiédir puis buvez le jus. Ajouter une goutte de citron aidera à rendre l'urine acide.

Pour un effet plus puissant et pour améliorer le goût, ajoutez un peu de jus de canneberges à votre eau d'orge.

* * *

EXERCICE

– COMMENT DRESSER UN BILAN ALIMENTAIRE –

Si vous voulez découvrir les aliments auxquels vous êtes allergiques, pratiquez l'exercice suivant. Notez votre bilan alimentaire durant six jours. Vous aurez besoin de :

- Une feuille de papier A4. Divisez la page en trois colonnes en commençant par la gauche avec le petit déjeuner, puis le déjeuner et le thé.
- Vingt minutes après chaque repas, notez tous les aliments que vous avez mangés, y compris les sucreries, les amuse-gueule, les boissons, les cigarettes, les chewing-gum, etc. Assurez-vous de bien tout noter. Faites ceci durant six jours.
- Puis parcourez votre liste avec un stylo. Pointez les aliments que vous avez consommés le plus souvent durant ces six jours. Choisissez l'un de ces aliments et essayez de vous en passer durant une semaine pour voir si vos symptômes allergiques disparaissent.

Tous ceux qui ont essayé cet exercice ont été étonnés en découvrant la quantité de sucre, de sel, de boissons sucrées, d'alcool, de chocolat et d'aliments épicés qu'ils ont mangée durant ces six jours. Par exemple, ils n'avaient pas réalisé qu'ils buvaient trop de thé et de café chaque jour.

Cet exercice conduit souvent à un changement des habitudes alimentaires. Le résultat est un corps plus sain et un esprit plus heureux.

CHAPITRE 11

La guérison réussit-elle toujours ?

"Quelque chose que nous refoulions nous a rendus faibles jusqu'à ce que nous découvrions qu'il s'agit d'une partie de nous-mêmes".

Robert Frost

Il est très inhabituel de venir pour des soins de guérison, même sur une courte période, et de n'en recevoir aucun bénéfice. On peut constater l'amélioration dans une meilleure qualité de sommeil, un accroissement des niveaux énergétiques, un soulagement de la douleur, une libération du trouble de l'esprit. Ces changements importants montrent que la guérison a des effets positifs sur l'ensemble de l'être du patient. Il est évident que si une personne a subi de nombreuses opérations, cela peut influencer l'efficacité de la guérison.

Une femme d'un certain âge, clouée dans une chaise roulante, avait subi cent quatre opérations du dos. Il portait tant de cicatrices que le mieux que je pus faire fut de diminuer la douleur et d'évacuer la dépression qui l'accompagnait. Après avoir reçu les soins, elle reconnut que sa qualité de vie s'était considérablement améliorée.

Une jeune fille, l'une des premières du pays à avoir subi une greffe articulaire, souffrait d'arthrite chronique. Les opérations se succédaient, mais la greffe ne prenait pas. Malheureusement, je ne pus pas faire beaucoup plus pour elle que d'atténuer sa douleur, car elle s'était considérablement affaiblie.

Tout le monde n'est pas prêt à recevoir la guérison. Ce mari poussé de force par sa femme en est un bon exemple. On avait diagnostiqué un asthme des bronches chez Leo. Sa toux nocturne empêchait sa femme de dormir jusqu'à l'aube. Exaspérée, elle dit à Leo qu'elle avait pris un rendez-vous avec moi – et qu'il avait intérêt à s'y pointer à l'heure ! Leo n'avait pas l'intention de coopérer. A chacune de mes questions, il répondait : "Vous devriez demander à ma femme, elle vous le dira". Je découvris qu'il fumait quarante cigarettes par jour et n'avait aucune intention d'y renoncer.

Son nom était Peter et il voulait savoir "ce que je faisais". Peter était assis du côté passager dans la voiture d'un ami lorsqu'elle fut heurtée de côté. Le pare-brise éclata et ils finirent tous deux à l'hôpital.

"Comment va le conducteur ?" m'informai-je,

"Il a droit à une plus grande indemnité que moi !"

"Est-il sérieusement touché ?"

"Non, non, juste une douleur du dos, comme moi. C'est lui qui m'a parlé de vous, mais il ne veut pas venir lui-même de peur que vous guérissiez son dos trop rapidement !"

"Oh, je vois !" répliquai-je,

"Cela ne me dérangerait pas de venir dans six mois environ – après que mes dommages et intérêts aient été fixés par l'assurance en octobre".

Il était inutile de discuter. Je me levai pour lui donner les soins.

"Non, je ne veux pas que vous fassiez de guérison sur moi, quelle qu'elle soit" insista-t-il.

"Je vais juste poser mes mains sur votre tête pour évacuer le choc que j'ai observé dans votre système" l'assurai-je.

"Non, je ne veux pas de ça non plus. Cela pourrait affecter les conséquences sur mon cou et mon dos !",

"Je ne toucherai ni votre cou, ni votre dos" promis-je.

Il finit par accepter. La force de guérison afflua dans mes mains. Je pouvais la sentir l'apaiser intérieurement. Soudain, ma concentration me fit défaut lorsque je sentis qu'il portait ses mains au visage.

"Qu'est-ce qu'il y a sur mon visage ?" haleta-t-il. Je me penchai pour constater que du sang dégoulinait de son front.

"Ne frottez pas votre visage ! prévins-je en allant rapidement chercher des mouchoirs et un miroir. En fait, les soins de guérison avaient fait ressortir le verre qui s'était enfoncé dans sa tête. Ses articulations saignaient également aux endroits où le verre avait surgi du dessous de la peau. Nous comptâmes quarante-neuf tessons de verre que nous avions étalés sur une feuille de papier.

"Ils m'ont dit qu'ils avaient enlevé tout le verre à l'hôpital" gémit-il. "Et que les petites cicatrices guériraient avec le temps ! Il n'est pas étonnant que mon visage ait été douloureux aussi longtemps !".

J'essayai d'expliquer, presque en m'excusant, comment fonctionnait la guérison, mais Peter fut si choqué par ses effets immédiats qu'il laissa échapper : "Je ne reviendrai sûrement pas vous voir maintenant. Pas avant d'être sûr que l'assurance m'a payé !". Il marcha vers la porte et disparut rapidement.

Il y a aussi les personnes que j'appelle "ceux qui font leurs tournées". Ce sont des hypocondriaques ; dès que j'ai guéri un problème, une autre série de symptômes s'élèvent. Avant de venir me voir, ils auront consulté quelqu'un d'autre. Après être venus me voir, ils en chercheront un autre, faisant ainsi la tournée des grands ducs.

Certaines personnes semblent vraiment peu reconnaissantes de la guérison qu'elles ont reçue. Tom était un conférencier d'un collège de Dublin, très motivé et ambitieux. Il était dur avec lui-même et désapprouvait ceux qui fonctionnaient au ralenti.

Joueur de rugby doué dans sa jeunesse, il exprimait sa compétitivité sur le terrain de jeu pour aiguiser plus tard son ambition au travail. Il avait un gros salaire et parcourait le monde entier pour donner des conférences, passant d'un pays à l'autre comme une tornade humaine. Puis, un jour, la tornade s'arrêta et le monde de Tom s'écroula autour de lui.

Il découvrit qu'il avait une encéphalomyélite myalgique, syndrome chronique de fatigue, plus connue sous les initiales EM.

Tom avait à peine quarante ans lorsqu'il vint me voir ; il avait tous les symptômes classique de la EM : sa force physique avait disparu, il était complètement vidé de son énergie, ressentait des douleurs et des faiblesses dans tous les muscles, se sentait dépressif, perdait la mémoire, était désorienté, souffrait de symptômes chroniques semblables à la grippe et de constants maux de gorge. Tom avait des collègues médecins qui lui prescrivaient des médicaments pour qu'il puisse continuer à fonctionner. Pourtant, tout son système s'écroula rapidement.

Il ne pouvait plus ni travailler ni conduire et resta cloué au lit durant deux longues années. Lorsque je soigne quelqu'un pour une EM, cela peut exiger un effort surhumain pour réactiver le système immunitaire et le faire redémarrer. Tom ne fut pas une exception. Son niveau d'énergie était à zéro. Je l'inondai d'énergie curative et la regardai aller et venir comme une faible lueur de lumière. Tom ne m'était d'aucune aide. Il vivait dans sa tête et était gavé de théories intellectuelles. J'essayai encore et encore avant d'arriver finalement à établir un contact. Son corps revint enfin à la vie et il partit.

La semaine suivante, Tom revint, extrêmement content de lui. Il avait conduit jusqu'à la maison de sa mère, située à une centaine de kilomètres dit-il. Il était revenu au travail, avait donné deux conférences cette semaine et s'était couché tard pour écrire quelques notes. Sa concentration et sa mémoire étaient revenues.

Par son attitude, je sus qu'il allait épuiser chaque goutte d'énergie que je lui avais transmise. Je continuai cependant les soins jusqu'à ce que les symptômes de la EM diminuent. Il continuait à vivre à cent à l'heure comme un athlète top niveau – accumulant les conférences en France, en Espagne et en Allemagne, puis revenant vers moi brisé, dépressif et plein de récriminations. Je lui conseillai d'économiser son énergie, mais c'était parler à un mur de briques.

Finalement, Tom devint trop occupé pour venir recevoir les soins et me casait entre deux rendez-vous selon son humeur. Je ne l'avais pas vu depuis quelques mois lorsqu'un matin, il heurta la porte, toussant et éternuant, les vêtements et les cheveux couverts de poussière.

"Je ne vais pas mieux !" dit-il avec une respiration sifflante. "Je suis venu vous voir tous ces derniers mois, et regardez-moi ! Je suis une épave : je n'ai plus d'énergie. J'ai mal partout. Vos soins de guérison n'ont aucun effet !" tempêta-t-il.

"Qu'avez-vous fait de vous ?" demandai-je. "Vous êtes dans un état épouvantable !"

"J'ai acheté cette foutue maison à trois étages et ai découvert que le toit était criblé de pourriture !" se plaignit-il. Il aurait fallu une fortune pour arranger ça, alors pour économiser de l'argent, j'ai décidé de m'attaquer moi-même au toit. Les charpentiers viennent cet après-midi" dit-il tout content de lui.

Je restai silencieux, vérifiai l'état de sa forme en essayant de contenir ma colère.

"Tom" dis-je, "vous vivez dans un manoir de trois étages et vous êtes en train de me dire que vous en avez réparé le toit : solives, poutres, ardoises, tout cela tout seul ?"

"Oui" dit-il tout fier. "Cela m'a pris une bonne semaine en travaillant le jour et une partie de la nuit, mais j'ai quand même réussi. J'ai pu économiser une fortune !"

"Mais il faut vingt hommes pour faire ce que vous avez fait !" dis-je. "Et vous êtes en train de me dire que mes soins de guérison n'ont eu aucun effet !".

Je ne pouvais en croire mes oreilles et lui montrai la porte.

Comme je l'ai dit, certaines personnes ne veulent pas reconnaître leurs véritables sentiments, n'ont aucun contact avec eux et ne sont pas prêtes pour la guérison.

"Subissez-vous un stress particulier ?" demandai-je simplement à Anne-Marie. Anne-Marie était une infirmière qui souffrait de terribles douleurs de dos et de migraines.

"Non " dit-elle, en se levant d'une chaise pour s'asseoir sur une autre.

"Souffrez-vous de tension ?"

"Non, je suis très détendue. Tous mes amis m'en font même la remarque".

Anne-Marie changea encore de chaise.

"Quelque chose vous inquiète-t-il ?"

"Non, mon esprit est libre de souci" dit-elle en passant à nouveau sur une autre chaise. Durant un bref moment, je pensai qu'elle jouait aux chaises musicales ! Puis elle se tourna vers moi et dit : "Mon Dieu, est-ce que c'est l'heure ? J'ai laissé ma lessive sur le fil" et elle franchit la porte comme une flèche.

Lorsqu'une personne n'a aucun contact avec elle-même, il faut une bonne dose de patience, de temps et d'assistance pour l'amener à reconnaître qu'elle a un 'problème'. Par exemple, la guérison ne va pas, d'un coup de baguette magique, délivrer quelqu'un d'un mariage raté qui peut être la cause sous-jacente à une maladie. Lorsque la personne s'attend à un miracle immédiat, je lui demande de patienter le temps d'aller chercher ma baguette magique dans le tiroir du fond ! Cela a au moins le privilège de faire rire.

Une personne peut se rendre malade simplement parce qu'elle en retire une sorte de contrôle, et une fois qu'elle y a goûté, la dernière chose qu'elle veut est de l'abandonner.

La fille de Madame Sheen conduisit sa mère dans ma salle de soins puis attendit dehors avec ses deux soeurs. Madame Sheen avait une soixantaine d'années et était criblée d'arthrite. Je pus voir dans son aura que j'allais devoir faire face à des difficultés, mais lui laissai une chance de m'approcher.

"Que puis-je faire pour vous aider ?" demandai-je.

"Aidez-moi !" dit-elle sèchement. "Si seulement je pouvais retrouver ma jeunesse ! Mon mari Oliver est mort il y a quelques années et j'ai dû élever mes trois adorables filles toute seule" se plaignit-elle, la voix pleine de ressentiment et d'amertume.

"Je vis toute seule dans une grande maison. Elles ont une belle vie et prennent soin de moi. J'avais l'habitude d'aller danser et de voyager dans le monde entier" dit-elle en baissant les yeux sur son corps recroquevillé dans une chaise roulante. "Pourquoi cela m'est-il arrivé ?".

Je réalisai rapidement que ce n'était pas son arthrite qui nécessitait des soins, mais son attitude extrêmement négative.

"Que puis-je faire pour vous aider ?" demandai-je à nouveau.

"Qu'allez-vous faire pour moi ?" grogna-t-elle.

Pourquoi essayer de répondre à quelqu'un qui est aussi égocentrique et négative ? pensai-je intérieurement. Je posai mes mains sur ses genoux. Tandis que je les déplaçais rapidement vers ses pieds, une sensation me dit que quelque chose n'allait pas. Je demandai l'avis de mes amis esprits pour qu'ils m'éclairent. "Elle fait semblant !" fut leur réponse brutale. Je retirai immédiatement mes mains.

"Qu'est-ce qui ne va pas ?" demanda-t-elle d'un ton irrité. Je me reculai pour regarder longuement son aura.

"Qu'est-ce qui ne va pas ?" répéta-t-elle.

La regardant directement dans les yeux, je dis :"C'est exactement ça. Il n'y a aucun problème".

"Que voulez-vous dire ?" aboya-t-elle avec agressivité. "Comment osez-vous ! Je suis criblée d'arthrite, demandez à mon docteur".

"Vous avez peut-être de l'arthrite, Madame Sheen, mais vous avez de la force dans ces jambes et vous pouvez très bien marcher" dis-je.

Elle était prise sur le fait et si abasourdie qu'elle resta silencieuse quelques instants. Puis sa voix s'adoucit et elle dit d'un ton humble : "Vous m'avez dévoilée..."

"Mais pourquoi faites-vous cela ?" demandai-je.

"C'est ma façon de garder toute ma famille réunie. Vous ne leur direz pas, n'est-ce pas ?" implora-t-elle. Elle se leva prestement de sa chaise roulante et me fit signe de m'éloigner de la porte au cas où ses filles entendraient ce qu'elle disait.

D'un ton étouffé, elle me dit comment, durant la journée, elle abandonnait sa chaise roulante et marchait autour de la maison. Ses filles parties au travail, elle se glissait dehors en prenant toujours des chemins différents et se rendait dans une librairie ou un magasin où personne ne la connaissait.

Si elle avait besoin de se lever, elle mettait ses filles sur le pied de guerre, leur téléphonant chez elles ou au travail, les faisant revenir le soir pour être entièrement à sa disposition. Elle ne leur permettait pas de souffler, ni de partir quelque part sans elle, pas même une journée. Sa soi-disant arthrite lui servait d'excuse pour contrôler leur vie.

Je lui dis qu'elle était une femme très égoïste, que le bonheur de ses filles était aussi important que ses propres besoins, mais elle refusa d'écouter.

"Vous n'allez pas leur dire que je suis une tricheuse ?" était la seule chose qui lui importait. Je pouvais voir que les trois filles l'adoraient et que j'étais dans une situation perdue d'avance.

Comme une actrice changeant de rôle, elle sauta à nouveau dans sa chaise roulante et rejoignit la porte. Dehors se tenaient ses trois fidèles filles.

"Tout va bien, mère ?" demanda l'une d'elle.

"Il ne peut rien faire pour moi" grogna-t-elle. C'est allé trop loin. Je savais que je n'aurais pas dû venir ici. Rentrons à la maison". Ses filles me regardèrent un peu sidérées, puis s'éloignèrent en poussant la chaise roulante.

La guérison peut être une seconde chance, une opportunité d'effectuer des changements, de transformer le négatif en positif, de reprendre sa vie en main. Je suis très conscient quand arrive ce moment particulier, la force et la puissance de la guérison se font immédiatement sentir. J'ai rencontré beaucoup de gens qui ont eu une terrible vie mais à qui on a donné une seconde chance en leur faisant vivre des expériences traumatisantes. C'est ce que j'appelle un éveil spirituel.

Je descendis du bus sous une pluie torrentielle. Il était tard, et c'était une froide nuit d'hiver. J'avais été appelé au chevet d'une femme dans la banlieue de Dublin.

"Vous êtes trempé !" dit la fille en m'introduisant dans le couloir. "Venez dans la cuisine, je vais chercher une serviette pour vous sécher".

Lorsque j'eus terminé, elle me conduisit au salon.

"Maman est là-dedans" murmura-t-elle en me laissant dans une pièce sombre où était couchée une femme âgée aux cheveux blancs.

"Je suis désolée de vous avoir fait déranger d'aussi loin" dit la femme. "C'est une nuit si horrible". Je lui serrai la main et sentis immédiatement qu'il ne lui restait plus beaucoup de force dans le corps.

"Appelez-moi Hannah" dit-elle faiblement. "La famille a dû faire un lit pour moi ici. Je ne peux plus monter les escaliers".

Je tirai une chaise tandis qu'Hannah me racontait l'histoire de sa vie. C'était une bonne âme très sensible qui avait eu une vie très dure et me confiait le fardeau qu'elle avait porté. Une atmosphère de tristesse emplit la pièce, tandis que la pluie tombait à torrents sur le rebord de la fenêtre.

"Pourriez-vous aller jusqu'à la cheminée et me donner mes bagues ?" demanda-t-elle. Elle essaya de les ajuster sur ses doigts, mais ils étaient trop déformés et douloureux, tout comme ses poignets.

"Ils sont ainsi depuis que j'ai eu le cancer" dit-elle, sa voix se transformant en un murmure. "Si seulement je pouvais mourir, Tony, avec mes bagues aux doigts. Pensez-vous que vous pourrez m'aider ?" supplia-t-elle.

Je lui dis que je ferai de mon mieux pour elle.

Alors que je commençai les soins, une merveilleuse sensation balaya la pièce. Les présences de la mère d'Hannah et de son mari décédé se tenaient à côté d'elle.

Je m'approchai d'Hannah et posai mes mains sur son estomac et sa tête pour lui transmettre la guérison. Alors qu'elle était allongée les yeux clos, son apparence s'illumina d'une nouvelle vie, elle semblait radieuse. Je me rassis sur la chaise et laissai mes amis esprits poursuivre le travail. Vingt minutes passèrent. Hannah s'éveilla, un sourire aux lèvres. "C'est merveilleux, Tony. Ma mère et mon mari Tom sont ici" dit-elle.

"Oui, ils sont ici, Hannah, je peux les voir" répondis-je alors que des larmes de joie coulaient sur son visage.

"Au début où vous avez posé vos mains sur moi, je me suis sentie sortir de mon corps. Je suis allée à un endroit où vivaient tous ces merveilleux anges. C'était magnifique. Des membres de ma famille morts depuis longtemps sont apparus et m'ont dit qu'ils m'avaient aidée tout ce temps. Je devais lâcher prise sur tout ce qui m'avait rendue malade durant toutes ces années. On m'a dit que l'on me donnait une seconde chance".

La guérison, cette nuit-là, eut un profond effet sur Hannah. Elle fut délivrée de son fardeau.

La semaine suivante, c'est elle-même qui m'ouvrit la porte. Elle me montra ses mains. Elle avait remis toutes ses bagues à ses doigts, l'enflure avait disparu ainsi que son lit au rez-de-chaussée. Totalement transformée, elle était pleine de projets pour l'avenir.

EXERCICE

– COMMENT REMERCIER POUR VOTRE GUERISON –

Si vous êtes sur la voie de l'amélioration, la contribution la plus importante que vous pouvez offrir est de remercier pour votre guérison sur une base quotidienne. Ceux qui n'arrivent pas à le faire peuvent rapidement se laisser à nouveau glisser dans des cycles négatifs de découragement et de désespoir, en se concentrant davantage sur le fait d'aller mal que sur l'amélioration.

Reconnaissez ce qui est bon à l'intérieur de vous. Ceci vous permettra de développer une bonne attitude mentale et de mettre en avant vos sentiments positifs, qui engendreront la chimie correcte dans votre corps et guideront votre esprit vers la guérison.

- Dans cet exercice, notez chaque jour dans votre journal les améliorations que vous avez ressenties, si minimes soient-elles.
- Exprimez ces améliorations à vous-mêmes et aux autres.
- Soyez patient avec vous-même. pensez d'avance au jour où vous serez totalement guéri.
- Ecrivez l'histoire de votre guérison sous forme de lettre et donnez-la à votre guérisseur ou thérapeute. Eux aussi ont besoin de reconnaissance. C'est l'encouragement dont ils ont besoin pour vous aider et pour continuer à aider les autres.

CHAPITRE 12

La guérison à distance

"L'efficacité de la guérison à distance est prouvée lorsqu'il ne peut y avoir d'autres explications possibles quant à la manière dont un malade s'est remis d'un problème physique ou mental, témoignant d'une guérison partielle ou complète, à partir du moment où les sessions de guérison ont commencé sur ce patient".

Harry Edwards

Je ne savais pas comment ça marchait ou pourquoi ça marchait, mais ça marchait. Tout commença lorsque je me mis à transmettre la guérison durant mes voyages à travers le pays. Une note gribouillée glissée dans ma main parlait d'une souffrance muette ; des gens prisonniers entre leurs quatre murs ou d'autres luttant pour la vie dans les hôpitaux, ou bien encore un enfant en attente d'une lourde opération.

Un ami ou un parent aura glissé une note écrite en hâte dans ma poche avant que je ne quitte la ville. Des petits mots gribouillés sur des paquets de cigarettes, sur le dos d'une enveloppe, sur des cartes de visite ou des morceaux de nappe en papier, tombaient en vrac de ma poche sur le lit. Bien qu'épuisé, je rassemblais un peu de force de quelque part et me concentrais sur ces personnes pour soulager leur fardeau, les libérer de la peur ou de la souffrance. Une image se formait dans mon esprit tandis que j'essayais d'imaginer une lumière émanant de moi et parcourant des kilomètres pour aller les toucher dans une pièce sombre ou une chambre d'hôpital.

Des jours passaient, parfois des semaines ou des mois, mais, finalement, quelqu'un m'annonçait que le patient allait mieux ou s'était remarquablement remis. C'est parfois une libération qui est offerte. "Toute la peur l'a quittée, Tony" dit un vieil homme en pleurant tout en me secouant la main. "Elle est morte en paix".

Maintenant, chaque matin, quand je commence mon travail de guérison, des lettres arrivent de toute l'Europe, d'Amérique, d'Afrique, du Canada et d'Australie. Elles viennent des quatre coins de l'Irlande ; de gens que je n'ai jamais rencontrés, jamais vus ou dont je n'ai jamais entendu parler auparavant.

Ils écrivent en demandant la guérison pour eux-mêmes, un membre de leur famille, un ami, un voisin ou un collègue. Beaucoup souffrent sans répit de zona, d'un déplacement de disque, d'angine, d'emphysème ou de cancer.

Ils cherchent à sortir de l'alcoolisme, des vertiges, de la dépression ou du deuil. "Mon meilleur ami a un lupus" écrit quelqu'un. "Un adolescent est dans le coma". "Un enfant a des troubles du comportement". "Une jeune mère a une tumeur au cerveau". "Il y a eu une mort dans la famille". Ou bien ceci :

> *"Mon amie Joanna n'a que vingt-six ans. Elle a trois jeunes enfants. On lui a annoncé qu'elle avait un cancer il y a deux semaines. Elle est si bouleversée, inquiète et pleine de colère, complètement effondrée par la nouvelle ! D'ici la semaine prochaine, on lui enlèvera le sein droit, Tony, et quelques glandes lymphatiques. La pensée de sa mutilation la déprime profondément. Après l'opération, elle devra faire face à des mois de rayons et de chimiothérapie. Joanna ne mérite vraiment pas cela, elle vient juste de reprendre goût à la vie après l'échec de son mariage. S'il vous plaît, Tony, pourriez-vous l'aider ?".*

Le ton de chaque lettre raconte sa propre histoire. Dans certaines, l'écriture est difficile à déchiffrer ; pourtant, je me sens suffisamment branché pour savoir qu'ils ont sérieusement besoin d'aide. Certaines personnes âgées ont peur de mourir. Sans le leur dire, un ami demandera une guérison à leur insu. La guérison à distance est souvent nécessaire pour une personne mentalement perturbée. Des infirmières ont demandé la guérison pour des patients dont elles s'occupaient, pour quelqu'un qui avait subi un grave accident de voiture ou un enfant malade qui ne peut parler lui-même. En voici un exemple :

"J'ai reçu un appel un après-midi pour me prévenir que mon petit neveu, Adam, âgé de dix-huit mois, avait été repêché de l'étang du jardin ; il était tout bleu et ne respirait plus. Ils étaient à Liverpool. On l'a transporté en urgence d'un hôpital à un autre et ils l'ont mis sous assistance respiratoire. Sa respiration est revenue. Mais il n'y avait que peu d'espoir. Nous étions paniqués. Adam était empaqueté dans cet appareil réfrigérant avec des équipements de contrôle et six aiguilles qui diffusaient différentes drogues dans diverses parties de son corps. Le troisième ou quatrième jour, les médecins vinrent trouver son père et dirent : "Pouvez-vous dire à tout le monde d'arrêter de prier ? Il existe des choses pires que la mort. Il pourrait devenir un légume, rester aveugle et probablement incapable de parler." Nous étions donc complètement effondrés. Ce petit enfant, sans aucun avenir... Ma première pensée fut de demander une guérison à distance pour lui. Je vous contactai alors car vous étiez le dernier espoir que nous avions vraiment. Le jour suivant la guérison à distance, il commença soudain à remuer les bras.

Ce fut son premier mouvement, le premier signe, puis plus tard, le soir, il commença à se lécher les lèvres. Je pense que c'était le jour suivant ou cette même nuit où il ouvrit soudain grand les yeux et nous fit comprendre qu'il avait faim. C'était incroyable ! Les médecins accoururent, ils ne pouvaient en croire leurs yeux ; toutes les infirmières se rassemblèrent autour du petit garçon.

Adam n'était pas du tout conscient de ce qui lui était arrivé. Il ne se rappelait de rien. Mais au moins, il était capable de parler, il était capable de voir. Et le jour suivant, l'une des infirmière le fit sortir du lit – les parents toujours à ses côtés – et il parcourut la chambre de long en large. Les gens n'en revenaient pas. Lorsque le médecin qui s'était occupé de lui entra, il dit : "Je ne peux croire que c'est le même enfant. C'est tout simplement un miracle !". Et c'est bien ce que je pensais. Nous pensions tous que c'était un miracle. L'enfant a maintenant treize ans. Il réussit parfaitement à l'école et a une grande personnalité et un grand sens de l'humour. Cela s'est si bien terminé pour nous !".

Tard le soir, lorsque tout est tranquille, j'ouvre mon cahier de demandes de guérison à distance. Il contient le nom de ceux qui ont demandé la guérison – pour eux-mêmes ou pour autrui, pour un ami ou un parent. A côté de chaque nom, se trouve une photo et un résumé de l'état général de la personne et de sa maladie. Je ferme les yeux et me branche sur mes amis esprits et sur Dieu, Source de toute guérison. Une impression de la personne que je désire guérir se forme immédiatement dans mon esprit ; j'ai intuitivement établi le contact. Je sens sa présence et ce qu'elle est en train de vivre. Je commence à projeter l'énergie curative sur elle et à demander à mes amis esprits d'administrer les soins exigés pour sa maladie ou son besoin particulier.

La guérison commence à partir de ce moment. Le lien a été établi et continuera durant la journée et les heures de sommeil, tonifiant un système affaibli, calmant un esprit perturbé, soulageant la douleur, réduisant l'anxiété et la peur.

La guérison à distance est une grande amie dans les moments de stress, d'anxiété ou d'inquiétude. Elle peut libérer du stress lors d'un examen, de la peur de prendre l'avion ou d'aller chez le dentiste, du traumatisme ressenti par un jeune enfant qui entre pour la première fois à l'école. Elle a aidé ceux qui étaient diminués par une maladie débilitante, telle qu'une grippe sévère. Elle a soulagé le stress de ceux qui déménagent, qui se marient ou qui prennent leur retraite.

"Lorsque mon père prit sa retraite, il se laissa submerger par tant de stress et de tension qu'il devint incapable de se débrouiller dans son quotidien. Il s'agitait et s'inquiétait à la

moindre petite chose et son état d'esprit négatif lui occasionnait de nombreuses insomnies. Il ne pouvait tout simplement pas se faire à l'idée de sa retraite. En tant que fille unique, j'ai le cœur brisé de voir mon père, que j'aime tant, devenir si impuissant. Etant déjà venue vous voir moi-même pour une guérison suivie de merveilleux résultats, j'ai inscrit mon père sur votre liste.

Je peux dire que la nuit même, il commença à aller mieux. Finalement, il devint très calme et détendu.

Il avait repris le contrôle de sa vie. Son vieux sens de l'humour était revenu. Il s'est même offert un long week-end à la campagne, ce qui n'était absolument pas envisageable auparavant.

C'est comme s'il était redevenu un enfant : une attitude sans souci envers toute chose.

C'est difficile pour moi de trouver les mots pour décrire le changement total qui s'est produit en lui. Mais toute la famille se réjouit de le voir à nouveau comme avant. Mon père ne sait même pas qu'il a été aidé par votre don de guérison. Si je le lui disais, peut-être ne comprendrait-il pas. Mais il reconnaîtrait certainement que ça a marché pour lui".

La guérison à distance est différente de la guérison par imposition des mains. Il n'y a aucun contact physique. La 'projection de guérison' dure quelques secondes, quelques minutes ou même plus longtemps. On peut suivre ses progrès et son efficacité en remontant à la réception de la première demande et au début du travail.

"Je suis heureuse de pouvoir témoigner de cela, car, depuis mercredi dernier, l'état d'esprit de ma mère s'est bien amélioré. Sa dépression a presque disparu. Son état physique est bien meilleur. Comme vous le savez, l'état de maman est dû à une grave opération. On lui a enlevé une partie de l'estomac, de la rate et une partie des intestins. En conséquence, elle mangeait très peu et souffrait de terribles nausées, mais depuis mercredi dernier, tout va mieux !

Avant que nos voisins aient inscrit maman sur votre liste de guérison à distance, elle était très déprimée et faible, incapable de remonter la pente. Heureusement, grâce à vos efforts de guérison, maman fait des progrès. S'il vous plaît, continuez à l'aider ; je vous informerai de son amélioration durant les prochaines semaines".

La guérison à distance a aidé de nombreuses personnes à traverser des situations stressantes et angoissantes : des acteurs lors de leur première soirée d'ouverture, l'anxiété avant un entretien de travail, le stress d'une femme attendant son premier bébé, la crise de panique avant de donner une conférence ou une représentation, l'angoisse dans l'attente d'une décision de justice ou du passage du permis de conduire.

Comme le témoignent toutes les lettres que j'ai reçues au fil des années, nombreux sont ceux qui ont constaté que la guérison à distance a fait des merveilles pour les aider à supporter leurs traitements de chimiothérapie ou de rayons. La caractéristique la plus évidente est un délai de remise en forme plus rapide avec peu d'effets secondaires.

La guérison à distance est demandée essentiellement par lettre. La lettre me décrit la maladie et l'histoire du patient, comment elle a commencé et comment elle progresse.

Chaque fois que c'est possible, je demande une photo de la personne qui requiert mon aide. Ceci me permet de me brancher plus facilement sur le patient. Dès que je reçois la lettre et la photo, je ne perds pas de temps, je commence la guérison immédiatement pour le malade.

Au bout de deux jours de guérison à distance, je réponds personnellement pour confirmer que les soins ont commencé, en joignant une brochure résumant comment elle agit. Dans ma lettre, j'explique combien il est important de me tenir informé des changements qui surviennent. La personne qui place quelqu'un d'autre sur la liste de guérison à distance est un lien vital entre le patient et moi-même. Elle est mes yeux et mes oreilles. Elle m'aide à maintenir des soins appropriés au patient.

Une seule petite information, aussi hors sujet qu'elle puisse paraître, peut être vitale pour la guérison de la personne.

Une femme de quatre-vingts ans m'écrivit de l'ouest de l'Irlande, W.B. comté de Yeat, département de Sligo. Elle était clouée au lit par une infection chronique de poitrine et des sinus. Elle avait dû avaler une énorme quantité d'antibiotiques durant plus d'une année.

Lorsqu'elle écrivit pour la première fois, je pus à peine déchiffrer sa lettre, son écriture n'étant qu'un gribouillis sur la page. La seconde fois, l'amélioration s'y reflétait, non seulement dans le changement radical de son écriture, mais aussi dans le ton de la lettre :

> *"Merci, Tony, pour votre lettre confirmant que je suis sur votre liste de guérison à distance. Vous serez content d'apprendre que mon infection de poitrine s'est dégagée quelques jours après que vous ayez commencé. Je peux enfin respirer à nouveau !*
>
> *L'infection des sinus s'améliore graduellement au fil des jours. Je commence vraiment à croire à la guérison à distance. Je dois essayer de me débarrasser de cette attitude négative et avoir un regard sur la vie plus joyeux. Je vous remercie de tout mon cœur de vos efforts pour m'aider.*
>
> *J'attends de pouvoir vous rendre visite bientôt pour vous remercier personnellement".*

Afin de garder mes dossiers de guérison à distance en ordre et bien structurés, je revois la liste de mes patients d'un mois sur l'autre.

Je classe ceux qui ont eu un complet rétablissement et me concentre sur les patients qui ont besoin de soins constants.

Les énergies curatives se poursuivront vers la personne malade chaque jour durant tout un mois. Si une personne le souhaite, elle peut renouveler sa requête pour un mois supplémentaire et continuer aussi longtemps qu'il faudra pour vaincre le problème ou la maladie.

D'innombrables personnes peuvent profiter de la guérison à distance en même temps. Un membre de la famille peut demander la guérison pour toute la famille traversant une crise ou pour des voisins. Une femme habitant près de Zurich en Suisse m'a fait parvenir un rapport sur l'amélioration de plus de vingt personnes de son village.

Lorsque des gens d'un autre pays voyagent pour venir me voir en vue d'une guérison de contact, ils me demandent souvent de poursuivre par la guérison à distance. Par exemple, Rosemarie était venue d'Ecosse pour me demander si je pouvais l'aider. Elle souffrait de symptômes chroniques semblables à ceux de la grippe depuis plus d'un an. Les antibiotiques et les stéroïdes se sont succédés avec peu ou pas d'effet. Elle avait dû se rendre à l'hôpital passer une série de tests.

Finalement, un psychiatre diagnostiqua son état comme une dépression réactive et la mit sous antidépresseurs.

"Si seulement je pouvais remonter la pente, me sentir un peu mieux" répétait-elle sans cesse en racontant son histoire. Rosemarie avait l'air pâle, apathique et lasse. Elle parlait à voix basse et j'avais dû m'asseoir tout prêt d'elle pour entendre ce qu'elle disait. Elle n'avait pas dormi depuis plusieurs mois et avait perdu de toute évidence son appétit, comme le prouvaient ses os qui saillaient de son visage.

Je lui transmis la guérison par imposition des mains et lui suggérai de s'inscrire sur ma liste de guérison à distance. Quelque temps après, elle m'écrivit :

"Tony, j'ai promis de vous faire savoir comment je me sentais depuis ma visite deux semaines plus tôt. Eh bien, je me sens bien mieux maintenant ! La vie est redevenue très agréable pour moi. Mon sommeil s'est considérablement amélioré et je me réveille reposée. La terrible dépression s'est évanouie quelques jours après vous avoir vu et je suis de nouveau capable de me concentrer. Je suis heureuse de pouvoir dire que je recommence à lire les journaux, à regarder la télévision, à faire attention à mon apparence. Merci à Dieu et merci à vous.

Je tiens à dire que j'ai passé la meilleure semaine de toute l'année en ce qui concerne ma santé et que je me sens plus positive et optimiste maintenant, prête à affronter l'hiver. Je ressens en fait une 'fatigue physique', chose qui ne m'était pas arrivée depuis longtemps. Continuez, je vous prie, à m'envoyer des soins par vos prières de guérison ; il n'y a aucun doute que votre présence curative m'aide chaque jour. Mille mercis pour toute votre aide et votre gentillesse".

Chaque fois que j'ai quelques instants de tranquillité dans la journée, je me concentre sur la guérison de ceux qui ont besoin d'une aide immédiate. C'est ce que j'appelle ma "liste de guérisons à distance urgentes".

Ce peut être un coup de téléphone urgent, de quelqu'un qui subit une grave opération, qui vient d'avoir un accident, d'une femme qui attend un bébé dans l'heure, d'une personne proche de la mort.

"Je vous écris pour vous faire savoir comment le traitement de guérison à distance a agi sur mon filleul de quatorze ans. Dimanche dernier, Matthieu a développé quelque chose qui ressemblait à un début de rhume. Le lendemain, il s'évanouit à l'école et fut ramené à la maison.

Le jour suivant, Matthieu fut amené chez le docteur qui diagnostiqua une pneumonie et recommanda toute une série de puissants antibiotiques. Mercredi soir, sa respiration devint instable et on fit venir le docteur une fois encore. Il appela immédiatement une ambulance. Matthieu fut admis dans l'hôpital principal où il subit toute une série de tests. On diagnostiqua qu'il souffrait d'une forme rare de pneumonie virale. On lui prescrivit immédiatement des antibiotiques encore plus puissants, des sédatifs et il fut mis sous respirateur. Le jeudi, Matthieu allait si mal qu'on lui administra les derniers sacrements.

Ses pauvres mère et père étaient totalement bouleversés de constater la rapidité avec laquelle il s'était détérioré. On leur dit qu'il n'y avait que très peu d'espoir. Je reçus un appel télépho-

nique de leur part, m'apprenant la mauvaise nouvelle. Tout d'abord, je fus bouleversée. Puis je pensai en moi-même : que puis-je faire pour aider ? Au fil des années, j'ai eu, à de nombreuses occasions, la grande chance de recevoir vos merveilleux dons de guérison. J'ai donc téléphoné pour vous demander de placer Matthieu sur votre liste de guérison à distance. Le dimanche matin, j'appelai les parents de Matthieu.

Ils me dirent qu'il avait passé une très bonne nuit. Ses battements de cœur et sa respiration s'étaient stabilisés, sa température était redescendue à la normale. Le virus qui avait voyagé dans le corps de Matthieu fut finalement isolé. Inutile de dire combien ses parents étaient soulagés. Nous sommes aujourd'hui mercredi et j'ai appris depuisque Matthieu va beaucoup mieux. On l'a retiré du respirateur. Il peut maintenant s'asseoir, avaler des liquides et parler à sa maman et à son papa.

Merci de tous vos intenses efforts pour envoyer la guérison à Matthieu. Je crois que votre intervention a joué un rôle majeur dans sa remise sur pieds. Il était si malade le jeudi et tellement mieux le lundi suivant. J'étais si bouleversée et inquiète quand j'ai reçu la nouvelle concernant Matthieu. Mais grâce à votre extraordinaire travail de guérison à distance, j'ai senti que j'avais été capable de faire quelque chose de positif pour aider".

Lorsqu'un membre de la famille tombe malade, ce peut être un moment très traumatisant pour tous. La famille, les amis ou les proches ne savent pas où donner de la tête ni quoi faire.

L'impact se fait sentir comme une vaste onde sur l'eau ; le choc et le traumatisme touchent tous les proches et amis de la famille. Lorsque je donne mes soins, je suis très conscient que l'onde des effets positifs de la guérison atteint aussi ceux qui sont reliés à la personne malade.

Lorraine s'était rendue à l'hôpital pour des contrôles de routine lorsqu'ils découvrirent qu'elle avait une énorme tumeur à l'utérus. Ils ne perdirent pas de temps, dès le lendemain matin, on devait lui enlever la tumeur et l'utérus.

Je reçus un coup de téléphone frénétique de Lorraine me demandant de sa chambre d'hôpital de la placer immédiatement sur ma liste de guérison à distance.

"Au moment même où je vous parlais au téléphone, je sentis un calme instantané me submerger, une confiance intérieure que je n'avais jamais ressentie auparavant. Je savais tout simplement que tout irait bien. Cette nuit-là je dormis profondément et eus la plus belle des expériences : vous et un certain nombre d'autres personnes se tenaient autour de mon lit, les mains tendues en avant. Une magnifique et douce lumière dorée émanait des extrémités de vos doigts et touchait mon corps à l'endroit malade.

Ce fut la plus merveilleuse expérience jamais ressentie auparavant. L'opération fut un succès total. Les médecins ne comprenaient pas comment j'avais pu cicatriser aussi vite. La plupart des autres patient étaient un peu déconcertés de me voir debout et en forme si rapidement alors qu'ils étaient encore en convalescence".

Lorraine rendit visite à son généraliste pour un contrôle. Il lui dit qu'après une opération aussi importante, un large pourcentage de femmes tombaient dans la dépression et finissaient par suivre une thérapie hormonale de substitution. Mais Lorraine n'avait besoin de rien. Son généraliste mit son rétablissement remarquable sur le compte de son attitude mentale positive. Cependant, Lorraine le mit sur le compte de la guérison à distance.

Il est tout à fait naturel de vous effondrer en apprenant que vous devez subir une opération. Les attitudes de scepticisme envers la guérison peuvent changer rapidement dans de tels moments de crise. C'est le cas de John. Il ne serait jamais venu pour des guérisons d'imposition des mains, car il ne croyait pas que ça marcherait pour lui. D'un autre côté, il était terrifié par la menace d'une opération imminente. Sa femme, Emilie, m'écrivit pour me demander de placer son mari sur la liste de guérison à distance. Emilie raconte :

"Mon mari, John, qui a quarante-trois ans, a souffert de constants maux et suintements d'oreille depuis son enfance. En octobre dernier, notre médecin l'envoya chez un spécialiste ORL qui examina les oreilles de John et dit qu'elles étaient pourries et sérieusement infectées.

Le spécialiste répéta que John devait subir une opération et qu'il l'organiserait en temps utile.

Je vous ai immédiatement écrit pour vous demander des soins à distance. Six semaines plus tard, une lettre confirma qu'un lit était disponible à l'hôpital. Naturellement, nous étions tous les deux très anxieux à ce sujet. John fut admis à l'hôpital le jeudi et devait subir l'opération le vendredi matin.

Au début de l'après-midi du vendredi, je le retrouvai assis dans le corridor, tout habillé, sa valise à ses pieds, prêt à rentrer à la maison. Je lui demandai ce qui avait bien pu se passer. Il dit que trois docteurs étaient venus l'examiner avant l'opération pour constater que ses oreilles étaient complètement dégagées. C'était un miracle !

John est par nature sceptique en ce qui concerne ces choses, mais il croit certainement en la guérison maintenant. Il le raconte même à tous ses collègues de travail !

Il n'y a pas de mots pour exprimer combien nous sommes tous deux soulagés. Merci du plus profond du cœur pour tout ce que vous avez fait".

La guérison à distance a aussi aidé de nombreuses femmes enceintes lors d'un accouchement difficile et pour la suite du rétablissement.

La lettre qui suit fut écrite sur une carte de remerciement par Julie, une jeune femme d'une vingtaine d'années, qui vint me voir durant les dernières périodes de sa grossesse, en proie à des crises de panique et de peur.

"Juste un petit mot de remerciement pour votre aide et vos soins durant et après ma grossesse. J'ai senti, très vigoureusement, vos forces curatives m'aider durant la naissance de Brian. J'ai expérimenté une telle paix de l'esprit, un tel bonheur et une

telle force intérieure que j'ai vécu toute la naissance comme une merveilleuse expérience, pas du tout effrayante comme ça l'a été pour mon premier enfant. Brian va bien et se développe à merveille, Je suis aux anges avec lui.

Je veux que vous sachiez combien je vous suis reconnaissante et, lorsque le temps sera un peu meilleur, je vous appellerai pour venir vous présenter le petit homme en personne".

Les bébés et les enfants réagissent merveilleusement bien à la guérison à distance. Dermot, qui vivait en Angleterre, n'avait aucune connaissance sur ce sujet. Lorsqu'il apprit la mauvaise nouvelle concernant sa fille, il fut trop bouleversé pour réaliser tout ce qui se passait. Son ami Cathal demanda donc une photo de son bébé et, de retour à Dublin, plaça l'enfant de Dermot sur la liste de guérison à distance. Voici son récit :

"Notre fille est née durant l'été 1982 à l'hôpital de Westminster à Londres. Nous lui avons donné le nom de Inor. Elle était née prématurément deux mois avant la date prévue et dut donc rester quelques semaines supplémentaires à l'hôpital. Ce fut à ce moment-là que nous apprîmes la triste nouvelle : Inor était née avec deux trous dans le cœur qui exigeaient une opération chirurgicale. Inutile de dire combien notre monde fut sens dessus dessous à cette seule pensée. On la laissa sous notre protection, sachant que nous devions la ramener lorsqu'elle serait un peu plus âgée pour subir l'opération du cœur.

Un an plus tard, nous fûmes convoqués à l'hôpital de Kensington, spécialisé dans la chirurgie cardiaque, à Londres. On lui fit passer des tests et les deux trous étaient toujours visibles. Un rendez-vous fut arrêté pour l'opération.

Un jour, ma femme parla d'Inor à l'un de nos bons amis qui nous dit qu'il connaissait un homme du nom de Tony Hogan – le guérisseur spirituel d'Irlande. Cathal nous demanda une photo et dit qu'il vous l'enverrait pour la placer sur votre liste de guérison à distance. Nous ne connaissions rien à la guérison spirituelle, encore moins y croyions-nous. En réalité, notre esprit n'avait même pas enregistré vraiment le fait à cette époque, tant nous étions désespérés. Quelques semaines passèrent et nous retournâmes à l'hôpital de Kensington pour notre rendez-vous. Les docteurs procédèrent à de nombreux tests et radios, mais, à leur grand étonnement, constatèrent que les deux trous du cœur d'Inor s'étaient refermés. Ils restèrent interloqués tandis que nous étions submergés de joie à l'annonce de cette merveilleuse nouvelle. L'opération fut annulée. Inor n'eut pas à subir de chirurgie cardiaque et nous en fûmes extrêmement soulagés.

Je peux affirmer sans aucun doute que le moment de la guérison à distance coïncidait avec le moment où l'on constata qu'elle s'était remise de son problème cardiaque".

Je suis parfois stupéfait de voir combien les gens se donnent du mal lorsqu'ils demandent la guérison. Certains vont marquer en couleur le cartilage de leur genou sur lequel je dois travailler, ou la zone de leur dos qui leur fait mal.

Cependant, il y a souvent un côté comique dans les lettres que je reçois.

Marie, originaire du Surrey en Angleterre, avait demandé la guérison pour sa fille Rosanna qui vivait sur une île grecque. Dans sa lettre suivante, elle avait joint une carte bien détaillé de Grèce, juste pour s'assurer que je sache exactement de quelle île il s'agissait.

Une femme d'Amérique voulait mettre son mari sur la liste de guérison à distance pour un ulcère à l'estomac. Bill travaillait pour une banque internationale et faisait des voyages d'affaire dans le monde entier. Dans sa lettre, elle avait glissé un itinéraire de six mois, soulignant les différents pays par lesquels il passerait au cours des semaines.

Bien sûr, tout ceci est totalement inutile. La guérison à distance atteint la personne au niveau de son esprit, transcendant l'espace et le temps. Certaines personnes se posent des questions sur le moment précis où je m'acquitte de ce travail. Il coïncide habituellement avec le moment où ils ressentent la portée des énergies curatives.

Pauline, une institutrice d'une quarantaine d'années, venait me voir assez régulièrement. Elle avait toute une série de problèmes physiques et je lui donnais aussi quelques conseils au sujet de l'échec de son mariage dû à l'alcoolisme de son mari.

Un jour, elle me tendit un rouleau de papier retenu par un élastique.

Elle me regarda retirer l'élastique en souriant et découvrir un portrait au crayon à l'intérieur.

"A qui ressemble-t-il ?" demanda Pauline.

"Eh bien, il me ressemble !" m'exclamai-je tandis que Pauline riait. "On dirait un portrait de moi".

Pauline rit encore et me raconta ce qui suit.

Sa sœur, Heather, qu'elle avait placée sur la liste de guérison à distance, était à l'hôpital dans la ville, en attente d'une opération pour un grave problème d'intestin.

Un soir, alors qu'Heather allait se coucher, elle remarqua un homme se tenant à côté de son lit, lui souriant gentiment. L'homme plaça une main sur son ventre et une autre sur sa tête. Heather expérimenta une énorme chaleur émanant de ses mains qui étaient toutes deux apaisantes et réconfortantes. Puis l'homme tourna le dos et partit.

Le matin suivant, Heather demanda à l'aide-soignante qui était cet étranger qui était entré dans sa chambre cette nuit-là.

Elle fut étonnée d'apprendre que personne n'était venu dans la chambre, pas même un médecin. Heather parla à d'autres patients qui lui dirent que c'était sûrement un rêve.

Cependant, au fil de la journée, Heather se sentit beaucoup mieux et fut plus convaincue que jamais que cette expérience avait été réelle. Elle pouvait nettement se rappeler le visage de cet homme. Heather était une artiste et décida donc de dessiner son portrait.

Pauline arriva à l'hôpital et trouva Heather assise sur le lit, qui semblait aller beaucoup mieux. D'un air exalté, Heather fit signe à Pauline de s'approcher, fouilla sous l'oreiller et en tira un portrait. Alors qu'Heather commençait à raconter son histoire, Pauline regarda le portrait et s'exclama : "Mais, c'est Tony !".

L'état de Heather s'améliora tant que l'opération ne fut pas nécessaire. Lorsqu'elle put sortir de l'hôpital, elle vint me rendre visite et me confirma son expérience cette nuit-là.

Nombreuses sont les personnes qui écrivent pour décrire des phénomène similaires. Certaines disent avoir vu mon équipe de guérisseurs spirituels travailler avec moi la nuit, à leur chevet.

Ken vint me voir quelques années plus tôt, et fut guéri d'un psoriasis, une maladie de peau "incurable". Comme la plupart des gens, Ken oublia la guérison une fois sa santé rétablie, ceci jusqu'au jour où il fut victime d'un grave accident de voiture qui le cloua à l'hôpital durant des mois. Les opérations se succédaient, mais rien de soulageait les terribles douleurs de son dos. La douleur qui atteignait maintenant ses jambes le laissait très en colère et le vidait de toute énergie.

Ken fut confiné au lit lorsqu'il rentra chez lui.

Comme il n'y avait aucune chance qu'il reprenne le travail, l'employeur le licencia. Un an passa, et Ken avait glissé dans un état de souffrance et de désespoir, semblable à un zombie sous l'emprise de puissants médicaments.

Un jour, la femme de Ken, Maureen, ramena un magazine à la maison et le laissa traîner dans un coin.

Il s'y trouvait depuis plus d'une semaine, quand Ken ouvrit une page au hasard pour découvrir une photo de moi accompagnée d'un article sur mon travail de guérison. "C'est l'homme qui m'a soigné il y a des années !" dit Ken tout excité à sa femme. Il lui raconta comment il avait été guéri du psoriasis avant leur mariage. Maureen écrivit immédiatement pour me demander d'aider Ken à soulager ses terribles douleurs par la guérison à distance. Deux soirs plus tard, je commençai à envoyer l'énergie curative à Ken. Voici ce qui est arrivé :

"A cause d'une douleur constante, je passais sans arrêt du sommeil léger à l'éveil. Soudain, la pièce commença à s'éclairer. Je soulevai la tête de l'oreiller pour apercevoir un certain nombre de personnes autour de mon lit. Elles ressemblaient toutes à des médecins habillés de blanc. Durant un instant, je me crus de retour à l'hôpital.

Mais je réalisai vite que j'étais bien dans mon lit chez moi. Mon esprit s'apaisa totalement. Des ondes de paix me traversèrent, enveloppant chaque partie de mon corps. L'une des personnes habillées de blanc posa doucement ses mains sur mon cou et mes omoplates.

Une autre plaça ses mains directement sur mon dos à l'endroit de la douleur et commença à le manipuler. Ce fut comme si un tisonnier chauffé à blanc s'enfonçait dans ma colonne vertébrale. La chaleur devint de plus en plus intense jusqu'à ce qu'elle rattrape la douleur. J'étais simplement couché et regardais. C'était une expérience agréable. Lorsqu'ils eurent terminé, l'un d'eux me regarda en souriant comme pour dire : Voilà ! Tu vas bien maintenant, avant de disparaître dans un nuage de brume bleue.

La douleur de mon dos s'apaisa graduellement. Ma colonne vertébrale se détendit. Il n'y eut bientôt plus du tout de douleur. Je sautai de mon lit en réveillant ma femme par la même occasion, et me mis à arpenter la pièce à vive allure. Ma femme crut que j'étais devenu fou. Je continuai à tester mon dos, me baissant pour toucher l'extrémité de mes orteils, chose que je n'avais pas été capable de faire depuis plus d'un an".

Une fois que la guérison à distance a commencé, les progrès deviennent instantanément évidents pour certains tandis que d'autres ne s'en rendent compte qu'après une longue période. Quoi qu'il en soit, j'aime savoir s'il y a eu un changement quelconque. Malheureusement, il y a ceux qui demandent la guérison mais qui n'écrivent jamais en retour. Je reste dans l'incertitude. Ils supposent sans doute que, ayant été capable d'atteindre la personne pour la guérir, je dois aussi savoir si une amélioration est survenue.

Un dimanche matin, je reçus un message sur mon répondeur disant de rappeler de toute urgence M. Wyatt. Je fis donc le numéro le jour même. M. Wyatt m'expliqua que sa belle-mère était mourante d'un cancer. Elle n'avait plus que quelques jours à vivre. On l'avait renvoyée de l'hôpital chez elle pour mourir. Pouvais-je l'aider d'une façon ou d'une autre ? Il ne connaissait rien à la guérison spirituelle, ni comment ça marchait, dit-il, mais il avait entendu des choses positives sur moi par l'un de mes patients.

En arrière plan, je pouvais entendre une femme pleurer. "Ma femme est là avec moi" dit-il en baissant la voix. "Elle est très attachée à sa mère et est naturellement bouleversée par la situation. Cela pourrait peut-être l'aider un peu que vous parliez avec elle, je vous la passe ?".

La ligne devint muette. Je pouvais deviner que sa femme était bien trop bouleversée pour parler. Je l'entendais sangloter de toute son âme.

J'expliquai donc brièvement à M. Wyatt comment agissait la guérison à distance ; comment je ne mettais jamais de limite à la force curative, même dans les cas de phase terminale. La guérison aiderait sa belle-mère à passer paisiblement dans la prochaine étape de sa vie.

Au moment où je terminais, Mme Wyatt vint au téléphone. Elle me dit que le médecin n'avait donné à sa mère que quelques jours à vivre et donc de faire le maximum de ce délai. Elle ne voulait pas que sa mère meurt plus vite que nécessaire, dit-elle en éclatant en sanglots.

Wyatt reprit le téléphone et me demanda si je pouvais mettre sa femme et sa belle-mère sur ma liste de guérison à distance pour les aider toutes deux à traverser cette rude épreuve. Je promis de le faire sans faute et lui demandai de m'envoyer, en urgence, une photo et tous les détails utiles. J'insistai sur l'importance de me tenir au courant, d'une manière ou d'une autre, sur la façon dont progressaient les choses.

Des semaines puis des mois passèrent. Je tins ma promesse et continuai à envoyer l'énergie curative pour toutes les deux. Je ne reçus ni lettre ni coup de téléphone pour me dire ce qui était arrivé. Deux années passèrent.

Un jour, Mme Byrne, la femme qui m'avait recommandé aux Wyatt passa me voir. Son petit neveu souffrait d'énurésie. Nous étions en train de bavarder quand je me rappelai la conversation téléphonique que j'avais eue avec M. Wyatt et sa femme.

Je supposais que la pauvre femme était morte en paix. J'en parlai à Mme Byrne qui me regarda avec stupéfaction.

"Parlons-nous de la même personne, Tony ?"

"la femme qu'on a renvoyée chez elle pour mourir, j'ai reçu un appel...!" expliquai-je.

"Ils ne vont ont donc rien dit ?"

"Dit quoi ?"

"La mère de Mme Wyatt s'est remarquablement remise sur pieds. Elle est en vacances en Espagne en ce moment. Je ne peux croire qu'ils ne vous aient pas contacté" dit-elle avec un air de surprise sur le visage.

Alors que la surprise se dissipait, je m'entendis dire : "C'est la vie".

En tant que guérisseur, l 'un des aspects les plus satisfaisants de ma mission est l'aide que je peux apporter lorsque quelqu'un approche de la mort. La guérison à distance est un merveilleux réconfort pour les agonisants. Elle permet de réduire l'anxiété et la peur, et limite le traumatisme que peut vivre la personne.

Tard dans la soirée, juste à la fin d'une harassante journée de travail, le téléphone sonna. Tout d'abord, je crus qu'il n'y avait personne à l'autre bout de la ligne. Puis j'entendis un faible souffle, et une voix qui déchira le silence. C'était la voix d'un homme, criant dans le désert.

"Pouvez-vous m'aider ?" murmura-t-il, le souffle lourd et pénible. "Pouvez-vous m'aider ?".

Il y eut une longue pause. Je me branchai immédiatement sur l'homme et sus qu'il était en difficulté.

"Ne vous fatiguez pas" dis-je. Je comprends. Je sais que vous avez besoin d'aide et je veux que vous m'écoutiez attentivement. Je vais diriger la guérison vers vous par le canal du téléphone, et je vous demande simplement de fermer les yeux et d'essayer de vous relaxer quelques instants".

Je fermai les yeux et vis à l'aide de mon œil mental un homme aux cheveux gris dans la cinquantaine, aux épaules larges et aux yeux marron foncé. Je constatai qu'il avait un sérieux problème de gorge. Un voile sombre d'intense frayeur l'entourait. J'appelai en urgence mes amis esprits pour m'aider, mais ils étaient déjà là. La force de guérison l'atteignit rapidement. Je pouvais la sentir affluer vers lui. Quelques instants passèrent.

J'ouvris les yeux lorsque je sentis que la force curative avait cessé, saisis le téléphone et demandai lentement : "Comment c'était ?"

Il y eut une longue pause. Puis sa voix grinçante brisa le silence. "Je suis ici, à l'hospice" dit-il, "en train de mourir d'un cancer de la gorge. Je n'ai plus longtemps à vivre. Je suis terrifié de mourir".

La force de sa voix se brisa pour devenir un murmure jusqu'à ce que je ne puisse plus l'entendre.

"Ne vous agitez pas" le pressai-je. "Je comprends d'où vous venez".

Je lui dis ce qui allait se passer durant son passage de transition, qu'il n'y avait rien à craindre.

Je lui expliquai qu'il devait se diriger vers la lumière et le rassurai en lui disant que mes amis esprits et moi-même serions là avec lui pour l'aider tout au long du chemin.

Il commença à pleurer. Puis le téléphone devint silencieux. Cette nuit-là et les nuits suivantes, je lui envoyai l'énergie curative jusqu'au moment où j'appris qu'il était décédé.

Lorsque je reçois un appel comme celui-ci, je fais un suprême effort. Chaque mot est important. C'est comme si les forces de guérison s'enveloppaient autour de chaque parole que je prononce. Les paroles justes semblent se former dans mon esprit, transmises en moi par mes amis esprits.

Quelques semaines passèrent. Un matin, la sonnette de la porte tinta. Une femme était venue me dire que c'était son mari, Tom, qui m'avait téléphoné ce soir-là.

"Il est parti en paix quelques jours plus tard" dit-elle, "et il m'a demandé de lui donner ma parole que je vous transmettrai ce message. Il l'a écrit sur une feuille de papier, mot pour mot, pour vous dire combien vous l'avez aidé cette nuit-là" dit-elle.

Elle me tendit le précieux petit mot qui disait :

"J'ai ressenti une paix que je n'avais jamais ressentie auparavant, après vous avoir parlé au téléphone. Toutes les terribles peurs de la mort se sont dissipées. Que Dieu vous bénisse, et merci !".

Ne serait-ce pas formidable, pensai-je plus tard, si je pouvais trouver une manière plus efficace de relier les gens à la guérison à distance ? Je demandai l'aide de mes amis esprits. Par leur intermédiaire, je reçus deux puissants exercices : 'Entrer dans le silence' et 'Une prière de lumière pour la guérison'. Je vous les transmets :

EXERCICES

– MEDITATION –

Dès que vous vous sentez prêt, lisez plusieurs fois les deux exercices jusqu'à ce qu'ils vous deviennent familiers. Puis fermez les yeux et laissez s'apaiser votre mental. Branchez-vous sur les vibrations de guérison qui m'entourent ainsi que mes amis esprits.

ENTRER DANS LE SILENCE

Entre dans le silence,
Appelle doucement mon nom,
Raconte-moi tes problèmes,
Raconte-moi ta douleur.

Parle-moi de tes sentiments,
Ceux qui demeurent enfouis dans ton cœur.
Sache que je t'entends.
Nous ne sommes pas séparés.

Puis, reste silencieux
Pendant une minute ou deux,
Afin que je puisse envoyer la guérison
Directement vers toi.

Faites une pause de quelques instants. Puis, en prononçant les paroles suivantes, visualisez une lumière blanche et lumineuse affluer dans tout votre être. Ressentez une lumière pure et blanche et voyez-la vous envelopper.

Lumière de guérison au-dessus de moi
Lumière de guérison au-dessous de moi
Lumière de guérison à ma gauche
Lumière de guérison à ma droite.

Lumière de guérison derrière moi
Lumière de guérison devant moi
Lumière de guérison m'entourant
Lumière lumineuse autour de moi.

Lumière de guérison, protège-moi
Lumière de guérison, guéris-moi
Lumière de guérison, libère-moi
Lumière de guérison, que je sois la lumière.

Vous pouvez pratiquer ces deux méditations deux fois par jour jusqu'à ce qu'elles fassent partie de votre routine journalière.

CHAPITRE 13

Le monde des esprits

"Ne reste pas devant ma tombe à pleurer
Je ne suis pas là, je ne dors pas.
Je suis les mille vents qui soufflent,
Je suis un reflet de diamant sur la neige,
Je suis la lumière du soleil sur les épis mûrs,
Je suis la douce pluie d'automne.
Lorsque tu te réveilles dans le silence du matin,
Je suis l'essor rapide d'un vol groupé d'oiseaux silencieux.
Je suis la douce étoile qui brille dans la nuit.
Ne reste pas devant ma tombe à pleurer
Je ne suis pas là. Je ne suis pas mort".

Susan E. Fry

Les gens ont une connaissance générale des choses essentielles de la vie, mais dès qu'il s'agit du thème de la mort, ils sont laissés à l'abandon par leurs semblables, dans un état de confusion et de terreur. Une partie de ma quête de guérison a consisté à les initier à la conscience de la vie, de la mort et du monde des esprits, à les délivrer de ce cauchemar de confusion, d'agitation et de peur.

Je fus appelé au dernier étage de l'hôpital de la rue Jervis pour rendre visite à un homme chez qui on avait diagnostiqué un cancer des poumons.

Il était allongé dans son lit en robe de chambre, en train de tirer une bouffée d'un long cigare. La pièce étroite comprenait six lits occupés serrés les uns contre les autres contre le mur. De grandes fenêtre victoriennes donnaient sur la rue. Je m'assis en sandwich entre deux lits tandis que l'homme parlait sans cesse de ses 'soucis', le plus important étant sa voiture de sport garée dans la rue juste en bas.

Mon attention fut attirée par un autre homme allongé dans le lit de l'autre côté. Il était maigre, semblait perdu et tout seul. Je pris contact avec lui télépathiquement et ses yeux n'arrêtèrent plus de me fixer.

Derrière son lit, je distinguais nettement la silhouette d'une femme debout en esprit près de lui. Elle était grande et vive avec des cheveux blonds comme le blé. Je devinai que c'était sa femme. L'homme frêle tourna la tête sur l'oreiller pour essayer de voir ce que je regardais.

La femme le regardait avec un doux sourire. Puis, un puissant rayon de lumière blanc fusionna avec l'aura de l'homme, envoyant des ondes vers moi et au-dessus de la tête de l'homme au cigare que j'étais venu voir. La femme lui fit gentiment signe de ses mains de venir la rejoindre.

Son esprit s'éleva doucement de son frêle corps physique et plana au-dessus. Une infirmière s'approcha et, soulevant le bras de l'homme, commença à lui parler. Ce fut alors la pagaille. L'infirmière appela à l'aide, docteurs et infirmières arrivèrent en courant, poussant une machine sur roulettes. Je fus bousculé de côté sans ménagement, tandis qu'ils appliquaient les tampons sur sa poitrine en criant : "Reculez !". Ils s'acharnèrent à le ressusciter. L'homme et la femme planaient au-dessus en les regardant. Quelques instants plus tard, tous deux réalisant que je pouvais les voir dans leur forme spectrale, me regardèrent. La femme sourit tandis que l'homme semblait un peu perdu. Je lui parlai télépathiquement et lui assurai que tout allait bien.

La femme lui prit la main et ils partirent au milieu d'un vortex de brume bleue et blanche.

Il me vint alors à l'esprit que j'étais venu voir cet homme pour l'aider à s'en aller et non l'autre homme au cigare. Dans ces moments-là, nous sommes toujours aidés par des amis proches venant du monde des esprits.

"*Juste un dernier* !" me dirent mes amis esprits. Je jetai un œil sur mon carnet de rendez-vous pour vérifier si j'avais vu tout le monde. J'avais fini mes guérisons, c'était certain, et je me mis donc à répondre au courrier et à mettre de l'ordre dans mes listes.

"*Il y a un homme dehors*" insistèrent mes amis esprits.

J'ouvris la porte de la salle d'attente et vis un homme d'âge mûr assis les yeux fermés. Il était vêtu de manière impeccable, dans un costume-cravate sombre de la marine.

"Vous sentez-vous bien ?" demandai-je.

Il ouvrit soudain les yeux et dit : "Bonjour. Oui, je me suis juste assis ici un instant. Je ne peux pas expliquer, il y a une merveilleuse sensation dans cette pièce. Je me sens déjà mieux".

Alors qu'il s'était installé dans ma salle de guérison, sa sœur apparut en esprit à coté de lui. "*Dites-lui que c'est moi. Sa petite sœur, Chris*" dit-elle. Tout étourdi, l'homme se présenta sous le nom de Georges. "Il y a une question que j'aimerais poser" dit-il. "Elle m'a hantée durant des mois".

"Laquelle ?"

"Chaque nuit, juste avant l'aube, je me réveille et trouve une silhouette assise sur le bord de mon lit. Lorsque j'essaie de l'embrasser, elle disparaît. Ce n'est pas réel. J'ai cette expérience depuis les six derniers mois. Qu'est-ce que c'est ?".

Durant un instant, je ne sus pas de quoi il parlait. Puis Chris se manifesta et dit : "*Georges, c'est moi, Chris, ta petite sœur. Pandora est avec moi. Elle va bien*".

Je lui retransmis exactement le message. Il éclata immédiatement en sanglots. "Pandora est ma fille. Ma fierté et ma joie. Elle a été tuée dans un accident d'équitation. Je n'ai jamais pu m'en consoler" dit-il en pleurant.

Georges pleura la disparition de sa fille pendant quelques minutes, puis, essuyant ses larmes, il demanda : "Qui est la silhouette qui me réveille la nuit ?".

Chris apparut à nouveau. "*Georges, c'était moi qui essayais de t'aider. S'il te plaît ne fais pas de bêtise. Je t'aime beaucoup*". Lorsque je lui répétais ce que j'avais entendu, Georges admit qu'il ne pouvait plus vivre sans Pandora et qu'il voulait en terminer.

"Chris a toujours veillé sur moi, durant toute ma vie. Elle a été mon ange gardien" dit-il, les larmes ruisselant sur son visage.

"Elle est toujours un ange" insistai-je. Elle vous a aidé depuis et aujourd'hui, elle a fait un suprême effort pour vous dire qu'elle vous aime beaucoup."

Je demandai à Georges de fermer les yeux et me branchai sur Pandora et Chris, toutes deux se tenant à côté de lui.

Je lui transmis une sorte de guérison particulière pour accroître sa sensibilité psychique. Quelques minutes plus tard, un sourire se dessina sur son visage et il sentit leur présence. L'isolement et la frayeur avait été remplacés par l'amour et un lien solide et durable fut établi. Georges ouvrit les yeux. Il semblait animé, plein de vie.

"Maintenant, je sais qu'elles sont là avec moi. Je peux les sentir toutes les deux ainsi que leur amour pour moi" dit-il, paraissant dix ans de moins.

"Je ne sais pas comment je suis venu ici. Ce matin en me réveillant, j'étais dans un terrible état d'esprit. Je suis sorti marcher sans savoir où j'allais et suis arrivé ici chez vous. C'est absolument remarquable, ce don que vous avez".

Une expérience tragique peut nous pousser à voir la vie de manière différente. Lorsqu'une tragédie arrive, j'essaie de transmettre ce que je sais du monde des esprits, comment la vie se déroule et ne cesse jamais.

Elle était venue directement de l'hôpital pour enfants, conduite par sa gentille voisine. Hélène criait à tue-tête "Mon bébé, mon bébé !". Puis elle s'écroula en hurlant sur la chaise.

Mes amis esprits intervinrent. Tandis qu'affluait l'énergie curative, je pouvais voir une femme élancée se tenir à côté d'Hélène, un bébé dans les bras. J'attendis qu'Hélène soit vidée de toute émotion. Sa voisine me raconta ce qui était arrivé, ses allers et retours à l'hôpital avec son bébé, des coups de téléphone au milieu de la nuit... jusqu'à ce que, quelques heures plus tôt, le bébé finisse par décéder à l'hôpital.

"J'aurais dû la ramener à la maison" hurlait Hélène d'une manière hystérique.

"Tout va bien. Vous avez fait ce qu'il fallait faire" lui assurai-je. "Racontez-moi tout".

Tandis qu'Hélène me racontait son histoire, j'observai la silhouette spectrale de la femme qui tenait le bébé.

"Votre bébé est avec une femme élancée" dis-je. Elle avait l'habitude de porter un ensemble de tweed couleur lavande et aimait les roses rouges."

"C'est ma tante May !" s'exclama Hélène. "C'est elle qui m'a élevée à Cork dans mon enfance. Elle adore les roses rouges."

"Votre bébé est passé dans le monde des esprits et est en sécurité avec votre tante May. May s'en occupe" continuai-je.

La tristesse et le chagrin commencèrent lentement à s'atténuer. Je lui transmis la guérison. Elle se sentit plus calme et plus sereine. Mon travail était achevé.

Cinq ans plus tard, Hélène, qui vivait maintenant en Angleterre, écrivit en disant que, récemment, elle avait rendu visite à un médium. Elle voulait approfondir la compréhension qu'elle avait de la vie et avait rétabli la connexion avec sa fille et sa tante May.

EXPERIENCES AU MOMENT DE LA MORT

Durant notre temps sur cette terre, nous expérimentons différents aspects de la vie afin de nous développer. Nous venons du monde des esprit et y retournons lorsque notre temps tire à sa fin. Nous sommes des esprits dans une forme physique ; le monde des esprits est tout autour de nous, tout comme les ondes de la télévision et de la radio sont partout. Bien que nous ne soyons pas capables de voir ces ondes, si nous avons un récepteur, nous pouvons les rendre visibles. Il en est de même pour le monde des esprits.

Nombreux sont les adultes et les enfants qui ont pu me raconter leurs expériences à l'approche de la mort, bien connues sous le nom de NDE. Chaque expérience a été provoquée par un événement crucial ou fatal : accident de voiture, opération, accouchement, chute d'une hauteur, crise cardiaque, overdose, accident ou choc brutal. Certains ont fait l'expérience dans leur sommeil ou pendant leur méditation.

Voici quelques conclusions à partir de ce qu'en ont dit ces personnes :

- Presque tous ont dit qu'ils n'avaient plus peur de la mort.
- La plupart ont dit que c'était une merveilleuse expérience. Ils se rappellent la sensation d'avoir été précipité dans un long tunnel, d'avoir vu une lumière brillante et d'avoir senti une présence aimante.
- Ils ont vu des proches et des amis du passé. D'autres décrivent comment ils ont flotté hors de leur corps et ont été capables de se voir et d'observer tout ce qui se déroulait autour d'eux.
- Certains ont vu leur vie se dérouler devant eux en un éclair. Ils ont eu le choix entre rester ou revenir pour poursuivre leur vie sur terre.
- Un grand nombre d'entre eux ont décrit des couleurs qu'ils n'avaient jamais vues auparavant et entendu des musiques inconnues dans ce monde.
- Pour beaucoup, l'expérience a eu un effet si profond qu'elle a bouleversé leur vie. Ils ont changé de travail et ont commencé à aider les autres ; elle a changé leur personnalité, ils sont sortis de leur égocentrisme et sont devenus plus aimants avec les gens qui les entouraient.
- Les connexions au temps et aux choses matérielles n'ont plus d'importance.
- Le côté psychique, télépathique et spirituel de leur vie est devenu plus actif. Beaucoup disent prévoir l'avenir.

Darren était un jeune garçon qui vint me voir pour la guérison. Il avait une forme rare de cancer et vivait de nombreuses expériences proches de la mort, à l'hôpital comme à la maison. Sa mère me dit que Darren n'arrêtait pas de faire allusion à sa Nana, sa grand-mère, qui était dans le monde des esprits et dont il disait qu'elle serait là pour prendre soin de lui lorsque le temps viendrait.

Il la décrivait d'une façon très détaillée bien qu'elle soit morte avant sa naissance. Il est souvent arrivé que Dareen, au seuil de la mort, se rappelle de personnes que sa mère connaissait. L'une d'entre elles était une fille de la campagne dont elle avait perdu la trace. Elles avaient travaillé ensemble dans une usine lorsqu'elles étaient adolescentes. Dareen connaissait son nom et le surnom qu'elle donnait à sa mère ainsi que certains incidents qui s'étaient passés dans l'usine et que, seules, sa mère et son amie perdue depuis si longtemps, pouvaient connaître.

Finalement, Darren mourut et sa mère retourna au village de campagne pour rechercher son amie. On lu dit qu'elle était morte il y a des années, avait parlé d'elle jusqu'à la fin, en l'appelant toujours par son surnom.

SOULEVER LE VOILE

Au fil des ans, on m'a posé de nombreuses questions sur le vaste sujet qui touche le monde spirituel.

Voici les plus courantes et leurs réponses.

Q : Que se passe-t-il quand je meurs ?

R : Lorsqu'arrive le moment de la mort, nous quittons notre forme physique et retournons dans le monde des esprits. Notre esprit est rattaché au physique par ce que l'on appelle "la corde d'argent". C'est un cordon ombilical énergétique qui est coupé au moment voulu par ceux qui aident à notre transition. On les appelle accoucheurs ou sages-femmes spirituels. Nous perdons graduellement conscience de ce monde et nous éveillons dans l'autre monde. Personne n'est laissé tout seul, et nous rencontrons des visages familiers, comme par exemple des membres de la famille ou des amis.

Q : Que font les gens de leur temps ?

R : Eh bien, ils ne s'assoient pas pour jouer de la harpe toute la journée. Ils continuent à se développer et à exprimer leurs talents et capacités. Ceux qui sont évolués et ont des connaissances spécifiques aident ceux qui sont des "canaux" sur terre, comme les guérisseurs, les artistes, les musiciens, les écrivains et les chirurgiens.

Q : A quoi ressemble le monde des esprits ?

R : Il reflète celui de la terre. De la même façon que notre terre comporte des multitudes de pays – dont ceux que nous ne verrons peut-être jamais dans cette vie – il y a de nombreuses dimensions dans le monde des esprits.

Q : A quoi ressemble un esprit ?

R : Il a la même apparence qu'une personne physique, mais dans la forme d'un corps de lumière.

Q : Qu'est-ce qu'un fantôme ?

R : Un fantôme est un esprit attaché à la terre. Lorsqu'ils étaient dans leur forme physique, ils n'étaient pas très attirés par la vie spirituelle et, en conséquence, ont développé un fort attachement pour les choses matérielles. Nous pouvons entendre parler d'eux hanter de vieilles maisons ou de vieux châteaux.

Q : Où se trouve le monde des esprits ?

R : Le monde des esprit est tout autour de nous. Il vibre à une fréquence supérieure à celle de ce monde. Les sens de la plupart des gens sont entraînés à ne voir que la forme physique. Existent pourtant ceux qui peuvent voir au-delà du physique, qui voient l'aura des esprits et le monde des esprits.

Q : Comment les gens communiquent-ils dans le monde des esprits ?

R : Les gens utilisent leur mental visuel pour émettre et recevoir. Cela ressemble beaucoup au langage silencieux utilisé entre une mère et son enfant.

Q : Les animaux ont-il un esprit ?

R : Oui, ils ont un esprit et retournent dans leur propre monde des esprits.

Q : Que se passe-t-il lorsque quelqu'un meurt dans un accident ?

R : Il existe une différence entre une mort soudaine et une mort naturelle. Une mort naturelle est quand l'ajustement se passe graduellement et franchit les différentes étapes. Une mort soudaine est quand quelqu'un meurt rapidement dans un accident – par exemple un accident de voiture ou d'avion. Les gens qui se sont retrouvés impliqués dans un accident se rappellent souvent avoir vécu l'événement comme au ralenti. Ceci peut provoquer une confusion temporaire et une période d'ajustement est nécessaire avant que la pleine réalisation ne se fasse sentir.

Q : En ce qui concerne les gens qui ont approché la mort, que veulent-ils dire lorsqu'ils affirment avoir vu leur vie se dérouler devant eux en un éclair ?

R : Chaque expérience, pensée et action, est contenue dans l'éther qui nous entoure. Cet éther est appelé l'aura. C'est comme une plaque photographique qui contient l'enregistrement de notre vie, notre 'livre de vie'. Lorsque nous passons dans le monde des esprits, il se crée une accélération des vibrations qui change notre perception et rend notre vécu de vie visible. Ici sur terre, si quelqu'un est télépathe, il pourra aussi lire l'aura de l'esprit ou 'livre de vie' et observer le développement de l'âme.

Q : Pourquoi ma mère n'arrête-t-elle pas de me dire qu'elle voit des personnes invisibles dans sa chambre ?

R : Au fur et à mesure que les gens vieillissent, ils se rapprochent du monde des esprits. Ce peut être un moment de confusion pour eux et leurs proches, surtout lorsque la personne âgée voit des esprits partout. Ils font des allers et retours dans cette dimension spirituelle, en répétant régulièrement qu'ils voient des gens dans la maison ou à l'hôpital. Il est triste de voir que la seule action envisagée est de les transporter en asile psychiatrique alors que tout ce dont ils ont besoin est d'un peu de compréhension.

D'autres cultures accordent une grande importance à leurs aînés, à leurs rêves et leurs visions du monde des esprits. Par exemple, les Indiens d'Amérique acceptent cette transition comme une circonstance normale et naturelle.

* * *

EXERCICE

– COMMENT COMMUNIQUER AVEC DES PROCHES DECEDES –

Lorsque quelqu'un que l'on aime passe dans le monde supérieur, le monde des esprits, il serait dommage de cesser de communiquer avec lui. Car l'intérêt des esprits pour nous est aussi grand que notre intérêt pour eux. Ils sont dans notre monde autant que nous sommes dans le leur, et ils n'arrêtent jamais de nous aimer ou d'essayer de nous aider. Rester ouvert à leur contact peut permettre d'améliorer énormément la circulation et la communication entre les deux mondes. Pratiquez l'exercice suivant pour vous y aider :

- Prononcez doucement leur nom, ceci vous permettra d'établir un contact ou un lien avec eux.
- Agissez avec naturel. Le contact est souvent établi lorsque vous faites des choses aussi simples que passer l'aspirateur ou préparer un repas, ou lorsque vous êtes absorbés dans un livre.
- Soyez conscient de leur présence. Très souvent, cela se traduit par une sensation douce et légère qui nous fait prendre conscience qu'ils sont ici.
- Remerciez pour l'aide que vous recevez de ceux que vous aimez et qui sont décédés. Et n'oubliez pas : ils s'efforcent toujours de vous aider.

CHAPITRE 14

Les dons que nous possédons

"Lorsqu'un grand moment frappe à votre porte, il ne fait souvent pas plus de bruit que le battement de votre cœur et il est très facile de le manquer".

Boris Pasternak

"Avez-vous déjà fait du chant ou joué du piano ?" demandai-je à nouveau.

Elle s'arrêta de pleurer quelques instants.

"Quoi ?" demanda-t-elle d'une voix perplexe.

Je me sentis stupide, debout à lui poser ces questions, mais mes amis esprits me poussaient à sonder plus loin.

"Ne faites pas attention à mes pleurs, je suis comme ça tout le temps" murmura-t-elle. "J'ai été dépressive et ai pleuré toute ma vie. C'est comme si quelque chose manquait. Cela a toujours été ainsi depuis que je suis née. Rien ne peut plus me donner de plaisir" dit-elle en sanglotant.

Miriam était une gentille femme dans la quarantaine, exerçant le métier de porte-parole. Elle était venue me voir pour dépression sur le conseil d'une amie. Son aura montrait une bande bleu ciel autour de sa gorge.

"Quelle était votre question " demanda-t-elle.

J'étais sur le point de laisser tomber lorsque j'entendis mes amis esprits dire : "*demande-le lui encore une fois* ?"

"Etes-vous intéressée par la musique ?" demandai-je.

Elle fit une pause quelques instants.

"Non, non, pas vraiment" marmonna-t-elle. "J'ai joué un peu lorsque j'étais jeune"

"Quel instrument jouiez-vous ?" insistai-je.

"Le piano, je jouais du piano" dit-elle d'une voix brisée. Je sus que j'étais enfin sur la bonne voie.

"Pourquoi me posez-vous cette étrange question ?" voulut-elle savoir.

"Dès que vous êtes entrée dans la pièce, j'ai pu constater que vous aviez un don lié à votre voix" expliquai-je.

Miriam fut sidérée. "Vous avez une bande d'énergie d'un bleu profond autour de votre gorge" dis-je. "Je vois cette couleur habituellement chez les personnes qui ont un talent lié à la voix. Avez-vous déjà pensé au chant ?"

"Non, pas vraiment" dit-elle. "J'avais l'habitude de chanter dans mon enfance, mais à part cela, rien d'autre"

"Eh bien, je sens que le chant est votre don" dis-je en lui transmettant la guérison. "Je ne fais que passer le message".

A sa visite suivante, elle semblait complètement transformée. Elle était pleine d'allant, souriante, lumineuse et heureuse.

"Tony, je me sens tellement mieux après vous avoir vu" dit-elle. "J'ai continué à penser à ce que vous m'avez dit sur le chant et ma voix. Vous savez, j'ai pratiqué chez moi toute la semaine, juste pour entendre ma propre voix. C'était une merveilleuse sensation de libération". Tandis qu'elle parlait du chant, son aura s'alluma comme un arbre de Noël. Elle avait rencontré son don.

Miriam continua ses séances de guérison. Elle avait déniché un endroit dans un hôtel local durant les week-ends, où elle ne chantait que deux ou trois chansons, mais cela lui faisait vraiment plaisir. Ses séances de guérison se terminèrent et je ne la revis plus pendant longtemps.

D'une manière complètement inattendue, elle vint un jour me dire que non seulement elle avait chanté dans le pays mais aussi dans d'autres parties du monde. Cependant, maintenant, elle avait besoin de séances de guérison pour ses nerfs car elle allait bientôt passer à la télévision. Ses débuts télévisés furent un grand succès et, deux ans plus tard, je lus un article de journal faisant l'éloge de son extraordinaire voix musicale.

A notre époque, on accorde une place beaucoup trop importante aux études et aux examens. J'ai rencontré des personnes brisées qui s'abrutissaient dans un travail qui ne signifiait rien pour elles, pour finalement oublier tout objectif et perdre les pédales. Nombre d'entre elles possédaient des licences, des tas de diplômes – directeurs de banque, notaires, juges, médecins, professeurs et dentistes. La pression de l'éducation les a poussées sur une voie qui allait à l'encontre de leur véritable nature. J'appelle cela une maladie de l'âme. Toutes ont été poussés à faire carrière dès leur plus jeune âge, jusqu'à ce que la tension ait raison d'eux. Des prêtres et des nonnes sont venus me voir, souffrant de dépression. "Mes parents m'ont placé au séminaire quand j'avais quatorze ans. Ils ont voulu me placer dans un ordre religieux simplement pour se garantir une place au paradis" est une remarque que j'entends souvent.

Je pense qu'il est important d'aimer ce que vous faites. Heureux sont les parents qui remettent les études dans leur contexte, qui sont ouverts à d'autres voies créatives pour leurs enfants. Certains montrent des talents naturels dès leur plus jeune âge tandis que chez d'autres, ces dons resteront en sommeil pour n'être découverts que plus tard. Je me souviens d'avoir écouté un soir, à la radio, un professeur de musique. Il disait qu'il y avait des parents qui amenaient leurs enfants aux cours de musique et les forçaient à pratiquer des heures durant jusqu'à ce qu'ils jouent vraiment bien au point de vue technique, mais qu'il y avait aussi, d'un autre côté, des enfants qui semblaient s'ennuyer et ne voulaient pas pratiquer, mais pourtant, lorsqu'ils jouaient, l'audience entière observait un silence respectueux. La musique jaillit à travers eux. C'est cela, un enfant qui a le don.

J'ai pour principe de ne jamais dire aux enfants où se cachent leurs dons, cela pourrait leur imposer une pression inutile. Ils doivent d'abord développer personnalité, amis, sport, intérêts, capacités, scolarité, etc. Il y a cependant des exceptions à la règle.

Un enfant peut venir me voir à point nommé, juste au moment où il commence à se laisser entraîner sur la mauvaise voie. C'est alors que je leur indique la bonne direction.

"Assieds-toi là dans la salle d'attente" dit-elle à sa fille. "Je vais juste dire quelques mots à cet homme". Un coup d'œil à son aura m'indiqua que cette femme était autocratique, habituée à se prendre en charge.

"Alice souffre de terribles maux de tête" dit-elle. "Elle va arriver à la période d'examen et je veux qu'elle réussisse".

Je savais exactement ce qu'elle voulait dire en parlant de 'réussite' !

Elle fit entrer Alice. Son aura était d'un vert doux, attestant que c'était une âme sensible. "Tu t'entends bien avec ton papa" dis-je. Son visage s'éclaira. Je savais qu'elle et son père étaient sur la même longueur d'onde.

"Que se passe-t-il à l'école ?" demandai-je.

"Je vais avoir des examens dans quelques semaines".

"Qu'aimerais-tu faire ?"

"Eh bien, toutes les filles veulent faire soit de la médecine, soit du droit. Je ne sais pas si j'aurai assez de points pour faire l'un ou l'autre".

"Qu'en pense ta mère ?"

"Elle veut que je devienne médecin, mais je ne sais pas si je suis assez douée" répondit-elle nerveusement.

J'avais sous les yeux une artiste-née et non pas un médecin. Je restai silencieux quelques instants, soignai ses maux de tête, puis elle partit.

A la visite suivante, la mère d'Alice passa la tête par la porte pour faire une mise au point avec moi.

"Du côté de ma famille, mon frère est médecin, vous savez ? Mon oncle aussi était médecin..." continua-t-elle, me faisant bien comprendre son point de vue.

Alice bondit à la porte, paraissant beaucoup mieux, pleine d'énergie et d'assurance.

Je décidai d'attendre jusqu'à ce qu'Alice se sente tout à fait bien, avant de dire ce que j'avais vu. Je savais que sa mère serait en colère après moi d'avoir contrecarré ses plans et que les visites cesseraient rapidement de façon brutale. A la quatrième visite d'Alice, je lui dis ce que j'avais vu depuis le début, qu'elle était née pour être une artiste. Alice s'anima immédiatement.

Comme je l'avais prédit, le téléphone sonna quelques jours plus tard. C'était la mère d'Alice. Elle annula le rendez-vous et elle me passa un savon en des termes on ne peut plus clairs. Les mots de mes amis esprits sonnèrent à mes oreilles : "Ceci fait partie de la vie du guérisseur".

Un an plus tard, alors que je marchais le long d'une rue animée au cœur de la ville, je remarquai un groupe de filles sur le trottoir, en train de bavarder. Au moment où je passai, une voix cria : "Monsieur Hogan !". Je me retournai et vis Alice accourir vers moi, tout sourire, son portfolio à la main. "Cela s'est exactement déroulé comme vous l'aviez prédit, Monsieur Hogan, je suis à l'école des arts. J'adore ça !" dit-elle le visage épanoui d'un large sourire. Je lui demandai comment allait sa mère. "Elle se remet lentement, Monsieur Hogan, mais mon père est ravi pour moi".

Nous nous fîmes nos adieux et je repartis heureux en apprenant que mes dons spirituels avait permis à un enfant d'être libre de suivre le cours naturel de sa vie.

C'est souvent la peur qui nous empêche de poursuivre notre voie et d'exprimer notre capacité naturelle. Nous avons peur que notre don ne nous permette pas de gagner notre vie, de finir dans la misère. Ceci vient souvent de nos parents qui ont dit : "Trouve-toi un véritable travail ! Il n'y a aucun débouché dans celui-là ! Enlève-toi cette stupide idée de la tête ! On se moquera de toi ! Tu n'as aucune qualification ! Que vont penser les gens ?".

Certaines entreprises renommées m'ont envoyé des employés sur le point de prendre leur retraite pour que je puisse les aider à accepter cette idée et à trouver une chose à faire où ils avaient excellé un jour. Je me souviens d'un homme qui était venu sur la recommandation de son patron. Il lui restait un an avant sa retraite. Je le fis remonter dans sa vie, au moment où il était un jeune garçon à Cork, pour trouver ce qu'il avait relégué au loin afin d'arriver, comme il l'a dit, 'à la réussite'. Il découvrit qu'il avait un don pour le travail du bois.

Six mois avant sa retraite, il installa un atelier dans son garage et commença à façonner de belles sculptures de bois et des meubles. Chaque fois qu'il venait me voir, un véritable enthousiasme brillait sur son visage. Ses symptômes physiques (arthrite, asthme, psoriasis, varices) disparurent en une nuit. Sa femme dit qu'elle ne l'avait jamais vu aussi heureux et satisfait. C'était comme vivre avec un nouveau mari.

Votre don naturel n'est pas obligatoirement quelque chose d'extraordinaire ; ce peut être la simple capacité de dépeindre les caractères et les événements et de les mettre plus tard par écrit. Le talent d'organisation, le don de communiquer de simples informations, peuvent rendre la vie des gens beaucoup plus facile. La capacité de se mettre au même niveau que les enfants a eu pour heureuse conséquence l'ouverture de garderies. Avoir un œil sûr pour l'art et la mode est un autre don merveilleux.

Une femme vint me voir après la mort de son mari. Elle était assez déprimée, mais au cours de notre conversation, elle parla de l'intérêt qu'elle avait porté toute sa vie aux couleurs.

"Je peux voir en esprit la couleur exacte qui fera le mieux ressortir une pièce" dit-elle d'un ton passionné. "Toutes mes amies m'appellent pour que je leur donne mon avis".

Je lui suggérai de développer son talent. Elle dirige maintenant une affaire prospère d'architecture intérieure et figure régulièrement dans les magazines les plus connus.

Vous avez pu passer la moitié de votre vie à travailler à quelque chose qui vous a été imposé. Aussi, afin d'effectuer un changement de vie, vous devez être patient avec vous-même pour découvrir le trésor qui se cache au fond de vous.

EXERCICE

– COMMENT DECOUVRIR VOS DONS NATURELS –

Essayez l'exercice suivant pour découvrir vos dons naturels :

- Demandez-vous pour quelle chose vous vous passionnez.
- Quel genre de livre lisez-vous le plus souvent ?
- Sans réfléchir, écrivez une liste des choses pour lesquelles vous êtes doué.
- Revenez sur votre vie. Quels étaient vos intérêts lorsque vous étiez plus jeune ?
- Demandez à un membre de la famille s'il a remarqué quels talents et capacités vous exprimiez naturellement dans le passé.
- Avant de vous endormir le soir, demandez à votre subconscient de vous révéler quels sont vos dons et vos talents.

CHAPITRE 15

Vous êtes capable de vous guérir vous-même

Approchez-vous du bord.
Non, nous allons tomber.
Approchez-vous du bord.
Nous, nous allons tomber.
Ils s'approchèrent du bord
Il les poussèrent et ils volèrent.
Guillaume Apollinaire

Si vous voulez participer à votre guérison, augmentez votre confiance, surmontez les soucis, communiquez avec votre ange gardien ou contentez-vous de réduire votre stress. Puis, essayez quelques-unes des méthodes suivantes que j'enseigne à mes patients.

Lorsque nous tombons malade, notre état se détériore bien plus rapidement si nous manifestons une grande tension nerveuse et cultivons un état d'esprit anxieux et craintif. Tout ceci génère davantage de stress. Toute une chaîne de réactions se déclenche alors, qui exerce de plus en plus de pression sur l'esprit et le corps, nous laissant impuissants et incapables de combattre. Il est bien de connaître certains des symptômes classiques du stress :

- Peu d'appétit. On se sent toujours fatigué. Impossibilité de passer une bonne nuit de sommeil.
- Problème d'indigestion. Bouche sèche. On se ronge les ongles et on montre des signes d'impatience. Transpiration des mains et des pieds.
- Douleur dans le dos et le cou. On a toujours envie de pleurer. Vertiges et désorientation. On cherche sans cesse sa respiration.
- Faibles concentration et mémoire. Constipation ou diarrhée. Symptômes d'un rhume qui se prépare.
- Maux de tête, que certains décrivent comme un étau d'acier enserrant la tête.
- On reste à fixer l'espace sans se décider à bouger. Aucune sensation de soi avec incapacité de remédier à cet état.

Si certains de ces symptômes vous interpellent, c'est que vous avez besoin de pratiquer la technique de relaxation suivante afin de l'incorporer à votre vie quotidienne.

La relaxation est l'une des pierres angulaires vitales dans tout programme d'auto-guérison. Elle permet de réduire le stress, l'anxiété et les émotions négatives de l'esprit et du corps, donnant ainsi à vos propres forces d'auto-guérison une chance d'entrer en action.

Chaque fois que vous pratiquez la relaxation, vous aidez votre esprit à à prendre du recul par rapport à votre maladie et à se concentrer sur l'amélioration.

RESPIRATION POUR SE RELAXER

Peut-être vous sentez-vous trop mal à l'aise pour vous relaxer ou bien ne pouvez-vous pas vous allonger en restant immobile ? Votre mental bondit d'une pensée à une autre et tout semble vous distraire. C'est parce que votre mental reste bloqué dans un cycle de stress, et l'un des meilleurs moyens de l'en sortir est de pratiquer un profond exercice de respiration appelé respiration rythmique ou circulaire.

Asseyez-vous dans une position confortable. Commencez par expirer tout l'air de vos poumons. Retenez votre souffle quelques instants, puis inspirez l'oxygène pure et saine dans vos poumons. Retenez votre souffle ; expirez doucement et d'une manière très lente. Inspirez lentement une fois encore, emplissez vos poumons jusqu'à leur pleine capacité. Retenez votre souffle quelques instants, puis expirez à nouveau en ralentissant votre souffle.

Poursuivez cette respiration d'une manière lente, profonde et rythmique durant quelques minutes. Sentez que vous expirez le stress et la tension de tout votre corps.

Si vous faites cet exercice quelques instants avant la relaxation, il vous aidera à atteindre le niveau profond dans lequel la relaxation est plus efficace.

La respiration rythmique ramène votre attention sur la respiration. Vous la suivez lorsqu'elle entre dans vos poumons, puis en ressort. Imaginez que votre souffle est comme le ressac des marées, se répandant sur le rivage puis repartant dans le vaste océan.

METHODE DE RELAXATION

Asseyez-vous sur un siège confortable ou allongez-vous sur un lit ou des coussins sur le sol. Décrochez votre téléphone. Assurez-vous que vous ne serez pas dérangé durant un minimum de vingt à trente minutes. Ce temps de la journée vous appartient pour vous relaxer et prendre soin de vous.

Commencez par vous mettre à l'aise. Fermez les yeux. Prenez conscience de tous les muscles de vos pieds. Peut-être souhaitez-vous trouver la position la plus détendue pour vos pieds ; pour ce faire, bougez-les. Ceci fait, contractez les muscles de vos pieds. Maintenez cette tension quelques instants. Relâchez la tension et laissez vos pieds se détendre. Sentez combien vos muscles sont maintenant souples, chauds et détendus. Observez la sensation. Si vous le souhaitez, vous pouvez recommencer cet exercice plusieurs fois.

Maintenant, placez votre attention sur les muscles des mollets de la partie inférieure de vos jambes. Contractez-les, maintenez-les tendus quelques instants, puis laissez-les se détendre. Sentez la tension quitter vos mollets et les zones avoisinantes.

Déplacez votre attention sur les muscles des cuisses de la partie supérieure des jambes. Contractez ces muscles. Maintenez cette tension, puis relâchez-la. Laissez vos muscles se relaxer complètement. Sentez comme ils sont souples, détendus et lourds ou légers.

Portez votre attention sur vos hanches et votre fessier. Contractez tous les muscles de cette zone. Maintenez la tension, puis relâchez. Laissez-les se détendre. Sentez comme les muscles sont souples, ramollis et détendus.

Déplacez doucement votre attention sur les muscles supérieurs et inférieurs du dos. Contractez-les. Maintenez la tension quelques instants puis relâchez-la. Sentez une chaleur affluer dans ces muscles lors de la détente.

Ramenez votre attention sur vos omoplates. Contractez vos épaules quelques instants puis relâchez la tension. Sentez vos muscles se ramollir, s'assouplir et se détendre. Sentez la tension évacuer vos épaules.

Concentrez votre attention sur vos bras et mains. Serrez fortement les poings, maintenant cette tension, puis relâchez. Ouvrez vos mains et sentez les muscles de vos bras se détendre.

Contractez les muscles de votre estomac. Maintenez la tension quelques instants, puis expirez toute la tension de votre corps et de votre système nerveux.

Passez à votre poitrine. Prenez une profonde inspiration, retenez-la quelques instants, puis relâchez. En relâchant le souffle, sentez toutes les tensions et le stress quitter votre corps.

Ramenez votre attention sur vos muscles faciaux. Commencez par contracter les muscles de votre front, comme si vous fronciez les sourcils. Contractez les muscles des mâchoires. Maintenez quelques instants, puis relâchez. Sentez un chaud rayonnement se répandre sur votre visage au fur et à mesure que les muscles se détendent.

Contractez les muscles des yeux sans toutefois que cela devienne désagréable. Maintenez la tension quelques instants. Puis, relâchez et sentez vos yeux se relaxer.

Maintenant, prenez conscience de tout votre corps. Sentez comme il est détendu.

Refaites cet exercice si vous le souhaitez, en commençant par les pieds et en terminant par le visage et la tête. En observant cet ordre, vous ouvrez les canaux de guérison de votre corps.

VISUALISATION CREATIVE
UTILISEZ LE POUVOIR DE L'ESPRIT POUR VOUS GUERIR

Une fois achevée la relaxation physique, la prochaine étape consiste à relaxer votre mental jusqu'à un niveau où vous pouvez agir efficacement. Pour cela, faites le souhait de voyager en esprit jusqu'à votre endroit favori : un lieu que vous avez visité dans votre enfance, des vacances passées au bord de la mer ou à la campagne. Toutes ces images sont des outils puissants pour aider le mental à se détendre.

Voici un exemple : visualisez-vous en train de marcher le long d'un chemin de campagne, de bonne heure, durant un chaud matin d'été. Les chants des oiseaux se font entendre. Les fleurs sauvages offrent leur douce fragrance. Sentez-vous ralentir et devenir une partie de la nature, une partie de cette chaude journée d'été. Alors que vous marchez le long de ce chemin de campagne, vos pas vous conduisent devant une petite barrière de bois que vous poussez. Vous entrez.

Le chemin vous conduit vers la mer. Vous vous arrêtez quelques instants et écoutez les sons paisibles des vagues qui s'échouent sur le rivage. C'est si rassurant, si paisible !

Vous continuez à marcher jusqu'à ce que vous arriviez à votre lieu favori sur la plage, où vous vous allongez et vous reposez sur le doux sable doré. Votre être intérieur est en paix.

Cet exercice de visualisation créative vous aide à prendre conscience de la puissance véritable de votre esprit.

C'est une bonne idée de pratiquer l'exercice du citron en même temps que la relaxation. Cela vous aidera à prendre confiance en vous lorsque vous utilisez et influencez vos propres mécanismes de guérison.

Mettez-vous à l'aise, fermez les yeux et visualisez un vrai citron. Prenez-le dans votre main. Caressez sa surface cireuse. A l'aide de vos ongles, arrachez la peau du citron. Observez les gouttelettes lorsque vous pénétrez dans la peau. Sentez le merveilleux arôme du citron lorsque le jus en sort et qu'il coule entre vos mains. Posez maintenant le citron sur la table, prenez un couteau et coupez-le en deux. Saisissez-en une moitié et continuez à peler la peau avec vos doigts. Prenez une tranche de citron et portez-la à votre bouche, ressentez comme le jus est acide. Notez ce qui se passe.

Prenez une autre tranche de citron et mettez-la dans votre bouche. Sentez le jus se répandre sur votre langue et dans votre bouche. Contentez-vous d'observer et d'être attentif. Si vous avez fait cet exercice correctement, vous constaterez que vous avez activé vos glandes salivaires en utilisant le pouvoir de votre propre esprit.

Ceci est la porte ouverte à toute une série de possibilités. Cette capacité peut être utilisée pour réduire la tension, par exemple, ou pour mobiliser la circulation sanguine dans le corps.

En vous servant de cette technique, vous pouvez permettre à votre système immunitaire de travailler plus efficacement pour guérir n'importe quoi, qu'il s'agisse d'un mal de gorge ou d'une fracture osseuse, d'un mal de tête ou d'un ulcère de la jambe.

Anne était en train d'éplucher des légumes lorsque le couteau glissa. La coupure était si profonde que le sang jaillit comme une fontaine. Anne était venue me voir il y a de nombreuses années pour un problème d'irritation intestinale. Elle se rappela quelques techniques de visualisation que je lui avais apprises.

Elle alla s'asseoir calmement et visualisa l'image d'un robinet sur le bout de son doigt. Elle se vit fermant lentement ce robinet. En moins de quarante secondes, le saignement cessa, mais la coupure était si profonde qu'elle nécessita des points de suture. Lorsque Anne se rendit à l'hôpital, les médecins furent étonnés en considérant la nature de la blessure et dirent qu'ils n'avaient jamais vu du sang s'arrêter de couler aussi vite auparavant, sans aucune assistance médicale. C'était remarquable.

Une fois que vous avez mené à bien l'exercice du citron, vous pouvez concentrer votre pouvoir de guérison sur n'importe quelle maladie. Visualisez cette force comme un rayon de couleur affluant dans la zone affectée.

Les enfants sont doués pour la visualisation et, quand il le faut, ils sont capables de rêver de drôles et d'intéressantes images qui participeront au processus de guérison. Ce sont parfois des armes à rayons laser qui nettoient la partie malade. Certains imaginent des soldats portant des grenades, des avions de guerre et des tanks pour faire fuir les méchants. D'autres voient une armée de petits hommes récurant les murs d'un poumon asthmatique.

Il est toujours préférable de fabriquer vos propres images personnelles car elles auront un sens plus puissant pour votre psyché. Durant la relaxation, demandez à votre subconscient de vous suggérer une image efficace pour vous aider à soigner un problème particulier.

Dans son livre, *Mind Your Body* (Prenez soin de votre corps), l'Amiral E.H. Shattock décrit comment il s'est servi de ses propres techniques de visualisation pour guérir deux problèmes sérieux. Le premier était de l'osthéoarthrite, une dégénérescence du cartilage de l'articulation de la hanche. L'autre était une hypertrophie bénigne de la prostate. Il fut capable de guérir ces problèmes sérieux en dirigeant tout d'abord ses globules blancs et en leur ordonnant d'emporter et de dissoudre les tissus malades. Il fit ensuite appel aux globules rouges pour accélérer et réparer les parties endommagées du corps. Plus tard, Shattock utilisa la visualisation pour combattre une tension dorsale, guérir une infection des canaux principaux de sa mâchoire inférieure, et dissoudre un polype de son conduit nasal.

Harry, un pilote à la retraite, apprit que son cancer avait récidivé et qu'il devait commencer une chimiothérapie immédiatement. Comme il avait déjà subi ce traitement, on lui dit que, cette fois, il allait être très malade et il fut si terrifié qu'une grande confusion s'installa dans son esprit. Je le fis se relaxer et lui demandai de se visualiser dans un lit d'hôpital, un goutte-à-goutte à son bras.

Je lui dis de penser à un lieu rassurant et spécial, un endroit où il puisse se sentir en sécurité et détendu. Pilote dans l'âme, Harry 's'envola' au-dessus des nuages noirs vers la lumière dorée du soleil.

Je lui suggérai alors de transformer cette image en rayons de soleil liquides, s'écoulant goutte à goutte en perfusion dans son bras, remplissant tout son corps de lumière vibrante. Un sourire traversa son visage tandis qu'il se détendait dans cette visualisation.

Harry rentra chez lui et raconta à ses deux fils, tous deux médecins, la technique qu'il venait d'apprendre. Ils lui conseillèrent vivement d'être plus réaliste et de se préparer aux graves troubles qui suivraient la chimiothérapie. Harry se rendait chaque semaine à l'hôpital pour sa dose "de rayons de soleil liquide" comme il l'appelait maintenant en continuant à chanter comme un oiseau. Les infirmières et les patients n'en revenaient pas de sa bonne humeur ; il remontait le moral à tout le monde disaient-ils. Les médecins étaient stupéfaits de voir comment il évitait les troubles et curieux de connaître le "petit truc" qu'il utilisait. Ses fils furent également abasourdis, mais admirent que, quoi qu'il ait fait, cela avait marché pour lui.

Il existe de nombreuses manières de visualiser, guérir et se perfectionner. Au fil des années, j'ai aidé des milliers de gens au moyen de divers exercices d'auto-guérison. En voici quelques-uns qui font partie de mes favoris et que je partage avec vous.

Ce qui suit est une série d'exercices tournant autour de l'idée d'une maison familière contenant des salles de guérison.

Commencez par vous mettre à l'aise. Fermez les yeux et concentrez-vous sur votre respiration quelques minutes. Laissez simplement votre souffle ralentir. Lorsque vous serez prêt, pratiquez l'un des exercices suivants qui vous parle le plus.

La salle de guérison

Vous longez le couloir jusqu'à ce que vous arriviez à une porte où une pancarte indique "Salle de Guérison". Vous tournez la poignée et entrez. La pièce est emplie d'une brillante lumière. Au centre se trouve une chaise. Vous vous y asseyez et une agréable sensation de paix vous envahit.

Dans votre esprit, demandez la guérison. Prenez conscience de mains posées doucement sur votre tête. Une sensation de chaleur vous envahit.

Sentez la présence de mains sur votre poitrine et votre dos. Une fois encore, une sensation de chaleur vous envahit. Demandez alors une guérison spécifique. Presque immédiatement, vous ressentez les mains exactement à l'endroit désiré. L'énergie curative afflue dans toute cette zone. Graduellement, l'énergie de guérison s'estompe, vous avez absorbé tous les rayons curatifs dont vous aviez besoin pour nourrir l'ensemble de votre système. Revenez dans la salle de guérison autant de fois que vous le désirez.

La salle des remèdes

Vous marchez dans le couloir jusqu'à ce que vous arriviez devant une porte où est indiqué "Salle des Remèdes". Vous ouvrez la porte et entrez. C'est une agréable pièce chaleureuse et brillante dont les murs sont peints de vos couleurs favorites. Vous vous y sentez immédiatement chez vous. Sur l'un des murs sont accrochées un certain nombre d'étagères soutenant un assortiment de fioles colorées du plus bel effet.

Les couleurs varient du rouge à l'orange, jaune, vert, bleu, violet, indigo ; elles sont toutes là, un arc-en-ciel de couleurs vibrantes. Alors que vous les regardez de plus près, vous apercevez un flacon sur lequel est inscrit votre nom en lettres dorées. Instinctivement, vous savez que c'est le remède dont vous avez besoin.

Vous vous hissez pour prendre cette fiole, en admirant sa merveilleuse couleur transcendante. Vous buvez tout le liquide qu'elle contient. Il vous procure un bien-être considérable. C'est exactement ce dont vous avez besoin pour vous sentir en bonne santé et guéri.

Revenez dans la salle des remèdes autant de fois que vous le désirez.

La salle énergétique

Vous marchez le long du corridor et arrivez à une porte sur laquelle est écrit "Salle Energétique". Vous tournez la poignée et entrez. La pièce vous semble familière, vous vous y sentez immédiatement chez vous. Tout est lumineux et paisible. Vous vous asseyez près de la fenêtre par laquelle ruisselle le soleil. Des rayons de lumière irradient à travers vous.

Vous sentez la chaleur de ces rayons au fur et à mesure qu'ils pénètrent dans chacune des cellules de votre esprit et de votre corps. Vos niveaux d'énergie commencent à augmenter. Vos batteries sont maintenant au maximum de leur puissance. Vous vous sentez rechargé et prêt à aller de l'avant. La lumière du soleil commence à pâlir. Vous avez absorbé toute l'énergie dont vous aviez besoin pour nourrir tout votre système. Revenez dans la salle énergétique autant de fois que vous le souhaitez.

La salle de la confiance

Vous marchez le long du couloir jusqu'à une porte où il est écrit : "Salle de la Confiance". Vous tournez la poignée et entrez. La pièce vous semble familière et vous vous y sentez immédiatement chez vous. Tout y est lumineux et paisible. Au centre de la pièce sont installés un bureau et un fauteuil de relaxation. Sur le bureau se trouve un livre. Vous vous asseyez et ouvrez le livre. Vous y trouvez écrit votre nom en lettres d'or. Au fur et à mesure que vous tournez les pages, vous constatez que toutes les qualités dont vous avez besoin pour vous sentir confiant et en sécurité à l'intérieur de vous sont inscrites ici – spécialement pour vous.

Votre esprit absorbe toutes ces qualités. Vous pouvez maintenant accomplir toutes les choses que vous voulez dans la vie, même celles qui vous semblaient difficiles auparavant ; tout paraît facile. Tout semble possible. Revenez dans la salle de la confiance chaque fois que vous le désirez.

La salle de la chance

Vous marchez le long du corridor jusqu'à une porte qui indique : "Salle de la Chance". Vous tournez la poignée et entrez. La pièce entière est dorée, les murs et le plafond peints de cette couleur. Le sol est recouvert d'un beau tapis doré. Vous marchez vers une chaise dorée et vous asseyez à un beau bureau doré. Sur le bureau se trouve une rivière de diamants, tous de formes et de tailles différentes, étincelant d'une lumière et d'une couleur irisées. Vous avancez les mains et les plongez dedans. Sous le bureau, vous remarquez un tiroir. Vous l'ouvrez et constatez qu'il est empli de pièces d'or. Vous plongez vos mains dans ces pièces comme dans des confettis. Vous vous sentez riche.

Vous répétez cette affirmation : "J'attire maintenant la fortune et la chance. Tout ce que je touche n'est que richesse".

Immergez-vous dans cette sensation d'abondance et de richesse. Revenez dans la salle de la chance chaque fois que vous le désirez.

La salle des anges

Vous marchez le long du corridor jusqu'à une porte sur laquelle est écrit : "Salle des Anges". Vous tournez la poignée et entrez. Elle est emplie de bougies allumées ; leur lumière danse à travers la pièce ombragée. Un merveilleux parfum emplit tout votre être de magie et d'émerveillement. Vous vous asseyez au centre des bougies lumineuses et vous immergez dans un océan de lumière blanche dorée.

Apparaît alors devant vous un ange magnifique qui vous touche profondément. Un autre ange apparaît à votre droite, vous emplissant de bonheur. Un autre apparaît à votre gauche, vous emplissant de paix et d'amour. Un autre apparaît derrière vous et vous pouvez sentir son léger effleurement sur vos épaules. En leur présence, vous vous détendez complètement.

Si vous avez quelque chose à demander, formulez votre demande en esprit – la réponse suivra. Si vous avez besoin d'aide concernant un aspect particulier de votre vie, faites votre demande ; placez-le doucement dans les mains de vos anges. Revenez dans la salle des anges chaque fois que vous en sentez le besoin.

LE POUVOIR DE GUERISON DE LA MUSIQUE

J'utilise fréquemment la musique dans ma clinique comme outil de guérison. La musique nous amène rapidement dans un état de méditation et nous permet de nous brancher très vite sur nos pouvoirs d'auto-guérison. Les bénéfices sont extraordinaires. La musique :

- améliore l'humeur
- régularise nos systèmes corporels
- nous fait reprendre contact avec des sensations et des émotions que nous pensions avoir oubliées
- nous aide à accroître notre perception d'imagination
- nous aide à créer la bonne disposition pour visualiser
- augmente la créativité
- agit comme un tranquillisant naturel
- favorise une bonne nuit de sommeil
- nous aide à sortir les problèmes de notre esprit
- nous transporte à une époque où nous nous sentions heureux intérieurement.

Les morceaux de musique que je trouve particulièrement bénéfiques sont :

- "The Fairy Ring", "The Brighter Side" et "Silver Wings" de Mike Rowland
- "River of Life" de Fredrik Karlsson
- "Lazaris Remembers Lemuria" de David Frank et Steven Boone
- "Danse of the Blessed Spirits" de Christophe von Gluck
- "Largo Ma Non Tanto" de J.S. Bach
- "Canon" de Johann Pachelbel.

Mettez la musique en route – celle que vous trouvez relaxante. Portez le niveau du volume à votre convenance. Puis installez-vous confortablement. Fermez les yeux et écoutez la musique. Laissez-la se déverser en vous. Respirez-la. Sentez-la circuler dans tous les pores de votre corps. Laissez votre esprit s'apaiser.

Chassez toutes pensées ou images de stress, de soucis et d'anxiété. Voyez-les en train d'être balayés par la musique.

Laissez la musique vibrer dans tout votre être. Absorbez-la durant vingt à trente minutes.

GUERISON PAR LES COULEURS

Cet exercice est merveilleux pour renforcer votre être intérieur en purifiant toute influence négative de vos champs énergétiques.

Fermez les yeux et détendez tout votre corps. Concentrez votre esprit sur votre respiration. Votre souffle et votre esprit deviennent plus lents.

- Inspirez la couleur rouge dans votre corps. Imaginez que votre aura et votre corps sont emplis de cette couleur rouge.

- Transformez la couleur rouge en orange. En inspirant, visualisez votre corps s'emplir de la couleur orange.
- Transformez la couleur orange en jaune. En inspirant, visualisez votre corps s'emplir de la couleur jaune.
- Transformez la couleur jaune en vert. En inspirant, visualisez votre corps s'emplir de la couleur verte.
- Transformez la couleur verte en bleu. En inspirant, visualisez votre corps s'emplir de la couleur bleue.
- Transformez la couleur bleue en violet. En inspirant, visualisez votre corps s'emplir de la couleur violette.
- Transformez la couleur violette en blanc. En inspirant, visualisez votre corps s'emplir de la couleur blanche.

COMMENT CONTROLER LA DOULEUR

Si vous demandez à une personne qui expérimente une douleur de quelle couleur elle la voit, elle répondra le plus souvent rouge. Vous pouvez utiliser cette couleur lors d'une très bonne technique de visualisation qui vous aidera à contrôler la douleur.

Après avoir atteint le niveau de relaxation nécessaire, visualisez votre douleur d'un rouge profond. Imaginez le rouge se changer en orange ; maintenez cette image quelques instants. Maintenant, changez la couleur orange en jaune. Puis vert, la couleur de la nature. Passez du vert au bleu rafraîchissant. Sentez la douleur diminuer au fur et à mesure que vous changez de couleur. Finalement, visualisez toute la zone complètement bleue, comme le bleu profond de l'océan.

Faites cet exercice autant de fois que vous le voulez durant la journée.

Vous pouvez aussi essayer de placer quelque chose de bleu sur la zone douloureuse, tel un vêtement bleu, une écharpe ou une serviette bleues. Par exemple, si la douleur se trouve au pied, vous pouvez porter des chaussettes bleues.

COMMENT CESSER DE S'INQUIETER

Mon exercice favori pour combattre les soucis est l'exercice du ballon. Les personnes ont été nombreuses à m'écrire pour me dire combien ce simple exercice les avait aidées à se sortir avec succès de soucis ou problèmes particuliers.

Commencez par la relaxation. Imaginez que vous êtes à la campagne. Visualisez vous entouré de nature. Le ciel est d'un bleu limpide. Les oiseaux chantent. Inhalez le parfum de vos fleurs favorites.

Maintenant, visualisez vous en train de noter tous vos soucis sur des feuilles de papier, vos pensées et sensations négatives les plus intimes. Faites un paquet de chaque souci – des gros paquets pour les gros soucis et des petits pour les moins importants. Si vous le désirez, attachez des rubans de couleur autour des paquets.

Puis visualisez un énorme ballon d'une couleur lumineuse noué à un grand panier. Il est attaché par des ficelles à une grille ou à une porte près de vous.

Placez tous vos paquets de soucis dans le panier, puis déliez la ficelle. Observez le ballon s'élever de plus en plus haut dans le ciel bleu clair, jusqu'à ce qu'il ne devienne qu'un point à l'horizon. Regardez-le disparaître, se volatiliser pour de bon avec tous vos soucis. Vous vous sentez plus léger et plus lumineux, libre de reprendre goût à la vie.

Vous pouvez faire cet exercice chaque fois que vous vous sentez troublé ou inquiet de quelque chose.

AFFIRMATIONS POSITIVES

Les affirmations peuvent exercer une forte influence sur notre santé, notre bonheur et notre vie quotidienne. Chaque pensée et mot est comme une formulation ou une déclaration – soit positive, soit négative. Lorsque nous disons "Je ne me sens pas bien", nous récitons réellement une affirmation qui crée un sentiment négatif. Les sentiments suivent toujours les pensées. Nous exprimons la pensée et le sentiment suit.

C'est pourquoi, si nous avons de bonnes pensées, nous expérimentons de bons sentiments. Inversement, si nous avons des pensées négatives ou mauvaises, les sentiments et les effets (aussi subtils soient-ils) en découlent.

Si nous nous concentrons continuellement sur des pensées négatives, une empreinte négative s'installe et nous expérimentons cette négativité dans notre vie quotidienne. Certains voient la bouteille à moitié pleine tandis que d'autres la voient à moitié vide. Ce n'est qu'une question de perception.

La pensée positive fait entrevoir de nouvelles possibilités tandis que la pensée négative nous éloigne de l'éventualité que quelque chose de bien puisse arriver. Un simple retournement de conscience, passant du "Je ne peux pas" au "Je peux", fait tout un monde de différence dans chaque situation. Vous n'avez qu'à jeter le "ne pas". Chaque fois que vous vous surprenez à dire "Je ne peux trouver de solution à ce problème", apprenez à jeter le "ne". Vous pourrez alors considérer votre problème d'un œil neuf.

Dites "Je peux, je peux, je peux" autant de fois que vous le désirez durant la journée et un nouveau monde de possibilités s'ouvrira à vous.

Emile Coué a vécu en France de 1857 à 1926. Chimiste durant trente ans, il s'intéressa au pouvoir de l'esprit pour guérir le corps. Coué développa un système appelé 'autosuggestion', autre terme pour affirmation. Sa fameuse phrase si souvent citée est "Chaque jour et à tous points de vue, je vais de mieux en mieux". Dans son livre sur l'autosuggestion, il dit : "Chaque pensée qui emplit entièrement notre esprit devient vraie pour nous et a tendance à se transformer en action".

Les affirmations peuvent être récitées de toutes les manières intéressantes et créatives que vous pouvez imaginer :

- Vous pouvez les dire à haute voix ou dans un murmure.
- Vous pouvez même chanter vos affirmations tout en vaquant à vos occupations.

– Ecrivez-les plusieurs fois dans votre calepin ou journal.
– Marquez vos affirmations au crayon et punaisez-les sur le mur de votre chambre, elles seront là lorsque vous dormirez et que vous vous réveillerez.
– Vous pouvez réciter vos affirmations en marchant ou en faisant des exercices.

Lors d'une conférence sur la pensée positive et l'autoguérison que je donnais un soir dans une école, je ne pus m'empêcher de remarquer des dessins lumineux et colorés ornant les murs de la classe. C'était des dessins d'arc-en-ciel et de fleurs, exécutés au crayon, au-dessus desquels étaient inscrits ces mots en couleurs vives : "Nous sommes spéciaux". Les peintures étaient partout, avec quelques variantes, mais le message était toujours le même : "Nous sommes spéciaux". Quel puissant message à offrir aux enfants, pensai-je. Mais où donc, oh, où donc était le message destiné aux adultes ?

Ainsi, adultes ! Pourquoi ne pas marquer vos affirmations ou dessiner une image et l'accrocher au mur ?

Les affirmations doivent être répétées encore et encore, pour permettre de dissoudre les vieux schémas de pensées négatives qui ont habité notre conscience durant des années. Chaque fois que vous pratiquez l'exercice d'affirmation, je vous suggère de le répéter trente fois et au temps présent. En voici quelques exemples :

– *Je suis maintenant heureux, en bonne santé et empli d'une vibrante énergie.*
– *Je laisse maintenant le passé derrière moi. Je suis ouvert et réceptif aux bonnes expériences qui arrivent dans ma vie.*
– *Mon genou est en train de guérir* (ou n'importe quelle partie qui souffre). *L'énergie de guérison afflue en moi, chassant à grande eau tous les maladies de mon corps.*
– *Des idées créatives et inspirantes affluent facilement dans mon esprit.*
– *Je me relaxe avec chaque respiration.*
– *Chaque jour, ma santé s'améliore.*

– *Ma capacité à me concentrer s'améliore de jour en jour.*
– *Je communique efficacement avec tous ceux avec qui j'entre en contact.*
– *Les richesses infinies et abondantes affluent dans ma vie.*

Le subconscient n'a aucun sens de l'humour. Que ce soit positif ou négatif, il nous donne ce que nous demandons. Des affirmations négatives typiques sont "Je ne peux me rappeler le nom de la personne que j'ai rencontrée il y a cinq minutes. J'ai la mémoire qui flanche. Je ne peux même pas me rappeler ce que j'ai fait hier".

Si vous continuez à vous répéter que votre mémoire fonctionne de moins en moins bien, elle le fera. L'autre face est l'affirmation positive "Ma mémoire est toujours bonne et me rend bien service". Si vous répétez cela souvent, vous constaterez bientôt que votre mémoire s'améliore.

Lorsque vous pratiquez les affirmations positives, vous prenez vite conscience de la quantité de mots et de phrases négatives que vous utilisez, même en l'espace de cinq minutes.

Lorsque j'ai commencé à écrire ce livre, j'étais dévoré de négativité, matin, midi et soir. Je sentais que je n'étais pas à la hauteur de ma tâche. Mon esprit n'arrêtait pas de dire "Je ne sais pas taper. Je ne sais pas utiliser un ordinateur. Je n'ai jamais écrit de livre auparavant".

Toute cette négativité continuait à envahir ma tête. "Si seulement j'avais mieux écouté mon professeur à l'école. Si seulement j'avais fait une formation d'écriture créative. Si seulement ! Si seulement... !".

Les limitations de votre esprit sont comme des feux de circulation en permanence au rouge. Lorsque vous apprenez à penser positivement et à aller de l'avant, vous faites passer les feux du rouge au vert. Il y a des milliers de possibilités qui nous attendent, chaque fois que nous nous éveillons le matin, aussi prenez maintenant la décision de ne peindre que des images de bonheur dans votre esprit.

LE RIRE – LE MEILLEUR REMEDE

Le rire produit un effet si puissant sur notre santé ! Si je peux arriver à faire rire un patient, l'effet sur son champ énergétique est incroyable et je le vois se libérer et s'élargir. En pratiquant ce programme d'auto-guérison, je vous encourage à rire de tout votre cœur au moins cinq fois par jour.

Le rire nous libère de l'isolement et de la dépression. Il permet à notre système immunitaire de fonctionner plus efficacement. Il aide à alléger l'humeur et les pensées, nous permettant de considérer nos problèmes sous une lumière totalement différente.

Dans son livre, *Anatomy of an Illness* (Anatomie d'une maladie), Norman Cousins explique comment il avait développé une grave maladie appelée 'spondilyte ankylosante'. Le tissu conjonctif de sa colonne vertébrale s'était désintégré. Il ne pouvait plus bouger les membres, ses articulations s'ankylosèrent et devinrent extrêmement douloureuses au point que le simple fait de se mettre au lit était devenu un supplice. Les spécialistes l'avertirent qu'ils n'avaient jamais été témoin d'une guérison et que les chances étaient d'une sur cinq cents. Cousins dit : "Si je veux être ce un sur ces cinq cents, je ferais mieux d'agir et de ne pas me contenter d'être un simple observateur !". Il commença à s'absorber dans des livres, en tira la conclusion que les émotions positives pouvaient produire des effets positifs sur la chimie du corps. Avec l'aide de son médecin, il paya sa note d'hôpital et se retira dans un hôtel.

Cousins prenait de fortes doses de vitamines C comme substitut aux nombreux comprimés qu'il avait avalés durant sa maladie. Il développa un 'programme de rire' et prit l'habitude de regarder des cassettes de la 'Caméra Candide' et des films des Marks Brothers. Il remarque : "Dix minutes d'un gros rire authentique ont un effet anesthésique et me donnent au moins deux heures de sommeil sans douleur". Il se remit complètement sur pied et retourna jouer du tennis, du golf et faire de l'équitation.

NOTEZ VOS PROBLEMES

Une autre méthode d'auto-guérison que je recommande fortement est de noter vos problèmes chaque jour. Gardez un cahier d'exercice dans lequel vous pouvez en toute sécurité libérer une grande quantité de stress, de peurs, de soucis et d'anxiété néfastes, de votre esprit et de votre corps. Ecrivez tout. Lorsque vous avez fini, tournez la page, puis écrivez toutes les solutions possibles (s'il en existe) à vos problèmes et quelles actions vous pouvez envisager pour les résoudre. Rappelez-vous que, par le seul fait de noter vos problèmes, vous êtes déjà entré en action.

Si vous le faites correctement, vous serez surpris des changements que cela apporte dans votre esprit, votre corps et votre vie.

L'habitude quotidienne de noter vos problèmes vous aide à vous débarrasser de la négativité accumulée dans votre système. Votre esprit est alors ouvert et dégagé pour recevoir de lumineuses idées créatives et des solutions éventuelles.

COMMENT ACCOMPLIR LA GUERISON PAR IMPOSITION DES MAINS

Il est toujours préférable de commencer la pratique de guérison en vous exerçant sur votre propre famille. Ceci permet de vous protéger des énergies négatives que vous n'êtes peut-être pas encore en mesure de gérer. Tout d'abord, secouez doucement vos mains pour laisser l'énergie y affluer. Puis, maintenez les paumes de vos mains à quelques centimètres l'une de l'autre. Eloignez-les doucement, puis rapprochez-les. Faites ceci plusieurs fois et observez ce que vous ressentez.

Avec un peu de pratique, vous sentirez une boule d'énergie ente vos deux mains. Vous pouvez expérimenter l'énergie curative comme une légère sensation de picotement, une sensation de chaud ou de froid.

Vous êtes maintenant prêt à faire l'essai. Demandez à votre partenaire, votre enfant ou même votre chat ou votre chien, de s'asseoir sans bouger. Amenez vos mains à quelques centimètres de leur corps. Observez, pouvez-vous sentir leur aura ? Déplacez doucement vos mains à deux ou trois centimètres de leur corps. Ressentez alors intuitivement l'endroit où vous devez poser vos mains. Laissez-les là aussi longtemps que nécessaire et sentez la force curative affluer de vos mains jusqu'à eux.

Lorsque vous avez terminé, retirez doucement vos mains et secouez-les.

Eh bien, comment cela s'est-il passé ? Demandez un feedback si vous le pouvez. Vous l'avez fait !

COMMENT PRATIQUER LA GUERISON A DISTANCE

De même ici, il est préférable de pratiquer la guérison à distance sur un membre de votre famille ou un animal domestique pour commencer. Détendez-vous et concentrez-vous sur votre respiration quelques instants. Puis formez une image de la personne dans votre esprit et visualisez une lumière blanche se répandre sur elle.

Prenez tout le temps qu'il vous faudra, puis voyez-la heureuse, en bonne santé et entourée de lumière blanche.

Dans votre cœur, quel serait votre plus grand souhait pour elle ? Maintenez cette pensée. Lorsque vous le sentirez, coupez le contact dans votre esprit et revenez à vous.

MON SOUHAIT POUR VOUS

Je suis né malade chronique et ai failli mourir. Le casque m'a protégé et m'a sauvé la vie. Alors que je luttais pour reprendre ma respiration, Mamie Brien m'enlaça de ses bras chaleureux et m'enveloppa de son amour. Elle m'aida à respirer, à vivre, à trouver ma place dans le monde. Plus tard, alors que tout espoir m'avait quitté, je fus sauvé par mes amis esprits – une lumière chatoyante, une voix apaisante dans une nuit troublée.

J'étais près de la mort, mais aussi de la vie. Mes amis esprits m'aidaient, me montrant la voie, me préparant pour une vie de guérison. Tels furent ma voie et mon voyage – vaincre ma maladie et développer mon don de guérison afin de pouvoir aider autrui.

Au cours de ce voyage, nombreux sont ceux qui sont venus à moi, seuls dans la maladie, le chagrin et la douleur. Je les ai vus se transformer : un visage extasié tandis que la douleur s'éloignait, des larmes de joie tandis qu'un fardeau s'allégeait, la lueur du printemps tandis que l'obscurité se dissipait. Toutes ces merveilleuses personnes ont raconté leur histoire afin que d'autres puissent trouver réconfort et paix. Les connaître m'a permis d'approfondir et d'augmenter mon expérience de vie. J'espère qu'elles vous ont enrichi également et vous ont inspiré sur votre voie.

Puisse mon don de guérison être une bénédiction pour vous, et puisse-t-il vous apporter santé, bonheur et joie ! Puisse-t-il nourrir votre merveilleux esprit et le rendre encore plus lumineux !

Table des matières

Liste des exercices